'Briljant en belangrijk boek. Kris Verburgh is als geen ander in staat de complexe relaties tussen voeding en veroudering op een toegankelijke manier te verwoorden. Het boek leest als een trein. Een aanrader voor iedereen die wil weten hoe wij moeten eten om zo gezond mogelijk oud te worden.'
– Professor Hanno Pijl, Leids Universitair Medisch Centrum

'Kris Verburgh is er na *De voedselzandloper* opnieuw in geslaagd om vanuit de bestaande wetenschap een boek te schrijven dat informeert, boeit, en vooral inspireert. *Veroudering vertragen* beschrijft duidelijk hoe we op basis van de huidige kennis zelf de ongewenste verschijnselen van het ouder worden kunnen uitstellen en toont een verrassende inkijk naar wat de toekomst ons gaat bieden.'
– Dr. William Cortvriendt, auteur van *Hoe word je 100?* en *Maak je niet dik*

'*Veroudering vertragen* is een logisch en zeer helder geschreven vervolg op *De voedselzandloper*. Kris Verburgh geeft een zeer interessante en wetenschappelijke kijk op veroudering als beïnvloedbaar en zelfs omkeerbaar proces. Een geheel nieuwe dimensie voor de "tand des tijds"! Gezonde maar vooral verplichte kost voor alle preventiespecialisten.'
– Dr. Janneke Wittekoek, cardiologe en gezondheidswetenschapster

'Het boek vat de huidige wetenschappelijke kennis over het onderwerp samen, werkt tegelijkertijd enkele gangbare en hardnekkige misvattingen uit de wereld en biedt ook toekomstperspectieven. Dit alles in een vlotte en begrijpelijke taal.'
– Emmy Van Kerkhove, emeritus hoogleraar Universiteit Hasselt

Kris Verburgh

Veroudering vertragen
Het langer jong-plan

2015 Prometheus Amsterdam

Dit boek bevat ideeën en meningen van de auteur. De kennis in dit boek is niet bedoeld om bepaalde ziekten of aandoeningen te behandelen of genezen. De auteur noch de uitgever wil via dit boek professionele medische diensten, gezondheidsdiensten of andere diensten verlenen. Alvorens veranderingen in uw leefpatroon door te voeren, consulteer een arts of een andere professionele zorgverlener. De auteur en de uitgever zijn niet verantwoordelijk voor verlies of risico, persoonlijk of niet-persoonlijk, dat is opgelopen door direct of indirect bepaalde inhoud van dit boek toe te passen.

Eerste druk oktober 2015
Tweede druk oktober 2015
Derde druk oktober 2015

© 2015 Kris Verburgh
Omslagontwerp DPS Design & Prepress Studio
Illustraties binnenwerk CMRB
Foto auteur Joost Joossen
Zetwerk Elgraphic bv, Vlaardingen
www.uitgeverijprometheus.nl
ISBN 978 90 351 4398 2

Inhoud

Woord vooraf   7
Inleiding   9

1 Waarom worden we ouder?   13
   Plaatsmaken?   15
   Al dood voor je oud kan worden   16
   Jong en gezond, oud en ziek   27
   Seks en veroudering   31

2 Waardoor worden we ouder?   46
   Eiwitten (proteïnen)   48
   Koolhydraten   73
   Vetten   100
   Onze energiecentrales en hun rol in leven, dood en veroudering   121
   Schoenveters en garenkluwens   138
   Conclusie   147

3 Het langer jong-plan   150
   Trede 1: Tekorten vermijden   151
   Trede 2: Hormesis stimuleren   167
   Trede 3: Groeistimulatie verminderen   183
   Trede 4: Veroudering omkeren   219
   Conclusie   237

4 Enkele beschouwingen over veroudering, langer leven en onsterfelijkheid   246
   Willen we wel heel oud worden?   252
   Een nieuwe maatschappij   259

Nawoord 266
Recepten 269
Aanvullingen 288
Verklarende woordenlijst 293
Referenties 301
Register 319

Woord vooraf

We leven in een vreemde wereld. Een wereld waarin mensen sterfelijk zijn. Een wereld waarin zelfs de meeste levensvormen verouderen en sterven. Er zijn enkele uitzonderingen: organismen die niet verouderen, die onsterfelijk zijn of die zelfs kunnen verjongen. Maar voor de grote meerderheid van alles wat loopt, kruipt, zwemt of vliegt op deze aardbol is sterfelijkheid onlosmakelijk verbonden met het bestaan. Dat is vreemd, want biologisch gezien is er geen enkele reden waarom veroudering en sterfelijkheid moeten bestaan. Biologen hebben zich eeuwenlang gebogen over de vraag waarom er zoiets vreemds als veroudering bestaat. Zoals we zullen zien, is veroudering niet zomaar het gevolg van 'onvoorkoombare slijtage'. Noch bestaat veroudering om 'overbevolking' tegen te gaan waarbij 'oudere dieren plaats dienen te maken voor jongere dieren'.

In dit boek zullen we bespreken waarom sommige organismen zeer snel oud worden en andere organismen honderden, duizenden of zelfs miljoenen jaren oud kunnen worden, of zelfs helemaal niet verouderen. In het tweede gedeelte van het boek bespreken we wat er gebeurt in het lichaam dat ervoor zorgt dat we ouder worden. Als we beter begrijpen waarom we verouderen, kunnen we ook beter achterhalen hoe we deze verouderingsprocessen kunnen afremmen. En daarover gaat het derde deel van dit boek: het vertragen van veroudering. We zullen zien dat bepaalde voeding het verouderingsproces kan afremmen. Het probleem is dat we in het Westen steeds meer voeding eten die veroudering versnelt en tegelijk overgewicht veroorzaakt. Het is geen toeval dat mensen met overgewicht meer risico lopen op allerlei verouderingsziektes, zoals hartaanvallen, dementie of diabetes. We zullen zien dat de epidemie van overgewicht die de wereld teistert niet zomaar een kwestie is van 'te veel calorieën' en 'te weinig lichaamsbeweging', zoals zo vaak wordt gezegd.

Vervolgens komen toekomstige therapieën aan bod, die nu al in ontwikkeling zijn en in sommige gevallen reeds toegepast worden om bepaalde zeldzame ziektes te behandelen. Deze therapieën kunnen niet alleen veroudering drastisch afremmen, maar zelfs omkeren. Het 'omkeren' van het verouderingsproces wil zeggen: mensen weer verjongen door bijvoorbeeld rimpels te laten verdwijnen, bloedvaten weer elastisch te maken en verouderingsziektes zoals hartfalen en alzheimer te genezen. We zullen zien dat dit niet onmogelijk is. In het laatste gedeelte van dit boek bespreken we de grote maatschappelijke omwentelingen die op ons afstevenen omdat we steeds langer zullen leven. Momenteel neemt de levensverwachting elke dag met zes uur toe, en wanneer in een relatief nabije toekomst technologieën beschikbaar worden om veroudering drastisch af te remmen en zelfs om te keren, moeten we rekening houden met een scenario waarin mensen zeer lang uitermate gezond blijven. Zelfs zonder deze nieuwe technologieën weten we dat de eerste persoon die 135 jaar zal worden reeds is geboren. Volgens sommige wetenschappers is de eerste persoon die 1000 jaar zal worden ook al geboren.

Of dit laatste nu waarheid zal worden of niet, één ding staat vast: onze toenemende kennis zal ons in staat stellen ziekte, leven en dood te transformeren. Deze toekomst is dichterbij dan we denken. Dus we hebben een plan nodig. Een plan dat ons in staat stelt om zoveel mogelijk van deze toekomstige omwentelingen te profiteren. Een plan dat ons kan helpen om zo lang mogelijk zo gezond mogelijk te leven. Zodat we meer kans hebben om de vruchten te plukken van deze grote nieuwe ontwikkelingen. Dit boek wil hiervoor een leidraad zijn.

Maar eerst moeten we weten waarom er zoiets vreemds als veroudering bestaat.

Inleiding

Waarom gaan mensen dood? Dit is één van de belangrijkste vragen die een mens zich kan stellen. Het betreft immers de vraag waarom ons bestaan eindig is. Hoewel het antwoord bijzonder boeiend is, bestaan er hierover heel wat misverstanden. Dit vooral omdat deze vraag op twee manieren beantwoord kan worden. Het eerste antwoord verklaart *waarom* we verouderen, het tweede antwoord *waardoor* we verouderen. Het *waarom* van veroudering tracht te verklaren waarom er op de eerste plaats zoiets bestaat als veroudering. Waarom komt veroudering voor in de natuur? Het *waardoor* van veroudering legt uit wat er precies gebeurt in het lichaam waardoor het veroudert.

Laten we eerst even ingaan op het waarom van veroudering: waarom bestaat veroudering? Van een afstand beschouwd is veroudering iets heel vreemds. Eerst laat de natuur je ontstaan: je wordt geboren uit een bevruchte eicel die zich vele malen deelt, totdat er 40.000 miljard cellen zijn die je lichaam vormen. De complexiteit van dat lichaam is verbazend: het bestaat uit meer dan 250 verschillende soorten cellen (levercellen, spiercellen, oogcellen, maagcellen, etc.) die nauw samenwerken om een lichaam te vormen dat evenveel cellen bevat als er sterren zijn in vierhonderd sterrenstelsels (een sterrenstelsel bevat gemiddeld 100 miljard sterren).

Maar dat is nog niet alles. Nadat het geboren is, zal dat lichaam vervolgens tientallen jaren lang ervaringen en herinneringen opdoen. Het zal leren lopen, leren een lepel met fruitpap zonder te morsen naar zijn mond te brengen, leren spreken, voetballen, wiskundesommen oplossen, dansen, autorijden en bingoën. Dat lichaam zal onnoemelijk veel herinneringen en kennis opslaan, genoeg om hele bibliotheken te vullen met klanken, beelden en geuren. En vervolgens laat de natuur datzelfde lichaam, dat eindelijk al die cellen, kennis, ervaring en herinneringen opgebouwd heeft, aan zijn lot over: het lichaam veroudert en sterft.

Van de 150.000 mensen die elke dag sterven, sterven er 100.000 aan ouderdom. Iedere mens die sterft is een kleine microkosmos aan miljarden cellen, ervaringen en herinneringen die implodeert en voorgoed verloren gaat. Waarom is dat zo? Het zou immers veel efficiënter van de natuur zijn om mensen niet te laten verouderen, maar in plaats daarvan onze lichamen continu te herstellen en te onderhouden, zodat ze niet verouderen, maar altijd jong en fit blijven. Dat is heel goed mogelijk. Zoals we zullen zien, is er geen enkele natuurwet die onsterfelijkheid verbiedt. Maar moeder natuur doet net het omgekeerde: ze laat lichamen verouderen en sterven, om ze te vervangen door pasgeboren baby's. Dat is echter veel inefficiënter en het kost veel meer tijd en energie. Er moet immers telkens van nul af aan begonnen worden: een baby moet jaren groeien en leren, om dan uiteindelijk weer te verouderen, en te sterven. Het zou de natuur heel wat minder tijd en energie kosten om een lichaam eeuwen jong en fit te houden, dan om een lichaam elke keer te vervangen door een pasgeboren kind. De grootste verspiller die er bestaat is moeder natuur: na jarenlang een zeer complex lichaam op te bouwen, laat het datzelfde lichaam aan zijn lot over: het veroudert en sterft. Het wordt als het ware 'weggegooid'. En de natuur heeft al heel wat lichamen weggegooid: al meer dan 150 miljard lichamen, namelijk alle gestorven mensen die ooit geleefd hebben.

Met andere woorden: veroudering en sterfelijkheid zijn op het eerste gezicht helemaal niet logisch. Het is vreemd dat veroudering bestaat. Biologen hebben zich eeuwen verwonderd over het waarom van veroudering. Pas in de twintigste eeuw hebben ze eindelijk een antwoord gevonden. Dat antwoord is niet zo vanzelfsprekend. Het is zeker niet zo dat we ouder worden 'omdat we verslijten'. Daarnaast verklaart het antwoord mooi waarom sommige diersoorten nagenoeg niet verouderen en andere zeer snel oud worden en sterven.

Kortom, het *waarom* van veroudering onderzoekt waarom veroudering (bijna) overal voorkomt in de natuur. Het *waardoor* van veroudering tracht daarentegen te verklaren waardoor we verouderen. Welke mechanismen spelen zich af in ons lichaam waardoor het lichaam langzaam maar zeker veroudert, zodat we uiteindelijk aan deze verouderingsprocessen bezwijken, meestal onder de vorm van een hartaanval, beroerte, kanker, een longontsteking of dementie? Als we begrijpen waardoor we verouderen, dan kunnen we beter begrijpen hoe we iets aan dat verouderingsproces kunnen doen. Hoe we het verouderingsproces kunnen vertragen is het derde gedeelte van het boek.

Laten we eerst beginnen met het *waarom* van veroudering. Het is een uitermate boeiend verhaal over olifanten, vleermuizen, kanker, vreemde zenuwziekten en seks. Behoorlijk veel seks zelfs, want voortplanting en levensduur zijn sterk met elkaar vervlochten.

SAMENVATTING

Het **waarom van veroudering** verklaart waarom **veroudering** in de natuur **voorkomt**.

Het **waardoor van veroudering** verklaart de **processen** die plaatsvinden in het lichaam waardoor het ouder wordt.

1

Waarom worden we ouder?

Veel mensen denken dat we ouder worden omdat we verslijten. Ons lichaam moet immers continu werken, dag in dag uit, gedurende tientallen jaren, en dat maakt dus dat ons lichaam steeds meer versleten geraakt. Als we een doorsnee medisch handboek doorbladeren, dan komen we inderdaad talloze ziekten tegen die het gevolg lijken te zijn van slijtage. Neem bijvoorbeeld artrose, ook wel 'gewrichtsslijtage' genoemd. Tientallen jaren wandelen, lopen en tillen zouden ervoor zorgen dat onze gewrichten onherroepelijk verslijten. Een andere ziekte die lijkt op slijtage is het dichtslibben van de bloedvaten (atherosclerose). Onze bloedvaten slibben langzaam aan dicht omdat er allerlei plakkerige rommel passeert (zeker na een bezoekje aan een fastfoodrestaurant). Als je gezond eet kan je dat proces wel aanzienlijk vertragen, maar het is een onherroepelijk gevolg van het verstrijken van de tijd. Of neem dementie. Onze hersenen bestaan uit 100 miljard hersencellen die elke dag knetteren, en zullen hierdoor uiteindelijk toch schade oplopen. Kortom, dat continu werken doet onze organen en gewrichten verslijten, waardoor veroudering als iets onherroepelijks wordt gezien, als 'onvermijdbare slijtage'.

Het interessante is dat dit eigenlijk niet zo is. Veroudering is niet zomaar een gevolg van onvoorkoombare slijtage. Neem bijvoorbeeld muizen en vleermuizen. Beide diersoorten hebben een zeer snel metabolisme. Het metabolisme (ook wel stofwisseling geheten) is een verzamelnaam voor alle processen die zich in het lichaam afspelen waardoor het lichaam kan functioneren: het kloppen van het hart, het samentrekken van spieren, het ademen, het vuren van zenuwsignalen. Gezien muizen en vleermuizen een vergelijkbaar metabolisme hebben, zou het te verwachten zijn dat ze ook even snel verslijten en verouderen. Echter, een muis wordt gemiddeld twee jaar oud, terwijl een vleermuis wel dertig jaar en ouder kan worden. Er zijn zelfs vleermuizen gevonden die minstens veertig jaar oud zijn. Kortom, hoewel muizen en vleermuizen allebei een zeer snel metabolisme hebben, verslijten deze twee diersoorten toch niet even snel. Een vleermuis kan minstens vijftien keer ouder worden dan een muis. Dat wil zeggen dat de gewrichten, het hart en de hersenen van de vleermuis ook vijftien keer trager verslijten en verouderen dan die van een muis. De natuur heeft dus een manier gevonden om gewrichtsslijtage bij vleermuizen drastisch af te remmen, evenals het dichtslibben van de bloedvaten en het verouderen van de hersenen. Slijtage lijkt dus niet zomaar iets onvermijdelijk, maar iets wat sterk geregeld kan worden door de natuur.

Of neem bijvoorbeeld kolibries. Deze kleine vogeltjes leven van insecten en spinnen en de nectar van bloemen. Een kolibrie kan met zijn vleugels honderd keer per seconde slaan. En dat jarenlang zonder artrose of gewrichtsslijtage te ontwikkelen. Als mensen honderd keer per seconde met hun armen zouden slaan, dan zouden onze gewrichten al na enkele uren 'tot op het bot' versleten zijn. Door honderd keer per seconde met zijn vleugeltjes te slaan, kan een kolibrie aan vijftig kilometer per uur van bloem naar bloem vliegen om er nectar uit te zuigen. Een kolibrie heeft dus een razendsnel metabolisme: het hart van een kolibrie kan tot 1200 maal per minuut slaan (het hart van een mens klopt gemiddeld zeventigmaal per minuut).

Vergeleken met een olifant heeft een kolibrie een metabolisme dat honderd keer sneller is. Een olifant wordt gemiddeld 55 jaar. Als de stofwisseling van een kolibrie honderd keer sneller is dan die van een olifant, en als veroudering slechts een kwestie zou zijn van slijtage, dan zouden we verwachten dat een kolibrie honderd keer sneller ouder wordt dan een olifant. De kolibrie zou in dat geval dus maar ongeveer zes maanden oud worden (55 jaar gedeeld door 100). Een kolibrie kan echter twaalf jaar worden – minstens twintig keer ouder dan we aan de hand van de stofwisseling of 'slijtage' zouden verwachten.

Kortom, veroudering is niet zomaar een kwestie van onoverkomelijke slijtage. De natuur laat vleermuizen en kolibries veel trager verslijten dan muizen en olifanten, gezien hun stofwisseling, die soms razendsnel kan zijn. De natuur kan immers zelf bepalen hoe snel een diersoort 'verslijt'. Als ze wil, kan moeder natuur er zelfs voor zorgen dat levende wezens, of cellen, gewoonweg niet verslijten of verouderen. Dat komt verderop nog aan de orde.

Plaatsmaken?

Een eerste misverstand omtrent het waarom van veroudering is dus al ontkracht: slijtage. Een andere mythe over het ouder worden is net zo goed een klassieker. Deze mythe is afkomstig van een Duitse bioloog uit de negentiende eeuw: August Weismann. Volgens Weismann bestaat veroudering omdat dit proces ervoor zorgt dat oudere dieren plaats kunnen maken voor jongere dieren. In de natuur zijn immers vaak maar beperkte hoeveelheden voeding en grondstoffen aanwezig. Een oud dier, dat vaak gedurende zijn leven al schade heeft opgelopen, zoals botbreuken, slecht geheelde wonden, beschadigde zintuigen (bijvoorbeeld een oog minder) door gevechten, ziekten of ongelukken, kan daarom maar beter verouderen en sterven om plaats te maken voor jongere dieren die nog fit en gezond zijn.

Deze redenering lijkt intuïtief logisch, maar klopt niet. Ten eerste: waarom zou de natuur de voorkeur geven aan een spiksplinternieuw dier dat de plaats inneemt van een 'beschadigd' dier? Het zou immers energetisch gezien veel voordeliger zijn om de schade aan het al bestaande dier gewoon beter te repareren. Zoals we al hebben besproken, kost het minder energie (in de vorm van voeding en lichamelijke processen) om een gebroken bot goed te laten helen, of zelfs een hele afgebeten arm of staart terug te laten groeien (zoals sommige hagedissen doen, of in tweeën gehakte wormpjes die weer twee nieuwe wormen vormen), dan vanuit een microscopisch kleine bevruchte eicel opnieuw een heel nieuw jong dier te laten groeien. De natuur (lees: het evolutieproces) is bijzonder slim, en ze is een heel goede boekhouder. Kortom, moeder natuur zou wel veel betere herstelmechanismen bedacht kunnen hebben om die schade aan oude dieren perfect te repareren, dan telkens een volledig nieuw dier geboren te laten worden.

Een andere reden waarom de verklaring van Weismann niet klopt, is dat deze verouderingstheorie totaal niet verklaart waarom we verouderen! Het is een cirkelredenering. Weismann zegt immers dat dieren oud worden omdat ze plaats moeten maken voor jongere dieren. Maar als dieren nu gewoon eens niet zouden verouderen? Dan zouden ze toch geen plaats hoeven maken voor 'jongere' dieren, gezien ze allemaal jong en fit blijven?

En ten slotte is er nog een belangrijke reden waarom Weismanns theorie niet klopt: in de vrije natuur komen eigenlijk geen 'oude' dieren voor! De meeste dieren sterven immers voor ze oud kunnen worden. De meeste muizen, tijgers en fazanten zijn reeds lang voor ze hun pensioenleeftijd konden bereiken omgekomen door ziekte, geweld of ontbering (in gevangenschap of als huisdier kunnen ze wel oud worden). Waarom zouden oudere dieren plaats moeten maken voor jongere dieren als oude dieren in de natuur bijna niet voorkomen?

Kortom, deze populaire theorie klopt niet. In de decennia die volgden braken talloze grote wetenschappers zich het hoofd over het waarom van veroudering. Rond de jaren vijftig van de twintigste eeuw kwamen eindelijk enkele goede verklaringen boven water.

Al dood voor je oud kan worden

De reden waarom we verouderen, is omdat onze voorouders in de oertijd meestal allang dood waren voor ze oud konden worden. Dit wordt duidelijk aan de hand van een voorbeeld. Neem bijvoorbeeld een muis. Zoals we hebben gezien, kan een muis gemiddeld twee jaar oud worden (onder optimale omstandigheden, zoals in gevangenschap). Stel nu dat deze muis geboren wordt met een 'mutatie' waardoor ze twintig jaar oud kan worden. Mutaties zijn spontane 'veranderingen' in het genetisch materiaal (DNA) van de muis, waardoor haar lichaam anders functioneert en dus een nieuwe eigenschap verwerft. Omdat het willekeurige veranderingen zijn, hebben de meeste mutaties negatieve gevolgen. Toch kan een mutatie per toeval ook een positief gevolg hebben. Mutaties treden spontaan op en zijn overerfbaar (voor wie meer wil weten over mutaties: zie de *verklarende woordenlijst* achteraan). Stel dat onze fortuinlijke muis dankzij deze mutatie of nieuwe eigenschap twintig jaar oud kan worden in plaats van twee jaar. Wel, deze mutatie zou in de vrije natuur geen enkel nut hebben, aangezien de muis voor ze zo oud kan worden reeds lang zal zijn omgekomen door roofdieren, hongersnood of koude. Meer dan 90 procent van de muizen sterft in de natuur voor ze een jaar oud zijn. Muizen hebben het niet gemakkelijk in het wild, en nagenoeg geen enkele muis leeft lang genoeg om ouder dan twee jaar te worden, en rustig te kunnen sterven aan ouderdom. De meeste muizen sterven dus voor ze oud kunnen worden – en zodoende komt 'ouderdom' nagenoeg niet voor in de natuur. De meeste dieren sterven wanneer ze net het fitst en gezondst zijn. Enkel wanneer je ze in gevangenschap houdt, of wanneer ze heel veel geluk hebben, hebben ze de tijd om te verouderen.

Met andere woorden, de reden waarom de gemiddelde levensduur van een muis slechts twee jaar is (onder ideale omstandigheden), is omdat de meeste muizen in de vrije natuur al vóór die twee jaar opgegeten worden of sterven door ontbering. Ze sterven door *externe oorzaken* (ziekte, ontbering of roofdieren) en niet door *interne oorzaken* (veroudering). Omdat ze zo snel sterven aan externe oorzaken, heeft het geen nut dat ze veel langer kunnen leven. Daarom heeft de natuur muizen zo gemaakt dat ze gemiddeld niet veel langer leven dan twee jaar. Zo komen we bij een belangrijk inzicht: de gemiddelde levensduur van een diersoort, of de snelheid van veroudering, wordt dus bepaald door de tijd die een diersoort gemiddeld in de natuur kan overleven. Als een diersoort vaak snel sterft door externe oorzaken, dan zal ze ook sneller verouderen (zoals de muis). Als een diersoort in de natuur lang kan overleven, dan zal ze trager verouderen en een langere levensduur hebben (zoals bij schildpadden het geval is). Dat verklaart waarom een vleermuis dertig jaar kan worden. In tegenstelling tot muizen kunnen vleermuizen vliegen, waardoor ze veel sneller gevaar kunnen ontlopen (of beter gezegd: 'ontvliegen'). Ze hoeven niet, zoals muizen, de hele tijd over de grond rond te lopen waar ze ten prooi kunnen vallen aan katten en muizenvallen. Dankzij hun vleugels kunnen zij ook veel grotere afstanden afleggen en makkelijker voeding vinden. Elke mutatie die er in het verleden voor zorgde dat een oervleermuis langer kon leven, bijvoorbeeld vijftien jaar in plaats van tien jaar, had nut, gezien vleermuizen veel beter dan muizen in staat zijn gevaren te ontvluchten en voedsel te vinden – en dus in leven te blijven.

Natuurlijk kan je je afvragen of een mutatie bij een muis die ervoor zorgt dat ze veel langer kan leven echt geen nut heeft. Want stel dat de muis nu het geluk aan zijn kant heeft, en twintig jaar lang altijd uit de klauwen van katten, kerkuilen, ziekten en ongelukken kan blijven? Dan heeft deze fortuinlijke muis zich gedurende die twintig jaar dus veel langer en veel meer kunnen voortplanten, waardoor deze muis meer nakomelingen heeft die ook deze mutatie hebben, waardoor ook zij allemaal ouder kunnen worden.

Dat zou inderdaad zo kunnen zijn als de mutatie geen enkel nadeel had, en enkel maar voordelen (zoals het verlengen van de levensduur). Maar in de natuur geldt altijd het principe: voor wat hoort wat. Een mutatie die maakt dat de muis langer kan leven, verbruikt ook meer energie. Waarschijnlijk moet de trager verouderende muis meer energie steken in het onderhoud van het lichaam waardoor ze minder snel veroudert. Maar waarom zou de muis dat doen als ze toch 90 procent kans heeft om binnen een jaar opgegeten te worden? Deze energie kan de muis dus maar beter steken in het zo snel mogelijk zoeken van een partner om zich voort te planten, dan deze energie te investeren in extra lichaamsonderhoud voor de onnoemelijk kleine kans dat de muis twintig jaar oud zou kunnen worden.

Wat voor muizen geldt, geldt ook voor mensen. Ook onze levensduur is bepaald door de termijn waarin onze voorouders gevaren konden trotseren en konden overleven in de wilde natuur. In de verre oertijd waren onze verre voorouders vaak tegen de leeftijd van dertig jaar omgekomen door ziekte, honger, ongelukken of geweld. Een mutatie die maakte dat ze minder snel verouderden en dus ouder konden worden (bijvoorbeeld honderd jaar) had geen nut, omdat ze meestal voor hun dertig jaar waren opgegeten door een sabeltandtijger of omgekomen door een tandabces dat een bloedvergiftiging veroorzaakte. Dat verklaart waarom we er tot de leeftijd van dertig jaar gezond en fit uitzien, en dan beginnen af te takelen. Na de leeftijd van dertig jaar ontstaan de eerste grijze haren, evenals de eerste kraaienpootjes rond de ogen, en nemen de nierfunctie en spierkracht af – de natuur verwacht dat we tegen die tijd allang opgegeten of verongelukt zijn. Het menselijk lichaam is wel stevig gebouwd, dus vanaf de leeftijd van dertig jaar kan het lichaam nog wel een vijftigtal jaren mee, voordat het zo afgetakeld is dat de dood erop volgt. Vergelijk het met een goed uurwerk dat op een gegeven moment niet meer onderhouden wordt: het duurt dan ook nog vele jaren alvorens het definitief kapotgaat.

We kunnen veroudering zien als een soort verwaarlozing door moeder natuur. Omdat we meestal toch voor het bereiken van de dertig omgekomen waren door externe oorzaken (ziekte, honger, ongelukken), was er geen reden van de natuur om ons eigenschappen (mutaties) te verschaffen die ons gezond en wel zouden houden tot een veel oudere leeftijd. Deze natuurlijke verwaarlozing van het lichaam begint zich dus te manifesteren rond de leeftijd dat we normaal gezien omgekomen zouden zijn door externe oorzaken. Onze verre voorouders waren meestal overleden op het toppunt van hun kunnen, nog vóór ze oud konden worden. We verouderen dus omdat ouderdom in de oertijd nagenoeg niet bestond.

Deze inzichten over het waarom van veroudering verklaren ook de grote verschillen in levensduur tussen verschillende diersoorten. Schildpadden zijn hiervan het bekendste voorbeeld: zij kunnen 150 jaar en ouder worden. Adwaita, een schildpad die in 2006 stierf in een Indische dierentuin, was volgens officiële bronnen 150 jaar geworden. Maar er zijn ook aanwijzingen dat de schildpad minstens 250 jaar oud was. Volgens sommige bronnen zou Adwaita één van de drie schildpadden zijn die rond 1750 als cadeau werden gegeven aan de Britse generaal Robert Clive, die toen hele stukken India veroverde in naam van de Engelse kroon. Een andere bekende schildpad is Tu'i Malila, die te boek staat als oudste schildpad ooit. De schildpad zou geboren zijn in 1777 en gestorven in 1965 op de respectabele leeftijd van 188 jaar.

Het is moeilijk om te bepalen hoe oud schildpadden echt kunnen worden, gezien ze veel ouder worden dan hun menselijke oppassers en hun gegevens na verloop van tijd verloren gaan. Toch zou een leeftijd van 250 jaar niet overdreven zijn, gezien het meer dan dertig jaar kan duren alvorens Aldabra-schildpadden zoals Adwaita geslachtsrijp zijn. Een richtregel voor biologen om de levensduur van dieren in te schatten is de leeftijd waarop ze geslachtsrijp worden te vermenigvuldigen met zes. Zo worden mensen gemiddeld rond de 13 jaar geslachtsrijp, en dus worden ze gemiddeld ongeveer 78 jaar oud (13 maal 6). Wanneer we de leeftijd waarop Aldabra-schildpadden geslachtsrijp zijn vermenigvuldigen met 6, komen we uit op ongeveer tweehonderd jaar. Dat is een aanzienlijke leeftijd, maar het kan waarschijnlijk nog ouder. Sommige onderzoekers denken zelfs dat schildpadden niet of amper verouderen, omdat hun vruchtbaarheid continu hetzelfde blijft. Ze spreken dan over 'verwaarloosbare veroudering'.[1] Er zijn tot nu toe maar een paar diersoorten bekend die 'verwaarloosbaar verouderen', zoals schildpadden, sommige kreeften en bepaalde vissen, zoals roodbaarzen (sommige roodbaarzen kunnen meer dan tweehonderd jaar oud worden). Bovendien mogen we ook niet vergeten dat Adwaita de schildpad niet gestorven is aan ouderdom, maar aan een infectie. Zonder deze infectie zou deze schildpad wellicht nog vele decennia langer hebben kunnen rondslenteren in haar dierentuin.

Waarom kunnen schildpadden zo oud worden? Een belangrijke reden is hun schild: dankzij dit pantser kunnen ze zich bijzonder goed beschermen tegen roofdieren. In een ver verleden was dus elke mutatie die ervoor zorgde dat schildpadden ouder konden worden ook nuttig: de schildpadden konden inderdaad oud genoeg worden dankzij hun pantser. Het is daarom geen toeval dat veel bepantserde dieren, zoals schildpadden en schelpdieren, in de natuur minder snel verouderen en dus een langere levensduur hebben. Het oudste dier ter wereld is een schelpdier. Deze eer valt te beurt aan 'Ming de Schelp', waarschijnlijk het beroemdste weekdier ter wereld. Ming werd opgevist voor de kust van IJsland en bleek 507 jaar oud te zijn. Dat hebben wetenschappers achterhaald door koolstofdatering (een chemische methode die gebruikt wordt om de leeftijd van voorwerpen te dateren) en het tellen van de jaarringen van de schelp. Ming werd geboren in 1499, ten tijde van de Ming-dynastie in China – vandaar de naam. Vijf eeuwen lang zat dit weekdier veilig weggedoken in zijn schelp die een goede bescherming bood tegen de grillen en gevaren van de natuur. Ook sommige mosselen kunnen heel oud worden, zoals de bleekparelmossel die wel 210 jaar kan worden.[2]

Er bestaat ook een zoogdier dat een belangrijke eigenschap gemeen heeft met schildpadden, in de zin dat het zich ook goed kan beschermen tegen roofdieren; niet via een schild, maar via stekels. Stekelvarkens hebben een flinke bos stekels op hun rug. De lage aaibaarheidsfactor van stekelvarkens heeft een rol gespeeld in hun levensduur. Ze behoren tot de oudste knaagdieren ter wereld: een stekelvarken kan minstens twintig jaar oud worden, wat bijzonder lang is voor een knaagdier dat op de grond leeft. De stekels zorgen ervoor dat de meeste roofdieren een stekelvarken wijselijk voorbij laten waggelen. Zo kan je op het internet allerlei filmpjes zien waarin een stekelvarken een groep leeuwen tegenkomt, iets wat voor de meeste knaagdieren (en mensen) met de dood eindigt. De leeuwen zoeken allerlei manieren om het stekelvarken op zijn rug te werpen, maar geraken niet voorbij de vlijmscherpe stekels die het dier telkens opzet wanneer een snuffelende leeuw te dichtbij komt. Uiteindelijk druipen de leeuwen af zonder gegeten te hebben en schuifelt het stekelvarken rustig verder.

Net als stekels en schilden kan ook lichaamsgrootte bescherming bieden. Grote dieren zijn veel moeilijker en gevaarlijker voor roofdieren om aan te vallen. Daarom worden grotere diersoorten, zoals olifanten of giraffen, ook vaak ouder dan kleine diersoorten. Afrikaanse olifanten kunnen 55 jaar en ouder worden. Sommige Indische olifanten kunnen zelfs ouder dan tachtig jaar worden. En het is geen toeval dat de grootste zoogdieren ter wereld ook de langste levensduur hebben: walvissen. Wetenschappers vermoeden dat de Groenlandse walvis minstens tweehonderd jaar oud kan worden. In 2007 werd in de nek van een Groenlandse walvis een harpoen gevonden afkomstig van een Amerikaanse harpoenfabriek in New Bedford, die de harpoen maakte rond 1880. Daaruit blijkt dat de walvis waarschijnlijk minstens 127 jaar rondgezwommen heeft met een harpoen verankerd in zijn nek (van een ongewilde piercing gesproken...).

Wat walvissen trouwens ook interessant maakt, is dat ze zo weinig last hebben van kanker. Dat is vooral bijzonder gezien het feit dat ze zo groot zijn. Want je zou denken: hoe groter het dier, hoe meer kans op kanker. Grote dieren bestaan immers uit veel meer cellen dan kleine dieren; en hoe meer cellen je hebt, hoe meer kans op kanker. Cellen delen immers, en daarbij kan een 'foutje' (een mutatie) optreden, omdat het DNA in de delende cellen niet perfect gekopieerd wordt. Hierdoor kan kanker ontstaan (de mutaties geven de kankercellen nieuwe eigenschappen, zoals ongeremde groei). Een blauwe vinvis heeft duizenden keer meer cellen dan een mens, gezien hij dertig meter lang kan worden en 200 ton kan wegen. Een blauwe vinvis heeft dus in theorie duizenden keer meer kans op kanker dan een mens, omdat één gemuteerde cel genoeg is om kanker te ontwikkelen. Toch gebeurt dit niet. Wetenschappers noemen dit 'Peto's paradox', genoemd naar de wetenschapper die dit als eerste opmerkte. Walvissen kunnen zich dus duizenden keren beter tegen kanker beschermen dan mensen. Dit is één van de vele voorbeelden waaruit blijkt dat de natuur veel 'onafwendbare' ziektes kan voorkomen. Wetenschappers zijn momenteel bezig het DNA van walvissen te bestuderen om te achterhalen waardoor walvissen zo goed beschermd zijn tegen kanker.

Naast lichaamsbescherming (schilden en stekels) en lichaamsgrootte, zorgt ook het vermogen om te vliegen dat een dier veel beter tegen gevaren is opgewassen, waardoor de soort ook minder snel veroudert. Vleugels zorgen ervoor dat een dier snel gevaar kan ontvluchten, het zich over veel grotere afstanden kan verplaatsen en gemakkelijker eten kan vinden. Duiven kunnen minstens 35 jaar oud worden, wat oud is voor zulke kleine beestjes. De oudste zeemeeuw tot nu toe gevonden was 49 jaar. Aangezien het niet eenvoudig is om de leeftijd van wilde zeemeeuwen bij te houden, is het zeer waarschijnlijk dat zeemeeuwen nog heel wat ouder kunnen worden dan de genoemde 49 jaar. Papegaaien kunnen zelfs tachtig worden, en er zijn enkele redelijk goed gedocumenteerde rapporten van papegaaien die meer dan honderd jaar oud zijn geworden. Het omgekeerde geldt ook: vogels die niet meer of niet goed kunnen vliegen en op de grond leven (zoals kippen, fazanten en kalkoenen) verouderen veel sneller. Een kip wordt meestal maar zeven jaar oud. Het is knap dat een papegaai daarentegen tachtig tot honderd jaar oud kan worden, zeker gezien vogels een metabolisme hebben dat vijf keer zo snel is als dat van mensen, en een lichaamstemperatuur die tot zeven graden hoger is. Als veroudering slechts een kwestie was van slijtage, of de snelheid van het metabolisme, dan zouden vogels zoals papegaaien juist verschillende malen minder oud worden dan mensen.

Vleugels waren zo'n goede uitvinding dat de natuur ze verschillende keren heruitvond: zowel voor vogels, insecten (van ranke libellen tot dikke hommels), vissen (vliegende vissen) en zoogdieren (vleermuizen). Vleermuizen zijn bijzonder, omdat ze zo oud kunnen worden. De oudst ontdekte vleermuis was minstens 41 jaar oud. Maar omdat dit een toevallige vondst was, zijn er wellicht nog heel wat onontdekte, veel oudere vleermuizen. Vleermuizen hebben niet alleen vleugels ontwikkeld, maar ook nog eens echolocatie, waardoor ze in het donker kunnen navigeren. De meeste vogels hebben dit vermogen niet, en vleermuizen hebben zodoende nog een extra troef in handen. Dat verklaart waarom vleermuizen, in verhouding tot hun gewicht, de hoogste score hebben qua levensduur van alle zoogdieren. En ook waarom er zo veel soorten vleermuizen zijn: onder de 5400 zoogdiersoorten zijn meer dan 1200 vleermuissoorten (dat is bijna een kwart)!

Vleermuizen zijn dus één van de succesverhalen wat zoogdieren betreft. Maar zelfs een beetje kunnen vliegen kan al invloed hebben op de snelheid waarmee een dier veroudert. Vliegende eekhoorns zijn knaagdieren die een soort van grote huidplooien onder hun oksels hebben, zodat ze van tak naar tak kunnen zweven. Een gewone eekhoorn wordt zeven jaar oud, maar vliegende eekhoorns kunnen een levensduur bereiken van minstens zeventien jaar.

Naast wegvliegen kan je goed te verstoppen ook een handige overlevingsstrategie zijn, waardoor elke mutatie die maakt dat een dier langer kan leven ook zijn nut heeft. Zoals we hebben gezien, hebben kleine knaagdieren die *op* de grond leven, zoals muizen en ratten, een bedroevend lage levensduur (meestal slechts enkele jaren). Maar dat geldt minder voor dieren die *in* de grond leven. Neem naakte molratten, kleine knaagdieren die leven in holen onder de grond, goed afgeschermd van roofdieren. Naakte molratten hebben zich bijzonder goed aangepast aan een leven onder de grond: ze hebben geen vacht maar een naakte, rimpelige, roze huid, zijn halfblind en hebben grote uitstekende knaagtanden en sterke graafpoten, waardoor ze lijken op een vachtloze kruising tussen een rat en een mol. Ook zijn ze redelijk ongevoelig voor pijn, wat goed van pas komt als je zonder vacht continu in holen moet leven en graven. Ze leven in Oost-Afrika in hechte communes met een soort van 'koningin', die zich als enige vrouwtje in de kolonie voortplant met behulp van enkele uitverkozen mannetjes.

Naakte molratten worden zeer oud. In tegenstelling tot knaagdieren met een vergelijkbare grootte, worden naakte molratten niet drie jaar oud, maar dertig jaar. Dat is tien keer ouder dan gewone knaagdieren. Bovendien zijn ze heel resistent tegen kanker (er is nog nooit een naakte molrat met kanker ontdekt). Hun lange levensduur en bescherming tegen kanker maken wetenschappers natuurlijk heel nieuwsgierig. Er is jaren gewerkt aan het in kaart brengen van het DNA van de naakte molrat. Dat is nu gebeurd, en onderzoekers trachten

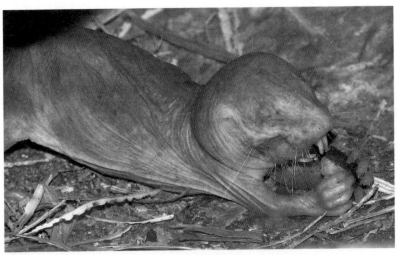

Naakte molratten zien er niet uit, maar worden wel heel oud.

daarin aanwijzingen te vinden waarom deze dieren minder snel verouderen en zo kankerresistent zijn. We komen later nog terug op hun bevindingen.

Net zoals naakte molratten bestaan er ook andere organismen die zich graag ergens innestelen en zo langer kunnen overleven. Ze nestelen zich niet onder de grond zoals de molrat, maar onder de huid. Dit zijn parasieten. Verschillende parasieten, van eencelligen tot meterslange lintwormen, kunnen vele tientallen tot honderden keren ouder worden dan hun vrij levende soortgenoten in de natuur, omdat ze zo geëvolueerd zijn gezien ze zich veilig kunnen wegstoppen in de darm, een spier of stukje long van hun warme en knusse gastheer.

Buiten schilden, stekels, lichaamsgrootte, vleugels en je verstoppen, kan ook intelligentie ervoor zorgen dat je beter kan overleven in de natuur, waardoor mutaties die maken dat je ouder kan worden nuttig kunnen zijn. Dat verklaart waarom een intelligente diersoort zoals de mens een uitzonderlijk lange levensduur heeft vergeleken met vele andere zoogdieren. Mensen kunnen tot 122 jaar oud worden. Deze leeftijd werd bereikt door Jeanne Calment, tot nog toe de oudste mens die ooit heeft geleefd. Mevrouw Calment werd geboren op een februaridag in 1875 en stierf in 1997. Ze zag het levenslicht in het jaar dat de opera *Carmen* van George Bizet verscheen en één jaar voordat Alexander Graham Bell de telefoon uitvond. Als dertienjarig meisje zou ze naar eigen zeggen nog verf hebben verkocht aan Vincent van Gogh, die in 1888 de winkel van haar vader binnenwandelde. Toen ze al negentig was tekende ze een contract met een 47-jarige advocaat die dacht dat hij de overeenkomst van zijn leven had gesloten: hij zou haar maandelijks tot haar dood een kleine som geld betalen, op voorwaarde dat hij het appartement van Calment zou krijgen na haar dood. Maar mevrouw Calment bleef maar leven, en nadat de advocaat op 77-jarige leeftijd aan kanker was overleden, diende zijn echtgenote mevrouw Calment verder te betalen. Zodat mevrouw Calment uiteindelijk een som geld verdiende die minstens twee keer zo veel waard was als haar appartement. Deze vrouw is natuurlijk een grote uitzondering: de gemiddelde leeftijd van mensen bedraagt ongeveer tachtig jaar, wat nog steeds veel is vergeleken met zoogdieren van gelijke grootte. Het feit dat de mens zo'n intelligent en sociaal wezen is dat vele tienduizenden jaren in groepen samenleefde, heeft ervoor gezorgd dat de levensduur van onze soort zo hoog is.

Ten slotte, de beste manier om roofdieren te ontlopen, is niet door vleugels, een schild, een kolossale gestalte of een groot stel hersens te hebben, maar door er gewoon voor te zorgen dat er geen roofdieren meer zijn. Dat hebben buidelratten in de Verenigde Staten voor elkaar gekregen. Buidelratten zijn kleine knaagdieren die op de grond leven, en dus vaak eindigen als lunch voor allerlei roofdieren. Op een gegeven moment, ongeveer vierduizend jaar geleden, zijn echter een paar buidelratten afgedreven naar een afgelegen eiland voor de kust van de staat Georgia (een staat boven Florida, aan de Oostkust van de VS). Dat eiland heet Sapelo Island, en daar komen geen roofdieren voor. Zodoende was elke mutatie die maakte dat een buidelrat langer kon leven (evenals al zijn nakomelingen die deze mutatie automatisch overerfden), ook nuttig. Er waren geen roofdieren die je elk moment konden opeten. Het gevolg was dat in amper vierduizend jaar tijd de maximale levensduur van de eilandbuidelratten met 45 procent gestegen was. De eilandbuidelratten werden dus gemiddeld 45 procent ouder dan hun achtergebleven familieleden op het vasteland. Deze en andere natuurlijke experimenten tonen aan dat de natuur snel en eenvoudig de levensduur van dieren kan verlengen zodra de omstandigheden daar geschikt voor zijn.

We hebben gezien dat diersoorten heel wat uiteenlopende levensverwachtingen hebben. Omdat biologen graag natuurlijke verschijnselen ordenen en classificeren, hebben ze deze levensduurverschillen in kaart gebracht. Ze vonden daarvoor de '*longevity quotient*' ('langlevendheidquotiënt') of 'LQ' uit. De LQ is een maat voor de levensduur van een dier, rekening houdend met zijn lichaamsgrootte. De lichaamsgrootte is immers een belangrijke eigenschap om rekening mee te houden, want zoals we hebben gezien leven grotere diersoorten over het algemeen langer dan kleinere soorten, vergelijk maar een olifant met een muis.

Hoe groter de LQ, hoe langer een dier leeft, rekening houdende met de lichaamsgrootte. Een LQ van 2 wil zeggen dat het dier twee keer zo lang leeft als je zou verwachten aan de hand van de lichaamsgrootte. Zo is de LQ van een olifant 1. Voor zo'n groot dier verwacht je inderdaad dat het die bepaalde leeftijd kan bereiken (ongeveer zestig jaar). Een witgeoorde buidelrat heeft een LQ van 0,3. Het is een klein knaagdier dat op de grond leeft, dat niet al te snugger is en een gemakkelijke prooi is voor allerlei roofdieren. Kippen, muizen en ratten hebben een lage LQ. Vleermuizen, naakte molratten en mensen scoren hoog, dankzij hun vleugels, graafpoten en intellect. Mensen hebben een LQ van 4,2: wij leven dus meer dan vier keer langer dan je voor onze grootte zou verwachten. Het dier met de hoogste LQ is de Brandt-gladneusvleermuis, die een LQ heeft van maar liefst 9. We weten nu hoe dit komt. Vleugels en echolocatie maken dat deze vleermuis zodanig geevolueerd is dat ze veel trager veroudert.

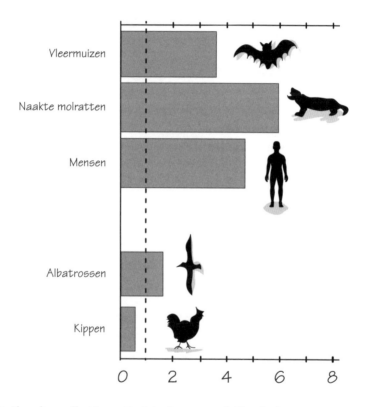

De 'langlevendheidquotiënt' (LQ) van verschillende diersoorten. Een LQ van 1 wil zeggen dat het dier zo oud wordt als je zou verwachten voor zijn grootte. Mensen, naakte molratten en vleermuizen hebben een LQ die verschillende malen hoger is. Ze leven dus veel langer dan je voor hun grootte zou verwachten.

Jong en gezond, oud en ziek

De voorgaande inzichten konden voor het eerst goed verklaren waarom veroudering bestaat. Enkele jaren later, in 1957, ging de Amerikaanse bioloog George Williams nog een stap verder. Waar we zonet zagen dat 'goede' mutaties (of eigenschappen) die ervoor zorgen dat we ouder kunnen worden toch geen nut hebben omdat je in de natuur niet oud genoeg kan worden, toonde Williams aan dat 'slechte' mutaties die op latere leeftijd het verouderingsproces versnellen, op jonge leeftijd wel nuttig kunnen zijn. Stel bijvoorbeeld dat een jongen wordt geboren met een mutatie of nieuwe eigenschap die maakt dat hij meer calcium kan opnemen uit de voeding. Omdat hij meer calcium opneemt, krijgt hij grote en sterke (calciumrijke) botten. Deze mutatie maakt dat hij dus een sterke jongeman is, met botten die niet snel breken. Waardoor hij bijvoorbeeld een aanval van een sabeltandtijger kan afslaan of een val in een ravijn kan overleven. Een goede mutatie dus – ogenschijnlijk. Want deze mutatie zorgt er ook voor dat er meer calcium in de bloedvaten circuleert. Deze calcium kan neerslaan in de bloedvatwanden, zodat er sneller slagaderverkalking optreedt. Na vele tientallen jaren kan dit zorgen voor een hoger risico op een hartaanval. Wat dus op jeugdige leeftijd goed was (sterke botten), kan op latere leeftijd zorgen voor versnelde veroudering (verkalkende bloedvaten en vervolgens een hartaanval).

Hieruit blijkt dat fitheid, stevigheid en kracht op jonge leeftijd, op latere leeftijd misschien tot gevolg hebben dat je sneller sterft aan verouderingsziektes. Het is onderzoekers al opgevallen dat sommige mensen die er tijdens hun jeugd groot, stevig en potig uitzien, soms sneller verouderen, en op hun vijftigste al te kampen hebben met een flinke buikomtrek, een verzakte huid en dichtslibbende bloedvaten. Misschien zit er wel enige waarheid in het gezegde 'krakende wagens lopen het langst'. Natuurlijk kun je dit niet veralgemenen: er zijn heel wat mensen die sterk en fit zijn tijdens hun jeugd en die ook heel lang leven. Bovendien spelen nog zo veel andere factoren een rol in de levensduur, zoals eetgewoontes, sport (waar je ook sterk van wordt), roken en stress.

Toch zijn er in de medische praktijk veel voorbeelden van Williams theorie te vinden. Neem bijvoorbeeld de ziekte van Huntington. Deze dodelijke zenuwziekte wordt veroorzaakt omdat bepaalde gebieden in de hersenen beginnen af te sterven (door eiwitopstapeling, zoals we nog verder in dit boek zullen zien). Dit zijn in het begin vooral hersengebieden die instaan voor het uitvoeren en stroomlijnen van onze bewegingen. Het gevolg is dat Huntington-patiënten op een gegeven moment onvrijwillige, ongecontroleerde bewegingen beginnen te maken met hun armen, benen en soms het hele lichaam. Ze maken kronkelende bewegingen met de hals, trekken krampachtige grijnzen en staan soms recht uit hun stoel op om 'dansachtige' bewegingen met hun bovenlichaam te maken, onophoudelijk en totaal onvrijwillig. De ziekte schrijdt ongenadig verder. De samenklonterende eiwitten breiden zich verder uit in de hersenen en vernietigen ook andere hersengebieden, waardoor patiënten dement worden. Meestal overlijden ze aan een longontsteking omdat ze vergeten hoe ze voedsel door moeten slikken. De ziekte begint meestal op een leeftijd van rond de veertig à vijftig jaar. Wat de ziekte nog erger maakt, is dat deze sterk overerfbaar is. Als een ouder de ziekte heeft, heeft elk kind één kans op twee om de ziekte ook te krijgen. Door te onderzoeken welke soort mutatie de ziekte veroorzaakt, kunnen artsen zelfs vrij nauwkeurig zeggen op welke leeftijd de ziekte zal beginnen. Dit is een vreselijk vonnis dat boven de hoofden van gezinsleden kan komen te hangen.

Normaliter zou zo'n vreselijke mutatie meteen door de natuur weggeselecteerd zijn. Maar dat is niet het geval, omdat de ziekte niet ontstaat op jonge leeftijd, maar pas op oudere leeftijd, wanneer de meeste mensen zich al hebben voortgeplant. Hierdoor is er geen selectiedruk om de mutatie te laten verdwijnen (een kind dat Huntington zou krijgen, zou sterven voor het zich kan voortplanten, waardoor de mutatie niet doorgegeven wordt en automatisch verdwijnt). Volwassenen met het Huntington-gen hebben zich al voortgeplant, en de mutatie doorgegeven aan hun kinderen, meestal nog voor hun ziekte zich begint te manifesteren. Daarom blijft de ziekte bestaan. Het kan de natuur niet schelen dat iemand zo'n erge ziekte als Huntington krijgt: zolang het maar gebeurt nádat je je hebt voortgeplant. Een beetje zoals met veroudering dus: het kan de natuur ook niet schelen dat je oud wordt en aftakelt nadat je je hebt voortgeplant. Bovendien kan de natuur zelfs goede redenen hebben om de Huntington-mutatie te behouden. Op één of andere manier kan deze mutatie die zorgt voor een gruwelijke hersenziekte op latere leeftijd bepaalde voordelen bieden op jongere leeftijd. Sommige studies tonen bijvoorbeeld aan dat Huntington-patiënten een verhoogde vruchtbaarheid hebben of over een beter immuunsysteem beschikken. Mensen kunnen dus genen met zich meedragen die op latere leeftijd veroudering versnellen (of ernstige ziektes veroorzaken zoals de ziekte van Huntington), maar die op jonge leeftijd voor voordelen zorgen, zoals een hogere vruchtbaarheid, sterkere botten, een beter immuunsysteem, een groter uithoudingsvermogen, enzovoort. Voorbeelden hiervan zijn de ziekte van Alzheimer en vatbaarheid voor infecties. Onderzoekers hebben ontdekt dat bepaalde mutaties de kans op de ziekte van Alzheimer kunnen verhogen of verlagen. Een bepaalde mutatie geeft iemand dubbel zo veel kans op de ziekte van Alzheimer en zijn levensduur wordt daardoor gemiddeld zes jaar korter. Het onprettige nieuws is dat 25 procent van de bevolking deze mutatie heeft. Maar het kan nog erger: 3 procent van de bevolking heeft zelfs een mutatie die het risico op alzheimer vernegenvoudigt. Wat onderzoekers echter ontdekten, is dat mensen met deze mutatie minder snel ziek worden. Hun immuunsysteem werkt beter. Deze mutatie moet zeker handig geweest zijn op de Afrikaanse savannevlakte honderdduizend jaar geleden, toen ontstoken tandvlees of een voetwond je einde kon betekenen. Een goed immuunsysteem bestrijdt bacteriën snel en hevig, zodat deze niet kunnen uitgroeien tot een groot abces of je bloedbaan kunnen bereiken zodat je sterft aan een bloedvergiftiging. Ook in de Middeleeuwen zou een dergelijke mutatie heel nuttig zijn, gezien mensen toen samenleefden in vuile steden, wat de kans op een infectie enorm verhoogde. Onderzoekers hebben zelfs ontdekt dat kinderen in hedendaagse sloppenwijken met deze mutatie minder ziek worden. In de oertijd kon deze mutatie dus zeer nuttig zijn, omdat het je kans op een infectie verminderde. Maar nu liggen de kaarten anders. In onze samenleving met haar zeep, Mr. Proper en antibiotica is de kans heel klein dat je nog aan een infectieziekte overlijdt. Je kan oud genoeg worden. En dan komt deze mutatie boven water: je hebt meer kans op alzheimer. En trouwens ook op hartaanvallen. Dit omdat een sterker immuunsysteem ook meer ontstekingsbevorderende stoffen afscheidt (om bacteriën en virussen te bestrijden), die ook je eigen lichaamscellen kunnen beschadigen, waaronder de cellen die je bloedvaten en hersenen vormen, zodat je kans stijgt op een hartaanval en de ziekte van Alzheimer. Deze algemene, continue inflammatie is een soort van zacht vuur dat het verouderingsproces aanwakkert.

Andere voorbeelden van deze tegengestelde krachten zijn kanker en de ziekte van Alzheimer. Zo blijkt er een omgekeerd verband te bestaan tussen deze aandoeningen: mensen die een hoger risico op kanker lopen, hebben vaak minder risico op de ziekte van Alzheimer. En omgekeerd. Hoe is dit mogelijk? Eerst dienen we te weten dat kanker niet echt een verouderingsziekte is (alzheimer daarentegen is een typische verouderingsziekte). Het risico op kanker stijgt wel als je ouder wordt, waardoor veel mensen denken dat kanker een verouderingsziekte is, zoals alzheimer of hart- en vaatziekten. Maar op een gegeven moment, wanneer je rond de 75 jaar oud bent, stijgt het risico op kanker niet meer, terwijl het risico op typische verouderingsziektes blijft doorstijgen. Dat is vreemd. Het lijkt alsof het lichaam zich op een gegeven moment begint te beschermen tegen kanker. En dat klopt ook. Al onze cellen hebben een soort ingebouwd veiligheidssysteem, dat geactiveerd wordt wanneer cellen te beschadigd zijn. Door te veel schade (mutaties) lopen cellen immers kans te veranderen in kankercellen. Als dit veiligheidssysteem geactiveerd wordt in een cel, dan kan de cel niet meer delen. Deze cel wordt als het ware op non-actief gezet. Hierdoor kan de cel niet veranderen in een wild delende kankercel.

Je bent dus beter beschermd tegen kanker als dat veiligheidssysteem heel goed werkt en het snel veel van je cellen op non-actief zet. Maar deze gepauzeerde cellen hebben wel een nadeel: ze hebben de neiging op te zwellen en allerlei ontstekingsstoffen af te scheiden, die de cellen in hun buurt ziek maken en sneller doen verouderen. Kortom, bij mensen die een lager risico op kanker hebben, werkt dit veiligheidssysteem goed, zodat meer cellen 'afgezet' worden, maar waardoor dus wel sneller verouderingsziektes zoals alzheimer kunnen ontstaan. Dit is typisch voor het menselijk lichaam: je kan het moeilijk te slim af zijn. Er zijn altijd evenwichten die verstoord worden. Gelukkig zijn wetenschappers bezig hier oplossingen voor te vinden. Want kankercellen en veroudering hebben toch één ding gemeen: groei en hyperstimulatie. Daarnaast kan ook 'hormesis' zowel het risico op kanker verminderen als veroudering vertragen. We komen hier later nog op terug.

Seks en veroudering

We weten nu al heel wat over het waarom van veroudering. We weten dat veroudering bestaat omdat we toch meestal al dood waren voor we oud konden worden. En omdat sommige mutaties of eigenschappen die ervoor zorgen dat we fit of vruchtbaar zijn in onze jeugd ervoor kunnen zorgen dat we sneller verouderen in de jaren na onze voortplantingsleeftijd. Wat dit laatste inzicht betreft, bestaat hierop nog een interessante aanvulling. En dat betreft seks. Waar het net nog ging over mutaties of eigenschappen die op jonge leeftijd voordelen boden maar op latere leeftijd schade kunnen berokkenen, betreft het hier vooral de vruchtbaarheidsvoordelen van deze mutaties op jonge leeftijd en hoe die schadelijk kunnen zijn op latere leeftijd. Het komt erop neer dat verschillende mechanismen die de voortplanting bevorderen (wanneer je jong bent) op latere leeftijd schadelijk kunnen zijn en het verouderingsproces versnellen. Of: hoe voortplanting en levensduur elkaars tegenpolen zijn.

Een mooi voorbeeld is de Pacifische zalm. Deze zalmen worden geboren in een rivier ergens in Canada of de Verenigde Staten en komen dan in de Grote Oceaan terecht. Daar leven ze enkele jaren, waarna ze in grote getallen terugkeren naar hun geboorteplaats: de rivier waar ze geboren zijn. Dit is eenvoudiger gezegd dan gedaan: de zalmen moeten vele honderden kilometers zwemmen, stroomopwaarts hun geboorterivier op, om daar te paren en kuit te schieten. Om vervolgens in de dagen daarna te sterven... Om deze zware voortplantingstrektocht te kunnen volbrengen, pompen de zalmen zich immers vol met hormonen (vooral cortisol). Hierdoor krijgen de vissen veel kracht en energie om deze uitputtende trektocht en het nog uitputtendere paringsritueel te volbrengen. Hoge doses cortisol zijn echter schadelijk, en hetzelfde geldt voor de bovenzalmelijke inspanning die ze moeten leveren. Hierdoor brengen ze hun lichamen zo veel schade toe dat de zalmen massaal sterven in de rivieren waar ze hun eieren hebben gelegd. Ze offeren hun leven op om zich één keer te kunnen voortplanten. Duidelijker kan het verband niet zijn tussen voortplanting en sterfte dan bij deze soort: seks is voor hen dodelijk. Voortplanting, en sommige hormonen die hiermee gepaard gaan, kunnen de levensduur dus verkorten.

Er bestaan ook zoogdiervarianten van deze zalmen, zoals de bruine breedvoetbuidelmuis (*Antechinus stuartii*). Dit knaagdiertje leeft in

Australië. Wanneer het paarseizoen nadert, produceren de mannetjes grote hoeveelheden testosteron en cortisol, waardoor ze sterk, gespierd, opgefokt, wild en agressief worden. Dat hebben ze allemaal nodig om de komende weken te vechten met mannelijke rivalen, om dan te kunnen paren met een vrouwtje. Al deze gevechten en orgiën zorgen ervoor dat mannetjes in de dagen erna dood neervallen, omgekomen door maagzweren (van de stress en de cortisol), parasieten (die de muis volop infecteren omdat haar immuunsysteem is lamgelegd door de cortisol) en verwondingen. Biologen noemen deze vorm van seks '*big bang reproduction*' ('grote knal-voortplanting') omdat zalmen en breedvoetbuidelmuizen zich in één grote klap voortplanten en zichzelf daarbij de vernieling in werken. Gezien het feit dat deze dieren hiervoor vaak in grote getallen samenkomen, zou je ook kunnen spreken van *big gang bang reproduction*, wat de lading al helemaal dekt.

Gelukkig pakken de meeste mensen voortplanting minder drastisch aan. We hebben niet één keer seks in ons leven om daarna te sterven: stel je voor dat de bruidegom na de huwelijksnacht zou overlijden, en dat iedereen dat dan volkomen normaal zou vinden. Wij mensen hebben in ons leven vele malen seks. Toch lijkt het erop dat ook bij diersoorten die regelmatig seks hebben, te veel blootstelling aan sommige seks(hormonen) de levensduur kan verkorten.

Een bekend experiment met fruitvliegjes toont dit aan. Dit was het eerste wetenschappelijke experiment dat de levensduur van organismen kon verlengen over de generaties heen. Het ging als volgt. Onderzoekers namen telkens de allerlaatst gelegde eitjes om de volgende generatie fruitvliegjes uit voort te brengen. Zo namen de onderzoekers de eitjes gelegd door 'oude' fruitvliegen (45 dagen oud); enkel uit deze eitjes werden nieuwe fruitvliegjes gekweekt. Vervolgens namen de onderzoekers de eitjes van fruitvliegjes die gelegd waren op de leeftijd van 47 dagen, enzovoort. De fruitvliegjes werden dus gedwongen om trager te verouderen, zodat ze zich op latere leeftijd konden voortplanten, aangezien enkel de laatst gelegde eitjes werden uitgeselecteerd voor de volgende generatie. Op deze manier slaagden onderzoekers erin om over verschillende generaties de levensduur van fruitvliegjes te verdubbelen. Maar hoe slaagden de fruitvliegjes erin langer te leven? Dit kon gebeuren doordat de vliegjes gedurende hun jongere leven minder vruchtbaar waren. Op deze manier werd er minder energie besteed aan voortplanting, zodat er meer energie aan lichaamsonderhoud (lees: minder snelle veroudering) besteed kon worden.

Ook geslachtshormonen tonen het verband tussen seks en veroudering aan. Er bestaat een efficiënte methode om de hoeveelheid sekshormonen in je lichaam te verminderen: castratie. Castratie is het verwijderen van de geslachtsklieren, zoals de teelballen bij mannen en de eierstokken bij vrouwen. In het licht van wat we weten over veroudering en seks, hoeft het ons niet te verbazen dat gecastreerde dieren langer leven. Als je onze hitsige mannelijke bruine breedvoetbuidelmuis van hierboven castreert, dan leeft die tot zes maanden langer. Dat is niet slecht voor een muis die anders maar één jaar oud wordt. Veeartsen weten al lang dat gecastreerde katten en honden langer leven. Idem voor mensen. Dat blijkt uit oude documenten over eunuchen: mannen die gecastreerd werden aan het hof zodat ze geen bedreiging vormden voor de vrouwen van de keizer. Hierbij werden vaak niet alleen de teelballen maar ook de penis verwijderd, zodat de mannen moesten plassen uit een soort gaatje. Uit documenten blijkt dat eunuchen vaak hogere leeftijden bereikten dan niet-gecastreerde mannen aan het hof. Een studie onderzocht de levensloop van 81 Koreaanse eunuchen die de afgelopen eeuwen leefden. Hieruit bleek dat eunuchen die voor de pubertijd gecastreerd werden gemiddeld 17 jaar ouder werden dan hun tijdsgenoten uit dezelfde sociale klasse. Eén eunuch zou naar verluidt zelfs 109 jaar oud geworden zijn.[3] Ander onderzoek werd verricht in de twintigste eeuw, bij mentaal gehandicapte mannen die door de overheid verplicht waren gecastreerd. Hieruit bleek dat gecastreerde mannen gemiddeld veertien jaar langer leefden.[4] In dit boek komen gelukkig andere en minder ingrijpende methoden dan castratie aan bod om langer te leven.

De rol van seks in veroudering kan ons ook helpen een antwoord te geven op de volgende vraag: vanaf wanneer begin je eigenlijk te verouderen? Veel mensen denken dat je begint te verouderen als je rond de dertig bent. De eerste grijze haren doemen dan op, de huid wordt slapper en je komt na een avondje stappen de volgende ochtend minder makkelijk uit je bed. Toch is dat niet de leeftijd waarop we beginnen te verouderen. We beginnen rond ons dertigste wel verouderingsverschijnselen te vertonen, maar het verouderingsproces moet al een tijd eerder plaatsvinden, zodat deze verschijnselen (zoals de eerste grijze haren) kunnen ontstaan. Sommigen beweren dat je al begint te verouderen vanaf je geboorte, wat ook niet het geval is. Het lijkt erop dat mensen beginnen te verouderen wanneer ze rond de elf jaar oud zijn. Hoe komen onderzoekers daarbij? Omdat wanneer je elf bent, je kans om te sterven het laagst is, en vanaf elf jaar begint die kans toe te nemen. In je eerste levensjaar heb je in het Westen ongeveer 1 kans op 1000 om te sterven. Die kans daalt nog verder tot de leeftijd van elf jaar, wanneer men een sterftekans heeft van 1 op 40.000. Met een dergelijk jong en gezond lichaam zou je gemiddeld 1200 jaar oud kunnen worden (op voorwaarde dat je kans om te sterven constant zou blijven). Eén persoon op de 1000 zou zelfs 10.000 jaar oud kunnen worden. Als deze persoon vandaag je grootvader zou zijn, zou hij kunnen vertellen hoe hij vroeger nog op mammoeten jaagde. Maar zulke oude grootvaders bestaan niet, want vanaf elf jaar begint de sterftekans toe te nemen.

Dat is wat veroudering eigenlijk is: je sterftekans, die jaar na jaar stijgt, omdat je lichaam steeds zwakker wordt. Elke acht jaar verdubbelt je kans om te overlijden. Iemand die 38 jaar is, heeft dus dubbel zo veel kans om te overlijden als iemand die 30 jaar is. Een ouderling van 88 jaar heeft dubbel zo veel kans om te overlijden als iemand van 80 jaar. Deze verdubbelingstijd geldt zowel voor mannen als voor vrouwen. Dat wil zeggen dat vrouwen dus even snel verouderen als mannen. Toch worden vrouwen gemiddeld zes jaar ouder dan mannen, en zijn er minstens vier keer meer vrouwelijke honderdplussers dan mannen. Hoe is dat dan mogelijk? Vrouwen zijn intrinsiek beter gebouwd dan mannen. Ondanks het feit dat ze even snel verouderen als mannen, zijn hun lichamen robuuster, zodat ze langer weerstand kunnen bieden aan de knagende tand des tijds.

Wat ook aantoont dat mannen het zwakkere geslacht zijn, is dat de sterftekans gemiddeld twee keer zo hoog ligt bij mannen als bij vrouwen (de sterftekans is dus continu hoger bij mannen, maar *neemt* wel *even snel toe* voor mannen en vrouwen: ze verdubbelt namelijk om de acht jaar). Dit verschil in sterfte is te wijten aan de zwakkere bouw van het mannelijk lichaam en het feit dat mannen meer risico's nemen. Het is geen toeval dat de sterftekans het hoogst is in de leeftijdscategorie van 11 tot 23 jaar. Dan lopen mannen zelfs driemaal meer kans om te sterven dan vrouwen. Wetenschappers omschrijven die periode ook wel als 'testosterondementie'. Deze geslachtsspecifieke vorm van omkeerbare dementie kenmerkt zich door risicovol rijgedrag, caféruzies, drugsgebruik, onmatig drankgebruik en ander tiener-, macho- en haantjesgedrag dat de kans om te sterven drastisch verhoogt.

Door de sterftekans te bestuderen, hebben wetenschappers kunnen concluderen dat we al beginnen te verouderen vanaf elf jaar. Dat moet ook wel, want je moet eerst een twintigtal jaar verouderen, zodat dan pas de eerste tekenen van veroudering duidelijk zichtbaar worden, zoals grijze haren of de eerste kraaienpootjes, wanneer je rond de dertig bent. Dat we beginnen te verouderen vanaf ons elfde is geen toeval: rond die leeftijd begint ook de pubertijd. Ons lichaam wordt volgepompt met geslachtshormonen die zorgen voor spieropbouw, stemverandering, lichaamsbeharing, borsten en de volgroeiing van de geslachtsorganen. In ruil voor ons vermogen om ons voort te planten beginnen we te verouderen. We zijn een beetje zoals de Pacifische zalmen: onze voortplantingstijd duurt niet enkele dagen, maar enkele tientallen jaren, maar in ruil daarvoor verkorten we onze levensduur van een mooie 1200 jaar naar een magere 80 jaar. We verruilen onze bijna-onsterfelijkheid voor seks.

Er bestaat dus duidelijk een verband tussen voortplanting en levensduur. Hoe meer energie wordt geïnvesteerd in de voortplanting, hoe sneller je lijkt te verouderen. Wil dat zeggen dat minder seks hebben zou maken dat je langer leeft? Niet echt. Of je nu seks hebt of niet, je lichaam produceert continu sekshormonen (in de teelballen bij mannen en in de eierstokken bij vrouwen) en andere stoffen die de levensduur kunnen beïnvloeden. Je zou dus deze voortplantingsorganen chirurgisch dienen weg te nemen, zoals bij een castratie. Mijn vermoeden is dat veel mensen daar niet om staan te springen, zeker gezien de bijwerkingen (onvruchtbaarheid om te beginnen, en verder een verminderd libido, opvliegers en huilbuien, ook bij mannen). Bovendien is het ene sekshormoon het andere niet. We zien vooral dat te veel *mannelijke* sekshormonen zoals testosteron de levensduur kunnen verkorten, terwijl vrouwelijke geslachtshormonen wellicht zelfs beschermend kunnen zijn voor sommige verouderingsziektes. Een voorbeeld is oestrogeen. Belangrijk is wel dat dit *bio-identieke* vrouwelijke hormonen betreft, en geen *synthetische* hormonen die soms als postmenopauzale hormoonbehandelingen worden toegediend.

Daarnaast is de invloed van seks op de levensduur niet enkel het gevolg van circulerende sekshormonen, maar het resultaat van honderdduizenden jaren evolutie. Minder seks hebben tijdens jouw leven heeft dus geen invloed op de genen die je levensduur bepalen, aangezien je met deze genen geboren bent.

Toch bestaat er een periode in het leven van vrouwen waar niet per se minder seks, maar wel minder voortplanting centraal staat: de menopauze. Dit is de overgangsperiode waarin een vruchtbare vrouw voorgoed onvruchtbaar wordt. Ze treedt meestal op tussen de 45 en 55 jaar en duurt enkele jaren. De menopauze is een opmerkelijk fenomeen. Om te beginnen is ze zeldzaam: er zijn heel weinig diersoorten die een menopauze hebben. Sommige dieren, zoals chimpansees, kennen wel iets wat op een menopauze lijkt, maar meestal begint die pas op zeer late leeftijd. Het vreemdst van al is dat vrouwen door de menopauze onvruchtbaar worden, terwijl ze nog soms de helft van hun leven voor zich hebben. Draait in de natuur niet alles om seks en je zoveel mogelijk voortplanten? Is het bijgevolg niet vreemd dat langdurige onvruchtbaarheid bij mensen bestaat?

Blijkbaar zijn onvruchtbare vrouwen na de menopauze nog altijd nuttig voor de natuur. Ze kunnen immers blijven zorgen voor hun kinderen en kleinkinderen. Vrouwen zijn dus zo nuttig dat de natuur heeft besloten om hen 'op te sparen'. Dit door ervoor te zorgen dat ze na een bepaalde periode niet meer zwanger kunnen worden, gezien een zwangerschap op latere leeftijd te risicovol is. In de oertijd liepen vrouwen een hoog risico om te overlijden aan infecties en andere complicaties tijdens en na de bevalling. Vooral voor onze soort is dit het geval. Omdat mensen op twee benen lopen is hun bekken anders van vorm (het is nauw), zodat baby's er minder gemakkelijk doorheen kunnen. En alsof een te nauw bekken nog niet genoeg is, hebben mensenbaby's enorme hersenen. Omdat een bevalling voor mensenvrouwen zo riskant is, heeft de natuur wellicht geoordeeld dat oudere vrouwen het best niet meer zwanger kunnen worden, en hun kennis en ervaring beter kunnen besteden aan het helpen grootbrengen van de kleinkinderen.

Dat is wellicht ook de reden waarom er grootouders bestaan. Omdat de mens een zeer intelligente en sociale diersoort is, en bovendien kan spreken, kunnen mensen als geen enkel ander dier op deze planeet kennis overbrengen. Oudere mensen worden daarom ook zeer waardevol: ze hebben heel wat levenservaring en kennis vergaard, en kunnen deze dan ook nog eens via taal overbrengen. Daarom heeft de natuur wel-

lichaamscellen, die dan afdrijft en verderop een nieuwe poliep kan vormen. Heel handig: geen gedoe met weinig geïnteresseerde vrouwelijke partners, agressieve, met testosteron doordrenkte mannelijke rivalen of vermoeiende paringsdansen: gewoon een cel afsplitsen en je voortplantingstaak is volbracht.

De lichaamscellen van een zoetwaterpoliep kunnen dus ook een nieuwe poliep vormen. Aangezien een lichaamscel het potentieel heeft om uit te groeien tot een spiksplinternieuwe poliep, mogen deze lichaamscellen van de poliep dus niet verouderen. Stel je even voor dat de lichaamscellen van een zoetwaterpoliep zouden verouderen, en dat bijvoorbeeld een tien jaar oude poliepcel zich afsplitst van een tien jaar oude poliep. In dat geval zou de poliep die daaruit groeit al een tien jaar oude poliep zijn waarvan alle cellen ook al tien jaar oud zijn. Daarom dat zoetwaterpoliepen niet mogen verouderen: hun lichaamscellen moeten fris en jong blijven, gezien hun lichaamscellen ook voortplantingscellen kunnen vormen. Daarom blijven zoetwaterpoliepen eeuwig jong. Hetzelfde geldt ook voor sommige kwallen. *Turritopsis dohrnii* is een klein kwalletje van 4 millimeter groot dat in de meeste wereldzeeën ronddobbert en dat eigenlijk niet veroudert. Sterker nog: het kan zichzelf verjongen. Als de *Turritopsis* zich oud en versleten voelt, kan het zijn lichaam omtoveren tot dat van een jonge kwal. Dit vermogen verbaasde biologen. Het zette het idee van de cyclus van het leven ('je wordt geboren, wordt volwassen, veroudert en sterft') op zijn kop. Het is alsof een vlinder weer een rups wordt. Of een kip die weer in het ei kruipt, om later weer als een kuiken tevoorschijn te komen wanneer de omstandigheden gunstig zijn. *Turritopsis* wordt ook wel de 'Benjamin Button' der kwallen genoemd, naar het beroemde verhaal over Benjamin Button, die oud en rimpelig geboren werd en steeds jonger werd, om uiteindelijk te sterven als baby.

Zoetwaterpoliepen en kwallen: deze onsterfelijke wezens lijken ver van ons af te staan. Maar zonder dat we het beseffen, zijn er ook cellen in ons lichaam die niet verouderen en onsterfelijk zijn. Ieder van ons herbergt cellen die al duizenden generaties meegaan, maar die nog geen dag ouder zijn geworden. Deze cellen zijn de voortplantingscellen: de eicellen bij vrouwen en de zaadcellen bij mannen. Deze cellen blijven jong. Voortplantingscellen mogen niet verouderen, anders zouden baby's oud geboren worden. Stel je voor dat voortplantingscellen zouden verouderen. De voortplantingscellen van een moeder en

licht grootouders bedacht. Onderzoekers ontdekten dat er 40.000 jaar geleden plots veel meer grootouders verschenen (de verhouding grootouders versus jongeren nam enorm toe). Dat ontdekten ze door onder meer de tanden van honderden skeletten van oermensen te bestuderen, waarmee hun leeftijd bepaald kon worden. Wellicht is het ook geen toeval dat de mens 40.000 jaar geleden ook cultureel grote sprongen vooruit maakte: er werden plots veel complexere werktuigen ontwikkeld, en mooiere juwelen en kunst gemaakt. Sommige wetenschappers vermoeden dat dit komt omdat er steeds meer grootouders verschenen, die een belangrijkere rol begonnen te spelen in het overdragen van kennis, wat op een gegeven moment een soort van 'culturele revolutie' veroorzaakte.

Ouderen bleken dus een belangrijke aanwinst. Ze zorgden ervoor dat de menselijke soort en onze beschaving zich veel sneller en verder konden ontwikkelen. Het contrast kan vandaag bijna niet groter zijn: in plaats van een respectabele rol als oude wijze in de stam, die kennis en ervaring had over het klimaat, kruiden, werktuigen en menselijke relaties, spelen ouderen een steeds minder prominente rol in de samenleving. Ze worden met pensioen gestuurd of verbannen naar rustoorden of hotels in Benidorm, of ze trekken er vrijwillig heen. Een spijtige zaak, zeker gezien ouderen aan de basis hebben gelegen van onze beschaving. Ze hebben mee gezorgd voor de belangrijkste culturele sprong vooruit die de menselijke soort ooit heeft gemaakt, ongeveer 40.000 jaar geleden, toen de mens pas echt mens werd. Dan verdien je wel meer dan een gratis tramkaart.

Een menopauze hebben, eunuch of vrouw zijn: het zijn allemaal manieren om langer te leven. Maar je kan zelfs onsterfelijk worden, door je op een andere manier voort te planten. In de natuur bestaan immers bepaalde organismen die niet verouderen. Deze organismen zijn met andere woorden onsterfelijk. Een voorbeeld zijn zoetwaterpoliepen. Deze diertjes verouderen niet, en dit heeft ook weer met seks te maken. Deze wezens zijn immers onsterfelijk omdat ze op een andere manier seks hebben dan sterfelijke zoogdieren, zoals de mens. We noemen dit 'ongeslachtelijke voortplanting'. In plaats van een vrouwelijke eicel en een mannelijke zaadcel die via seks samenkomen en versmelten om een nieuwe nakomeling te vormen, hoeft een zoetwaterpoliep zich daar allemaal niet mee bezig te houden. De poliep lost gewoon één van haar

vader van dertig jaar zouden dan dertig jaar oud zijn. Stel dat deze vader en moeder een kind hebben: de lichaamscellen die uit deze voortplantingscellen ontstaan en de baby vormen, zouden dan allemaal vanaf de start al dertig jaar oud zijn. De cellen waaruit de baby bestaat zouden al dertig jaar oud zijn. Wanneer deze baby volwassen is en op dertig jarige leeftijd zelf kinderen krijgt (en ook zijn voortplantingscellen dertig jaar ouder zijn), dan zouden de cellen waaruit dat kind bestaat al zestig jaar oud zijn. Enzovoort. Als voortplantingscellen zouden verouderen, dan zouden kinderen geboren worden met rimpels, de ziekte van Alzheimer of op de leeftijd van twee jaar al een eerste hartaanval krijgen. Maar dat is niet het geval: baby's zien er fris, blozend en gezond uit. Dat is omdat de natuur eicellen en zaadcellen niet laat verouderen (meer specifiek zorgt de natuur ervoor dat voortplantingscellen trager verouderen en zich kunnen verjongen). In onszelf dragen we dus cellen met ons mee die veroudering te slim af zijn. Ze springen al miljoenen jaren van generatie op generatie over en blijven even jong. Onze lichamen verouderen en sterven, maar de voortplantingscellen worden doorgegeven en blijven bestaan. Uiteraard, deze voortplantingscellen delen zich continu, maar dat doen je huidcellen, darmcellen en levercellen ook en deze verouderen wél.

Als je hier verder over nadenkt, dan realiseer je je dat alle cellen waaruit je lichaam bestaat in feite bijna 4 miljard jaar oud zijn. Het eerste leven op aarde ontstond immers ongeveer 3,8 miljard jaar geleden, in de vorm van eencellige organismen. Deze cellen hebben zich ontelbare malen gedeeld, en zijn geëvolueerd om samen te klitten om zo onnoemelijk veel organismen te vormen, van kwallen en vissen tot paddenstoelen en mensen. Maar elk organisme bestaat uit cellen die al miljarden jaren aan een stuk door aan het delen zijn. Je bent afkomstig van een bevruchte eicel van je moeder die begon te delen om jou te vormen, die afkomstig is van een eicel van je grootmoeder, die geboren werd uit een eicel van je overgrootmoeder, enzovoort. Elke cel waaruit je lichaam bestaat komt voort uit cellen die ontelbaar veel delingen hebben gemaakt, bijna 4 miljard jaar lang, van cellen die verre ééncellige, visachtige, reptielachtige, aapachtige voorouders vormden tot jou. Wanneer je sterft, dan zal die keten voor het eerst in bijna 4 miljard jaar tijd verbroken worden. De cellen die je lichaam vormen sterven en verdwijnen voorgoed. Gezien elke cel maar kan ontstaan uit een vorige cel, komt de miljarden jaren durende estafetteloop bruusk ten einde. Tenzij je je voortgeplant hebt. Dan doet minstens een van jouw voortplantingscellen mee in deze estafetteloop. Eigenlijk ben je dus al bijna 4 miljard jaar oud. Elke cel in je lichaam is het resultaat van celdelingen die al miljarden jaren aan de gang zijn.

Dit inzicht toont aan hoe slim de natuur is: ze is erin geslaagd om 'leven' (in de vorm van cellen) al miljarden jaren te laten voortbestaan, via onnoemelijk veel celdelingen, die ontelbaar veel organismen vormen, die het water, de lucht en de aarde bevolken. Het feit dat cellen zich eigenlijk al 4 miljard jaar in stand kunnen houden door zich voortdurend te vernieuwen, toont aan dat er geen enkele reden is waarom een organisme (dat ook uit een hoop cellen bestaat) niet eeuwig kan blijven bestaan.

Naast voortplantingscellen kunnen we nog andere cellen herbergen die onsterfelijk zijn. Alleen zou je deze onsterfelijke cellen niet willen hebben, want deze onsterfelijke cellen worden ook wel 'kankercellen' genoemd. Een kankergezwel (of tumor) is opgebouwd uit kankercellen die onsterfelijk zijn. Deze cellen blijven maar delen zonder te verouderen. Eerst vormen ze een klein hoopje, ergens in de long bij rokers of in de huid bij een te enthousiaste zonnebader. De kankercellen groeien door tot aan een bloedvat en verspreiden zich dan via de bloedbaan over het hele lichaam, waar ze zich nestelen in botten, de lever of de hersenen, om daar verder uit te groeien tot nieuwe tumoren. Op den duur worden deze gezwellen zo groot dat ze bloedvaten, zenuwen of hersengebieden beknellen waardoor de patiënt overlijdt. Kankercellen zijn dus cellen die erachter zijn gekomen hoe ze onsterfelijk kunnen worden. Het probleem is wel dat ze de gastheer (ons lichaam) uiteindelijk vernietigen. De drang naar onsterfelijkheid wordt op die manier afgestraft en toont daarbij hoe slim en dom evolutie is. Om een kankercel te worden, moeten er immers zeer vernuftige dingen gebeuren. Een cel moet honderden mutaties ondergaan in telkens specifieke genen (stukjes DNA) die de groei, het metabolisme of de eiwitproductie van de cel regelen. Kankercellen hebben al deze mutaties, waarmee ze het lichaam te slim af zijn. Anderzijds, door steeds maar te blijven delen en enkel maar te denken aan zichzelf, doden de kankercellen uiteindelijk zichzelf omdat ze hun gastheer of -vrouw doden.

Maar toch: onderschat nooit de vindingrijkheid van de natuur, of het proces dat 'evolutie' heet. In sommige diersoorten hebben kankercellen namelijk zelfs hier een antwoord op gevonden. Ze kunnen van dier tot dier overspringen! Deze kankers zijn dus besmettelijk. Kankercellen kunnen van een ziek dier overspringen naar een gezond dier, dat vervolgens ook kanker krijgt. Zo is er een bepaalde kanker die tumoren vormt in en rond de mond van Tasmaanse duivels, hondachtige buideldieren die in Tasmanië leven (een eiland ten zuiden van Australië). Deze tumoren zijn dodelijk: ze beginnen met kleine gezwelletjes rond de mond en verspreiden zich dan over het hele lichaam. De ene Tasmaanse duivel draagt de tumor over naar de andere door te bijten (bijvoorbeeld een besmet dier met tumoren in de mond dat een ander dier bijt zodat de tumorcellen in die zijn lichaam terechtkomen) of via het delen van voeding. Deze 'parasitaire kanker' veroorzaakt een ware slachting onder de Tasmaanse duivels: meer dan 70 procent van deze dieren zijn reeds aan deze ziekte gestorven. Allerlei conservatieprogramma's worden momenteel opgericht om de Tasmaanse duivels van uitsterving te redden. Ook bij honden is een 'parasitaire kanker' bekend die wordt overgedragen via seksueel contact. Stel je voor dat er ooit een kankercel bij een mens muteert waardoor deze besmettelijk wordt via bijvoorbeeld huidcontact (bijvoorbeeld een huidtumor), niezen (bijvoorbeeld een longtumor) of seksueel contact (via baarmoederhalskanker). Je kan dan besmet worden met kanker, en er zou zelfs een heuse kankerepidemie kunnen ontstaan. Gelukkig is de kans dat dit gebeurt heel klein.

De onsterfelijkheid van kankercellen heeft ervoor gezorgd dat al ten minste één persoon onsterfelijk is geworden, zij het op onconventionele wijze: Henrietta Lacks. Deze vrouw stief in 1951 aan baarmoederhalskanker, maar toch 'leeft' ze nog steeds. Voor ze overleed, hadden artsen enkele kankercellen van haar tumor genomen en deze verder laten groeien in kweekschaaltjes. Deze tumorcellen waren dus oorspronkelijk gewone cellen die de baarmoederhals van mevrouw Lacks vormden, die uiteindelijk door mutaties veranderd waren in onsterfelijke kankercellen. Deze cellen blijven zich echter vermenigvuldigen zonder te verouderen. De onsterfelijke kankercellen werden in steeds grotere hoeveelheden gekweekt en verspreid naar andere laboratoria. De cellen van mevrouw Lacks worden momenteel in duizenden laboratoria overal ter wereld gebruikt. Er zijn nu meer onsterfelijke cellen van Henrietta Lacks verspreid over de wereld dan er cellen waren die oorspronkelijk het lichaam van Henrietta Lacks vormden. Men kan zeggen dat Henrietta Lacks onsterfelijk is geworden, zij het wel in een heel 'diffuse vorm' gezien haar cellen verspreid zijn over heel de wereld. Meer specifiek toont het verhaal van Henrietta Lacks aan dat ook gewone lichaamscellen onsterfelijk kunnen worden.

Kankercellen zijn een voorbeeld van biologische immortaliteit, net zoals zoetwaterpoliepen en onze voortplantingscellen. Deze voorbeelden tonen aan dat er geen enkele natuurwet is die onsterfelijkheid verbiedt of organismen verplicht om te verslijten en te verouderen. De populaire gedachte dat veroudering een kwestie is van onoverkomelijke slijtage, vindt zijn oorsprong in de 'machine-mythe'. Mensen hebben de neiging om het menselijk lichaam, of welk organisme dan ook, als een machine te beschouwen die kan verslijten. Maar levende wezens zijn geen machines. In tegenstelling tot machines kunnen levende wezens zichzelf continu vernieuwen en herstellen. Dat doen ze door energie aan hun omgeving te onttrekken (in de vorm van voeding, licht en zuurstof). Dat verklaart ook waarom veroudering niet ingaat tegen de befaamde 'tweede wet van de thermodynamica', die zegt dat wanorde altijd toeneemt. Deze wet wordt vaak aangehaald om te beweren dat 'veroudering onvoorkoombaar is'. De wet stelt dat het onmogelijk is om de hoeveelheid wanorde in het universum te verminderen. Als je bijvoorbeeld een prullenmand omstoot, dan is de wanorde in je kamer (en in het universum) toegenomen. Je kan wel de prullenmand weer rechtzetten en de inhoud weer erin gooien, denkende dat je de tweede wet van de thermodynamica te slim af bent geweest, maar dat is onmogelijk. Het kostte je immers energie (spierkracht, het kloppen van je hart, het ademen van je longen) om die rommel weer op te ruimen, en al deze energie (die onder meer wordt afgegeven door lichaamswarmte en CO_2-gas bij het uitademen) vergroot de 'wanorde' van de kamer en het universum, zodat de wanorde nog steeds is toegenomen, zelfs al staat je prullenmand weer recht.

Volgens de tweede wet neemt wanorde dus altijd toe. Alles wordt altijd maar wanordelijker, alles verslijt: prullenmanden worden omgestoten, ijzeren platen roesten weg en lossen op in de grond, druppels inkt verspreiden zich onomkeerbaar in een glas water, bloedvaten slibben dicht, en onze cellen worden steeds rommeliger en meer beschadigd. Maar toch kan je deze tweede wet van de thermodynamica niet inroepen als het gaat om veroudering. De tweede wet geldt immers enkel voor *gesloten systemen*. In gesloten systemen neemt de wanorde inderdaad altijd toe. Een gesloten systeem is een volledig afgesloten ruimte die niet in contact staat met de buitenwereld en die op geen enkele manier voorwerpen, warmte of gassen binnen of buiten laat. Het universum kan beschouwd worden als een gesloten systeem (de mogelijkheid van hypothetische zwarte gaten die contact maken met andere universums even buiten beschouwing gelaten). En inderdaad: de wanorde in dit universum neemt continu toe, van omvallende prullenmanden tot planeten die verdampen in supernova-explosies. Maar een lichaam is geen gesloten systeem. Het is een *open systeem* dat continu in contact staat met de buitenwereld. We ademen zuurstof in en uit, we nemen voeding tot ons en drinken vloeistoffen, we plassen en we produceren stoelgang. Kortom, er vloeit een stroom van energie door mensen heen, in de vorm van groente, vlees, chocolade, zuurstof, water, urine, zweet en stoelgang. Die stroom maakt dat we voeding, drank en zuurstof kunnen gebruiken om onszelf continu te vernieuwen en te herstellen. Hierdoor verkleinen we de wanorde van ons kleine open systeem (ons lichaam), maar vergroten we nog steeds de wanorde van het universum, een gesloten systeem, zodat de tweede wet van de thermodynamica netjes blijft gelden.

Levensvormen kunnen zichzelf niet enkel vernieuwen en herstellen om achteruitgang af te remmen: ze kunnen zelfs vooruitgang boeken. Veel organismen verouderen niet gedurende de eerste jaren van hun leven, maar worden continu 'jonger' of 'beter'. Kijk maar naar kinderen: de eerste tien jaar van hun leven worden ze jaar na jaar sterker, slimmer en fitter. Hun coördinatie verbetert, hun spraak verfijnt, hun spierkracht neemt toe, hun immuunsysteem wordt sterker, hun hersenen verwerken informatie steeds beter. Dat kunnen machines niet (voorlopig althans). Machines beginnen te verslijten en af te takelen vanaf het moment dat ze gemaakt zijn. Maar mensenkinderen worden steeds beter. Dat levende wezens niet zoals machines onherroepelijk verslijten, zien we overal in de natuur: sommige dieren lijken bijna niet te verouderen, zoals schildpadden. Andere organismen zijn onsterfelijk, zoals bepaalde poliepen of kwallen. Zelf dragen we onsterfelijke voortplantingscellen in ons mee. Soms kunnen gewone lichaamscellen zelfs onsterfelijk worden: dan spreken we van kankercellen. Veroudering en sterfelijkheid zijn dus geen onoverkoombaar gevolg van de wetten van de natuur, maar een biologisch proces dat door verschillende organismen en cellen omzeild kan worden.

Zouden mensen dit proces kunnen omzeilen? Alvorens daar een antwoord op te geven, dienen we eerst te weten waardoor we ouder worden. Welke processen spelen zich af in het lichaam waardoor het langzaam maar zeker veroudert? Daarover gaat het volgende hoofdstuk.

SAMENVATTING
We worden ouder omdat:

1. **mutaties** (nieuwe eigenschappen) die ervoor zorgen dat een organisme langer kan leven **geen nut hebben,** omdat het organisme meestal veel eerder sterft aan **externe oorzaken**, zoals geweld, ongelukken of hongersnood.
Voorbeeld: meer dan 90 procent van de muizen sterft voor de leeftijd van één jaar, dus een mutatie die ervoor zou zorgen dat de muis twintig jaar oud kan worden heeft geen nut (en kost energie).

2. mutaties of eigenschappen die **voordelen** bieden **op jonge leeftijd**, op **latere leeftijd nadelen** kunnen hebben.
Voorbeeld: een betere calciumopname kan ervoor zorgen dat je sterke botten hebt wanneer je jong bent, maar kan zorgen voor meer slagaderverkalking (calciumneerslag in de wand van slagaders), waardoor je op latere leeftijd meer kans hebt op een hartaanval.

3. meer **vruchtbaarheid** (die meestal plaatsvindt op jonge leeftijd), op latere leeftijd nadelen kan hebben.
Voorbeeld: zalmen die na de voortplanting sterven en eunuchen die gemiddeld 17 jaar langer leven omdat ze gecastreerd zijn.

Sommige diersoorten worden veel ouder of verouderen veel trager. Vaak is dit omdat deze diersoorten **beter beschermd** zijn tegen externe doodsoorzaken, zodat elke mutatie die hen langer kon doen leven ook nut had en bleef bestaan. Voorbeelden zijn:

- bepantsering en afweer: schildpadden, schelpen en stekelvarkens;
- lichaamsgrootte: olifanten en walvissen;
- het vermogen om te vliegen: vogels, vleermuizen en vliegende eekhoorns;
- roofdieren ontwijken: naakte molratten die onder de grond leven, buidelratten die aanspoelen op een eiland zonder roofdieren;
- intelligentie: mensen, mensapen en vogels.

De **menopauze** en **grootouders** ontstonden omdat ouderen **steeds meer nut** hadden: ze konden zorgen voor hun nageslacht en kennis doorgeven.

Er is **geen enkele natuurwet** die onsterfelijkheid verbiedt. Voorbeelden van levensvormen die **onsterfelijk** zijn of kunnen **verjongen** zijn:
- zoetwaterpoliepen;
- de kwal *Turritopsis dohrnii*, die zichzelf kan verjongen;
- zaad- en eicellen, die jong moeten blijven zodat baby's jong geboren kunnen worden;
- kankercellen, die eeuwig kunnen blijven delen.

Ons eigen lichaam bestaat uit cellen die al bijna **4 miljard jaar lang** aan het delen zijn.

2

Waardoor worden we ouder?

Veroudering heeft de mensheid altijd al gefascineerd: het is tenslotte de reden waarom ons leven eindig is. Duizenden jaren lang hebben onze voorouders zich afgevraagd waarom ze decennium na decennium aan kracht en vitaliteit moesten inboeten. Verschillende culturen trachtten elk op hun eigen manier veroudering te verklaren. Volgens de oude Grieken was veroudering het gevolg van 'verhitting'. Het hart zou een soort van 'hitte' produceren: een innerlijk vuur dat het hele lichaam opwarmde en draaiende hield. De longen dienden als afkoeling. Het opwarmende hart en de afkoelende longen hielden elkaar in evenwicht. Maar dat evenwicht was niet perfect, en langzaam maar zeker werd het lichaam toch ouder. Het 'droogde uit' door te veel verhitting van het hart en te weinig afkoeling van de longen. Volgens de oude Grieken kon je daarom het best niet te veel in een warm klimaat vertoeven, want dat bevorderde de verhitting en uitdroging nog meer, zodat je sneller verouderde. Ook masturbatie en seks waren uit den boze, want door het afvloeien van sperma (vocht) zou het lichaam meer uitdrogen en verdorren. Dat verklaarde ook volgens hen waarom mannen, die af en toe een pakketje vochtig sperma afstonden, minder lang leefden dan vrouwen, iets wat de oude Grieken dus ook al was opgevallen.

In de latere eeuwen werd in christelijk Europa veroudering als een straf van God gezien. Dat kwam omdat de onsterfelijke Adam en Eva een hap hadden genomen van de appel van de 'boom van de kennis van goed en kwaad'. God was daar niet blij om en zijn toorn had verstrekkende gevolgen: Eva, Adam en al hun nazaten zouden hun onsterfelijkheid verliezen. De mensheid zou vanaf dat moment geplaagd worden door sterfelijkheid, ouderdom en de dood. Verschillende theologen, en ook sommige wetenschappers, deden er in de zestiende en zeventiende eeuw nog een schepje bovenop. Niet alleen waren we onze onsterfelijkheid kwijt, we zouden ook steeds sneller verouderen. Terwijl de oude, Bijbelse stamvaders nog een respectabele leeftijd van 969 jaar konden bereiken (zoals Methusalem), was de leeftijd van een gemiddelde zeventiende-eeuwse mens al heel wat lager: nog maar veertig jaar, of wat langer als je geluk en een sterk gestel had. De mens verouderde steeds sneller omdat de zondvloed de aarde zwaar gehavend had. De zondvloed had bergen vergruisd, de aardkorst opengescheurd waardoor giftige dampen vrij waren gekomen, zompige moerassen en vervuilde rivieren gecreëerd. De mens moest leven te midden van deze ongezonde, gehavende natuur, wat hem steeds zwakker maakte, waardoor we steeds minder oud werden. Zeker vergeleken met de eerste stamvaders die nog bijna duizend jaar oud konden worden.

Naarmate onze kennis zich ontwikkelde, kwamen we tot andere inzichten. Eén van de eerste echt wetenschappelijke theorieën die trachtten om veroudering te verklaren, zag het levenslicht in de jaren 1950. Deze bekende theorie is zelfs nu nog altijd een populaire verklaring waarom we ouder worden. Deze theorie werd bedacht door de arts en wetenschapper Denham Harman. Volgens Harman creëren de mitochondriën (de energiecentrales in onze cellen, waarover later meer) toxische stofjes, namelijk vrije radicalen. Die vrije radicalen beschadigen onze cellen, waardoor we zouden verouderen. Deze 'vrijeradicaaltheorie van veroudering' doet het vandaag de dag nog altijd buitengewoon goed, en wordt gretig aangehaald als dé verklaring voor veroudering, vooral in populaire weekbladen, tv-shows en bij verkopers van schoonheidscrèmes en voedingssupplementen. Maar er zijn problemen met deze theorie, zoals we zullen zien. Zo toont onderzoek aan dat proefdieren die veel vrije radicalen produceren juist *langer* leven, en dat stoffen die vrije radicalen verminderen (zoals antioxidanten) meestal de levensduur niet verlengen. Kortom, we verouderen door heel wat andere zaken dan enkel vrije radicalen. Harmans populaire theorie over veroudering is dringend aan herziening toe.

Maar waardoor verouderen we dan? In dit hoofdstuk worden enkele belangrijke oorzaken besproken: eiwitsamenklontering, suikers, minder goed functionerende mitochondriën en het korter worden van onze telomeren. Het is interessant dat eiwitten en suikers (koolhydraten) een voorname rol spelen in veroudering, gezien deze stoffen een belangrijk deel uitmaken van onze voeding. Dit wil zeggen dat onze voeding een belangrijke rol kan spelen in het vertragen van het verouderingsproces. Laten we ons daarom eerst focussen op deze twee voedingsstoffen.

Eiwitten en koolhydraten worden ook wel *macronutriënten* genoemd. Macronutriënten zijn de bronnen waaruit we onze energie halen. De drie bekendste macronutriënten zijn eiwitten, koolhydraten (suikers) en vetten. Er bestaat nog een vierde macronutriënt, in de zin dat deze stof ook omgezet kan worden in energie, en dat is alcohol. Daarom kan je van te veel alcohol dik worden. Deze macronutriënten, en vooral hun hoeveelheden en de vorm waarin ze gegeten worden, spelen een belangrijke rol in het verouderingsproces. Laten we eerst beginnen met eiwitten en hun rol in veroudering.

Eiwitten (proteïnen)

Wat hebben de ziekte van Alzheimer, darminfarcten, supereeuwelingen en bepaalde zeldzame neurologische ziektes met elkaar gemeen? Eiwitten! Eiwitten spelen een belangrijke rol in veroudering. Als we de rol van eiwitten in het verouderingsproces begrijpen, kunnen we ook beter achterhalen hoe we veroudering, onder meer via voeding, kunnen afremmen. Maar als we het over eiwitten hebben, dienen we natuurlijk eerst te weten wat eiwitten zijn. Lezers die dit al weten, kunnen het komende stukje overslaan.

Eiwitten worden ook wel *proteïnen* genoemd, maar in dit boek wordt vooral de benaming 'eiwit' gebruikt. Eiwitten zijn 'klompjes' atomen die uit enkele honderden tot vele duizenden atomen bestaan. Deze klompjes hebben telkens een specifieke vorm. Het is de specifieke vorm die het soort eiwit bepaalt. Het lichaam bevat meer dan twintigduizend verschillende soorten eiwitten. Omdat eiwitten eigenlijk atoomklompjes zijn, en omdat atomen minuscuul zijn, zijn ook eiwitten zeer klein. De gemiddelde doorsnede van een eiwit is ongeveer 10 nanometer. Een nanometer is een miljoenste van een millimeter.

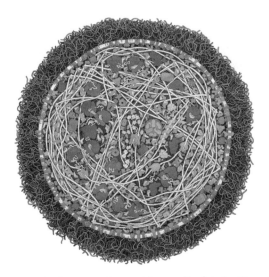

Een – weliswaar heel kleine – cel, gevuld met allerlei eiwitten. Al deze bolvormige en langwerpige structuren zijn verschillende soorten eiwitten (afbeelding door David S. Goodsell, the Scripps Research Institute).

Hier zie je enkele eiwitten in detail afgebeeld. Elk bolletje is een atoom.

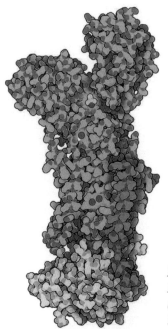

Dit eiwit steekt loodrecht in de celwand. Het pompt natrium(atomen) uit de cellen (afbeelding door David S. Goodsell, the Scripps Research Institute).

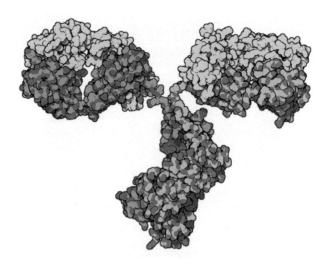

Dit eiwit noemen we een 'antistof'. Antistoffen hechten zich vast aan de wand van ongewenste indringers zoals bacteriën en virussen, waardoor deze beschadigd raken. Antistoffen worden geproduceerd door witte bloedcellen en afgegeven in de bloedbaan (afbeelding door David S. Goodsell, the Scripps Research Institute).

Eiwitten hebben twee functies: ze zijn de bouwstenen en de werkpaarden van onze cellen. In een cel bevinden zich miljoenen eiwitten die de vorm en structuur aan onze cellen geven. Net zoals eiken balken het raamwerk vormen voor een hut of een huis, zo geven langwerpige, balkachtige eiwitten een cel haar specifieke vorm. Witte bloedcellen kunnen met hun lange uitstekende 'armen' bacteriën vangen, omdat zich in de armen een scharnierend raamwerk van eiwitten bevindt dat de arm van de witte bloedcel richting bacterie doet bewegen. De cellen die onze bronchiën vormen hebben lange uitsteeksels die heen en weer wuiven om stof en slijm uit de bronchiën af te voeren. Het raamwerk van deze lange uitsteeksels is opgebouwd uit eiwitten.

Eiwitten zijn ook de werkpaarden van onze cellen. Ze verrichten nagenoeg alle taken in en rondom onze cellen: ze breken stoffen af (zoals medicatie, alcohol of voeding), bouwen stoffen op (zoals bepaalde vetten of hormonen), laten stoffen naar binnen en uit de cel (zoals glucose of natrium), slaan stoffen op of verpakken ze (zoals ijzer of vitamine B12). Je kan het zo gek niet bedenken of een eiwit heeft ermee te maken. Specifieke eiwitten in je maagcellen produceren maagzuur. Weer andere eiwitten die zich bevinden in de wand van zenuwcellen in je billen en rug registeren druk, zodat je de zetel kan voelen waarin je nu zit. Bepaalde eiwitten in je oogcellen registreren licht, zodat je dit boek kunt lezen. Langwerpige strengen eiwitten in je spieren kunnen verkorten, zodat je spiercellen samentrekken, zodat je kan dansen, lachen of lopen. Eiwitten zijn dus de motor van het leven. Het DNA dat zich in onze cellen bevindt, bevat de bouwinstructies om eiwitten te maken. Zonder eiwitten is leven niet mogelijk.

Dan moet je nog één ding weten. En dat is dat eiwitten opgebouwd zijn uit slierten aminozuren. Aminozuren zijn nog kleinere 'atoomklompjes', die altijd volgens een vast patroon zijn opgebouwd (er bestaan twintig soorten aminozuren in het menselijk lichaam). Aminozuren worden als parels aan elkaar geregen om een eiwit te vormen (de parelketting). Deze lange ketting van aminozuren vouwt zich dan op in een specifieke vorm, zoals een bal, balk of een holle cilinder (dat opvouwen is mogelijk omdat de atomen die de ketting opbouwen, elkaar kunnen aantrekken of afstoten omdat deze atomen positief of negatief geladen zijn).

Het verband tussen atomen, aminozuren en eiwitten kan als volgt voorgesteld worden: net zoals er verschillende soorten legoblokjes zijn (met verschillende kleuren en groottes), zijn er ook verschillende atomen (waterstof-, zuurstof-, koolstofatomen, enzovoort). En net zoals legoblokjes kleine basisstructuren kunnen opbouwen (zoals muren, ramen of daken), kunnen atomen de twintig verschillende aminozuren opbouwen. En net zoals deze kleine basisstructuren (muren, ramen en daken) huizen vormen, kunnen aminozuren eiwitten vormen. Een eiwit kan bestaan uit enkele tientallen aminozuren (een huisje) tot vele duizenden aminozuren (een gigantisch paleis).

Wie nog beter willen weten wat eiwitten en aminozuren precies zijn, kan hier meer over lezen achteraan in dit boek, onder 'Aanvullingen'.

Eiwitten (en dus aminozuren) bevinden zich vooral in vlees. Dat is omdat vlees voornamelijk is opgebouwd uit spiercellen, die bomvol eiwitten zitten. In vis, eieren en kaas zitten ook veel eiwitten. Eiwitten zijn overigens niet enkel afkomstig van dieren: ook planten bevatten eiwitten. Plantaardige bronnen van eiwitten zijn noten, peulvruchten, tofoe (samengeperste sojabonen) en bepaalde groenten (zoals broccoli). Zoals we verderop zullen zien, zijn plantaardige eiwitbronnen gezonder dan dierlijke eiwitbronnen.

> **SAMENVATTING**
> **Eiwitten of proteïnen** zijn de **bouwstenen** en **werkpaarden** van onze cellen. Eiwitten bevinden zich zowel binnen in de cellen als erbuiten (zoals in de bloedbaan of rondom de cellen).
>
> **Dierlijke bronnen** van eiwitten zijn: vlees, vis, kaas en eieren.
> **Plantaardige bronnen** van eiwitten zijn: noten, zaden, peulvruchten (erwten, bonen en linzen), quinoa (een pseudograan dat verwant is met spinazie) en tofoe (samengeperste sojabonen).
>
> Plantaardige bronnen van eiwitten zijn gezonder dan dierlijke eiwitbronnen.

De rol van eiwitten bij veroudering
Waarom leg ik dit allemaal uit? Omdat eiwitten een belangrijke rol spelen in het verouderingsproces. Een cel bevat miljoenen eiwitten. Deze eiwitten worden door de cel continu opgebouwd en afgebroken. Ze worden dus continu gerecycleerd. Maar dit recyclageproces verloopt niet perfect. Af en toe ontspringt een eiwit de dans: het wordt niet afgebroken, maar blijft rondhangen in de cel. In het begin zijn dit nog maar weinig eiwitten, maar naarmate de decennia verstrijken gaan steeds meer eiwitten rondslingeren in de cel. Ze hebben ook de neiging om samen te klonteren, zodat je op den duur onafbreekbare eiwitklompen hebt in de cel. Naarmate de tijd verstrijkt, raken onze cellen zo vol met samengeklonterde eiwitten dat onze cellen niet goed meer functioneren. Hierdoor verouderen ze: hartcellen kunnen niet meer goed samentrekken, zenuwcellen kunnen niet meer goed signalen versturen, darmcellen nemen steeds slechter voeding op. Uiteindelijk sterven vele cellen gewoon, verstikt in een web van eiwitten.

Je kan een cel vergelijken met een bedrijf. In een goed functionerend bedrijf (de cel) is er precies voldoende personeel (eiwitten): niet te veel en niet te weinig. Maar stel je voor dat er steeds meer personeel bij komt. Op den duur staan de fabriekshallen, de kantoren en de gangen vol met mensen. Mensen die niet alleen maar blijven rondhangen, maar daarbij ook nog eens 'samenklonteren' in groepjes (door zich met elkaars armen en benen te verstrengelen). Een dergelijk bedrijf functioneert niet goed meer, en als er nog meer en meer mensen bij komen, dan zou het bedrijf niet langer meer zijn goederen kunnen produceren en uiteindelijk uit zijn voegen barsten. Dit gebeurt bijna letterlijk met onze cellen: naarmate de decennia verstrijken raken ze zo volgepropt met samenklonterende eiwitten, waardoor ze steeds slechter functioneren (verouderen) en uiteindelijk zelfs afsterven.

Neem bijvoorbeeld het hart. Het hart is opgebouwd uit hartspiercellen. Die cellen raken langzamaan volgepropt met eiwitten. Hierdoor kunnen de hartspiercellen niet meer goed samentrekken, omdat al die eiwitten in de weg zitten. Het hart pompt hierdoor steeds zwakker. Naarmate we ouder worden, kan het hart dus steeds minder goed bloed het lichaam rondpompen.

Ook in de hersenen gebeurt iets gelijkaardigs. Eén van de meest gevreesde verouderingsziektes is de ziekte van Alzheimer. Alzheimer is een vorm van *dementie*. Er bestaan verschillende vormen van dementie. De twee meest voorkomende vormen van dementie zijn de ziekte van Alzheimer (65 procent van de dementiegevallen) en vasculaire dementie (25 procent). Vasculaire dementie ontstaat omdat de bloedvaten in de hersenen beschadigd zijn, waardoor overal kleine infarctjes ontstaan. De ziekte van Alzheimer wordt veroorzaakt door eiwitten die zich zowel in als rond de hersencellen opstapelen. Op den duur worden de hersencellen letterlijk verstikt door deze eiwittroep en sterven ze af. Wanneer ongeveer 25 miljard van de 100 miljard hersencellen op die manier zijn verdwenen, krijgen mensen de eerste tekenen van de ziekte van Alzheimer: vergeetachtigheid, woordvindmoeilijkheden en oriëntatieproblemen.

De ziekte van Alzheimer duurt van ontstaan tot overlijden gemiddeld acht à tien jaar. De cognitieve vermogens van de patiënt gaan zodanig achteruit dat die uiteindelijk voornamelijk in bed ligt en nagenoeg niets meer zelf kan doen. Eten is zelfs moeilijk, waardoor de patiënt bijvoorbeeld kan sterven aan een longontsteking die veroorzaakt is door een stukje voedsel dat in de luchtpijp terecht is gekomen. Of hij krijgt een bloedklonter in de benen die naar de longen doorschiet omdat hij continu bedlegerig is. Of hij overlijdt aan de gevolgen van een blaasinfectie, omdat hij niet meer zelfstandig kan plassen.

We noemen dit de *ziekte* van Alzheimer. Maar gezien deze eiwitsamenklontering een typisch verouderingsproces is, gebeurt iets gelijk-

Gezond | Alzheimer

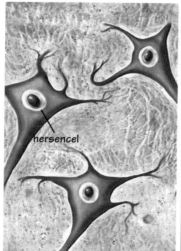
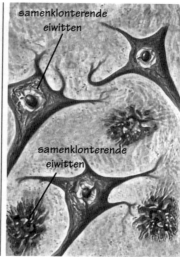

Gezonde hersencellen (links) en hersencellen met de ziekte van Alzheimer (rechts). Eiwitten stapelen zich op en vormen hoopjes en strengen zowel buiten de cellen als binnen in de cellen. De hersencellen worden uiteindelijk verstikt door een teveel aan eiwitten. (bron: National Institute of Aging)

soortigs ook bij normaal verouderende, 'gezonde' mensen. Het gebeurt alleen op een tragere manier. Dat zien we ook terug in de statistieken: vanaf de leeftijd van 65 jaar verdubbelt de kans op de ziekte van Alzheimer om de vijf jaar. Met als gevolg dat één op drie mensen tussen de 85 en 90 jaar alzheimer heeft. Met andere woorden: als we dus maar oud genoeg worden, krijgt iedereen wel een vorm van dementie. Het is immers een inherent verouderingsproces. We spreken vooral van de *ziekte* van Alzheimer als dit proces veel sneller verloopt (in tien jaar tijd, beginnende van de eerste symptomen tot de dood), of veel vroeger begint, bijvoorbeeld op de leeftijd van zestig jaar. Dit kan gebeuren omdat sommige mensen bepaalde mutaties (veranderingen) in de specifieke herseneiwitten hebben. Hierdoor zijn deze herseneiwitten iets anders opgebouwd, en klonteren ze sneller samen.

Nog een andere hersenziekte die ontstaat door samenklonterende eiwitten is de ziekte van Parkinson. Bij deze ziekte stapelt zich dan vooral weer een ander eiwit op (*alpha-synucleïne*), en dit vooral in hersengebieden die instaan voor het vlot en verfijnd kunnen uitvoeren van bewegingen. Het gevolg is dat patiënten last krijgen van trillingen in de ledematen, maar ook steeds 'stijver' of 'houteriger' worden in hun bewegingen. Daarnaast wordt het starten van een beweging zeer moeilijk. Normaal is het geen probleem om onze voet op te tillen zodat we kunnen beginnen met te wandelen, maar voor iemand met parkinson is dit zeer moeilijk. Wanneer een lijn op de vloer getrokken wordt en een parkinsonpatiënt gevraagd wordt om over die lijn te stappen, dan kan hij dit niet of slechts met zeer veel moeite. De hersengebieden voor het beginnen van een beweging werken immers minder goed. Eens hij de eerste stap gezet heeft, kan hij wel verder lopen. Omdat praten ook een vorm van bewegen is (het zijn immers spieren die de stembanden laten trillen), gaat ook de spraak bij parkinsonpatiënten achteruit; dit kan variëren van een moeilijk te verstaan gestotter tot in het geheel niet meer kunnen spreken. In de laatste fases van de ziekte treden vaak ook cognitieve problemen en dementie op.

Kortom, het samenklonteren van eiwitten speelt een belangrijke rol bij het ontstaan van allerlei verouderingsziektes van de hersenen. Omdat al deze hersenziektes eenzelfde onderliggend mechanisme hebben – samenklontering van eiwitten – is het soms voor artsen moeilijk om de ene hersenziekte te onderscheiden van de andere, zeker omdat er ook hersenziektes bestaan met tegelijk parkinsonachtige bewegingsstoornissen en alzheimerachtige dementie (dergelijke ziektes noemt men 'Parkinson-plus-syndromen'). Bij de ene ziekte worden eerst vooral de bewegingsgebieden getroffen, bij een andere eerst de hersengebieden die instaan voor de persoonlijkheid, bij nog een andere aandoening kunnen vooral visuele stoornissen op de voorgrond treden en bij weer een andere treden juist eerst geheugenstoornissen op.

Zo herinner ik me een patiënte die plots zeer religieus was geworden. Ze had zelfs haar huis verkocht en al haar geld weggegeven aan religieuze doelen. Uiteindelijk bleek dat ze frontotemporale dementie had, een vorm van dementie waarbij in het begin vooral het karakter van de patiënt verandert, omdat men niet meer 'geremd' wordt. De frontale hersenschors (een hersengebied dat zich vooraan in de hersenen bevindt, net achter het voorhoofd) speelt een belangrijke rol bij het karakter en moreel gedrag. Dit gebied remt vooral impulsieve gedachten en plannen, zodat je je kan 'gedragen' als lid van de maatschappij – en dus niet bij de eerste beste ruzie een stoel door de kamer gooit, in een supermarkt handtastelijk wordt of bij een tegenslag je vuist tegen de muur kapot beukt. Patiënten met frontotemporale dementie hebben vaak geen sociale remmingen meer, waardoor ze soms in het openbaar urineren, de secretaresse van de arts de huid volschelden, hyperseksueel worden of aan winkeldiefstal beginnen te doen.

Eiwitsamenklontering speelt een belangrijke rol in verschillende hersenziektes die vooral voorkomen bij het ouder worden. Maar zoals we hebben gezien, treedt deze eiwitsamenklontering overal op in het lichaam, onder meer in het hart. Het is daarom dat onderzoekers sommige vormen van 'hartfalen' ook wel als een vorm van 'Alzheimer van het hart' beschouwen.[5] Maar niet alleen in het hart en de hersenen, maar ook in de bloedvatwanden kunnen zich eiwitten opstapelen.

Naast de ziekte van Alzheimer, is 'vasculaire dementie' immers de tweede meest voorkomende vorm van dementie. Vasculaire dementie wordt veroorzaakt omdat kleine bloedvaatjes in de hersenen barsten of verstoppen. Hierdoor krijgt een gedeelte van de hersenen geen bloed meer en sterft het af. Deze kleine micro-infarctjes doen zich overal in de hersenen voor, en zorgen zo uiteindelijk voor een diffuse cognitieve achteruitgang, met vergeetachtigheid, verwardheid, concentratiestoornissen en problemen met bewegen of plassen tot gevolg. Eén van de processen die bijdragen tot deze micro-infarctjes is eiwitopstapeling in de bloedvatwanden in de hersenen. Hierdoor worden deze bloedvaten broos en kunnen ze makkelijker breken, met een hersenbloeding tot gevolg. Maar eiwitten stapelen zich ook bijvoorbeeld op in de wanden van de bloedvaten in de darm, zodat de kans op een darminfarct (het scheuren of verstoppen van een darmbloedvat) groter wordt. Hierdoor sterft een deel van de darm af, lekt de darminhoud vervolgens in de buikholte, en ontstaat uiteindelijk een massieve ontsteking die vaak snel leidt tot de dood.

Eiwitten stapelen zich ook op in de zenuwcellen in het ruggenmerg. Hierdoor kunnen deze zenuwcellen steeds minder goed elektrische signalen versturen, zodat onze reflexen achteruitgaan, ook een typisch ouderdomsverschijnsel. Daarom kan een twintigjarige gemakkelijk één minuut op één been staan, terwijl dit voor een vijftigjarige al wat minder vanzelfsprekend is en een zeventigjarige dit maar beter niet probeert zonder hulp. Deze achteruitgang van de zenuwreflexen maakt ook dat ouderen steeds minder goed hun lichaamstemperatuur kunnen reguleren. Bij het regelen van de lichaamstemperatuur zijn immers ook zenuwcellen betrokken: ze doen de spieren rillen of zetten de haartjes op onze huid recht als we het koud hebben, of doen ons zweten zodat we kunnen afkoelen op een warme zomerdag. Maar hoe ouder we worden, hoe minder we onze lichaamstemperatuur kunnen reguleren. Zodat uiteindelijk het moment aanbreekt dat we gaan overwinteren in Spanje.

Ook in de longen stapelen eiwitten zich op, wat maakt dat ze minder flexibel worden. Minder flexibele longen kunnen minder goed uitzetten bij het inademen, waardoor bacteriën zich gemakkelijker kunnen nestelen en infecties kunnen ontstaan. Dit maakt dat ouderen meer kans lopen op een longontsteking, één van de belangrijkste doodsoorzaken bij 75-plussers.

Eiwitopstapeling kan uiteindelijk zelfs de taaiste mensen die er bestaan vellen. Dat zijn de *supereeuwelingen*. Supereeuwelingen zijn mensen die 110 jaar of ouder worden (een 'gewone' eeuweling is tussen de 100 en 109 jaar oud). Supereeuwelingen hebben zulke sterke lichamen dat deze 110 jaar en langer meegaan. Het hoeft dus niet te verbazen dat ze de aandacht trekken van artsen en wetenschappers die willen weten hoe het komt dat ze zo lang blijven leven, en ook wat hen uiteindelijk velt. Uit onderzoek blijkt dat deze ouderlingen vaak sterven aan een ziekte die we 'amyloïdose' noemen. Sommige onderzoekers geloven zelfs dat 70 procent van de sterfgevallen van deze supereeuwelingen te wijten is aan amyloïdose.[6] Amyloïdose is eigenlijk een 'veralgemeende eiwitopstapeling overal in het lichaam'. Vooral één soort eiwit stapelt zich op in het lichaam en richt veel schade aan: *transthyretine*.

Iedereen van ons heeft transthyretine dat in de bloedbaan circuleert. Het vervoert stoffen zoals schildklierhormonen en vitamine A in het bloed. Het probleem is echter dat transthyretine gemakkelijk overal in het lichaam kan samenklonteren. Het vormt geen klonters, maar slierten, die overal gaan plakken en neerslaan, zoals aan de binnenkant van de bloedvaten. Dit kan ervoor zorgen dat de bloedvaten dichtslibben of sneller breken, wat een hartaanval, herseninfarct of darminfarct kan veroorzaken, afhankelijk van het orgaan waarin een groot bloedvat het begeeft. Maar de transthyretine-eiwitten lekken ook uit de bloedvaten om zo de weefsels in te sijpelen en daar verder samen te klonteren en strengen te vormen. Als dit gebeurt in de longen, dan worden die daardoor stijver (wat 'longfibrose' veroorzaakt), waardoor de supereeuwelingen veel vatbaarder worden voor longontstekingen. De eiwitten kunnen ook samenklonteren in het hart, wat hartfalen kan veroorzaken, of rond zenuwcellen, zodat mensen last krijgen van zenuwpijnen in armen en benen. Deze supereeuwelingen overlijden vaak aan een longontsteking of door een infarct in de darm, het hart of de hersenen. Wanneer zulke oude mensen overlijden, wordt vaak gezegd dat ze 'gestorven zijn aan ouderdom'. Maar dat bestaat niet: een mens sterft altijd ergens aan. In het geval van deze supereeuwelingen is amyloïdose een betere verklaring dan 'ouderdom'. Hun longen, hart of hersenen begeven het uiteindelijk na meer dan honderd jaar van continue eiwitopstapeling.

Er bestaat ook een erfelijke ziekte die ontstaat door een mutatie (verandering) in het transthyretine-eiwit. Hierdoor klontert het eiwit nog sneller samen dan gewoonlijk. Dit is de zieke van Corino de Andrade, ook wel *familiale amyloïde polyneuropathie* (FAP) genoemd. Hierbij ontstaan op jonge leeftijd, soms al op kinderleeftijd, klachten die we typisch met veroudering associëren: zenuwpijnen, achteruitgang van de reflexen, hartfalen, hoge bloeddruk, erectieproblemen, longfibrose (het minder elastisch worden van de longen), spierzwakte of nierproblemen. Meestal wordt de ziekte fataal zo'n tien jaar nadat de eerste symptomen begonnen.

We hebben gezien hoe eiwitopstapeling een reden is waarom we ouder worden. Maar hoe komt het dat deze eiwitten zich kunnen opstapelen? Heeft de natuur geen manier ontwikkeld om die opstapeling tegen te gaan? Dat heeft de natuur zeker. Eén manier om de eiwitopstapeling tegen te gaan, is om ervoor te zorgen dat eiwitten zo 'foutloos' mogelijk gemaakt worden. Eiwitten die met een foutje gemaakt worden (waardoor ze een iets andere vorm hebben), kunnen immers makkelijker samenklonteren. Sommige diersoorten kunnen veel nauwkeuriger eiwitten opbouwen (die minder fouten bevatten), wat één van de redenen is dat ze langer leven. Zoals een oude bekende: de naakte molrat. Deze knaagdieren kunnen dertig jaar en ouder worden, terwijl de meeste knaagdieren zoals muizen of ratten maar enkele jaren oud worden. Onderzoekers hebben ontdekt dat de eiwitten in naakte molratten ordelijker worden aangemaakt en dus minder fouten bevatten, zodat ze minder samenklonteren.[7] Dat is één van de redenen waarom naakte molratten zo oud kunnen worden.

Een andere manier om eiwitsamenklontering tegen te gaan, is via de verbrandingsovens in onze cellen. Die ovens heten *lysosomen*. Lysosomen zijn kleine blaasjes in onze cellen. Deze blaasjes zitten volgepropt met verterings-eiwitten, ook wel verterings-*enzymen* genoemd. Een enzym is namelijk een eiwit dat stoffen kan splitsen of in stukjes hakken, zoals vetten, suikers en andere eiwitten, waardoor deze 'verteerd' worden. 'Vertering' is eigenlijk het splitsen van één stof in kleinere onderdelen. De lysosomale eiwitten hebben als taak alle rommel die de lysosomen binnenkomt te verteren, zoals beschadigde of samengeklonterde eiwitten. Deze eiwitten worden in kleine stukjes gehakt: in aparte aminozuren. De lysosomen zijn dus de afvalcentrales van de cel: ze verteren het afval.

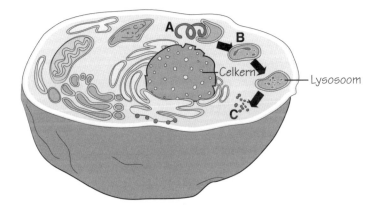

Lysosomen zijn kleine blaasjes in de cel die eiwitten en ander afval opnemen en in stukjes hakken ('verteren').

Maar hoe ouder we worden, hoe minder goed onze lysosomen werken. Ze raken zelf verstopt met eiwitten en ander afval dat ze niet kunnen afbreken, waardoor ze hun werk steeds minder goed kunnen doen en de cellen waarin ze zich bevinden volgepropt raken met afval. Eigenlijk kan je een verouderende cel op die manier vergelijken met een stad waar de afvalverbrandingscentrales (de lysosomen) niet meer naar behoren werken. Het afval hoopt zich vervolgens overal op: in gebouwen, straten en pleinen, zodat de wegen versperd en de riolen verstopt zijn, niemand nog zijn huis uit kan en de stad gewoonweg niet meer kan functioneren door al het rondslingerende afval.

De lysosomen zijn dus de afvalverbrandingsovens van onze cellen. Er bestaan ook nog mini-afvalverbrandingsovens (namelijk het *proteasoom-ubiquitinesysteem*) die ook dienen om eiwitten af te breken. Maar toch, hoe ouder we worden, hoe slechter deze afvalverwerkingssystemen de eiwitopstapeling tegen kunnen gaan. Het gevolg is dat onze cellen op den duur overspoeld raken met eiwitten, wat een rol speelt in alzheimer, hartfalen, barstende bloedvaten en pijnlijke zenuwen. Niet enkel mensen met een gewone levensduur, maar zelfs de taaiste eeuwelingen (110-plussers) moeten het onderspit delven tegen deze samenklonterende eiwitten. Gelukkig zijn overal ter wereld wetenschappers bezig om oplossingen hiervoor te vinden. Bovendien kunnen bepaalde stoffen in voeding, en ons voedingspatroon zelf, deze eiwitsamenklontering afremmen.

SAMENVATTING

Samenklontering van **eiwitten (proteïnen)**, in en rondom onze cellen, speelt een belangrijke rol in veroudering en verouderingsziektes. Eiwitten stapelen zich onder andere op in:

- de **hersenen** (waardoor de ziekte van Alzheimer, Huntington en Parkinson worden veroorzaakt, gekenmerkt door vergeetachtigheid, praat- of bewegingsstoornissen);
- de **zenuwen** (achteruitgang van reflexen, slechtere temperatuurregeling);
- in het **hart** (verminderde pompfunctie van het hart, hartfalen);
- in de **bloedvaten** (hersenbloedingen, darminfarcten);
- in de **longen** (afname van de elasticiteit van de longen, meer kans op longontstekingen).

Veralgemeende eiwitopstapeling is ook vaak de ultieme doodsoorzaak bij **honderdplussers**.

De **lysosomen** zijn kleine blaasjes in de cel die afval van de cel, zoals opgestapelde eiwitten, verteren ('in stukjes knippen'). Hoe ouder we worden, hoe minder goed de lysosomen werken.

Eiwitten, voeding en veroudering
We hebben gezien hoe eiwitopstapeling een reden is waarom we ouder worden. Dit is een belangrijk inzicht, want het kan ons ook iets vertellen over onze voeding. Die bestaat immers voor een aanzienlijk deel uit eiwitten, naast koolhydraten (suikers) en vetten. Eiwitten bevinden zich vooral in dierlijke voeding zoals vlees, vis, eieren en kaas. Zou het, gezien de rol van eiwitten in veroudering, niet kunnen dat veel eiwitten eten het verouderingsproces versnelt? Als we veel eiwitten eten, kunnen immers meer eiwitten samenklonteren, waardoor het lichaam sneller veroudert. En dat is ook het geval.

Een hoge inname van eiwitten werkt ten eerste als een signaal voor het lichaam: groei. Eiwitten zijn namelijk de bouwstenen van onze cellen, en als we meer bouwstenen innemen via onze voeding, kan er ook meer gebouwd en geproduceerd worden: meer eiwitproductie, meer hormoonproductie, meer aanmaak van andere celonderdelen. Maar meer groei wil ook zeggen dat alles sneller kan samenklonteren en opstapelen, zodat het verouderingsproces sneller verloopt. Het hoeft ons dus niet te verbazen dat wormpjes en fruitvliegen die aminozuren toegediend krijgen sneller verouderen.[8] Idem voor ratten en muizen. Sinds de jaren 1960 weten onderzoekers dat hoe meer eiwitten knaagdieren eten, hoe minder lang ze leven. En omgekeerd, hoe minder eiwitten ze krijgen, hoe langer ze leven.[9-11] Zelfs voedingspatronen waarin één essentieel aminozuur minder wordt gegeven, kan de levensduur verlengen. Essentiële aminozuren zijn aminozuren die het lichaam niet zelf kan maken. Ze dienen dus continu via voeding ingenomen te worden. Een bekend essentieel aminozuur is methionine. Dit aminozuur is belangrijk, omdat methionine altijd het eerste aminozuur is waarmee een aminozuurketen wordt opgebouwd, die uiteindelijk een eiwit vormt. Zonder methionine kan de eiwitopbouw dus niet van start. Methionine-restrictiediëten (waarbij minder methionine wordt gegeten) verlengen de levensduur van knaagdieren in verschillende onderzoeken.[12,13] En het omgekeerde geldt ook: als je ratten een dieet geeft met veel methionine erin (2 procent van de totale hoeveelheid calorieën) sterven ze vroeger en verouderen bijvoorbeeld hun bloedvaten veel sneller.[14] Een andere grote studie met honderden muizen toonde aan dat niet zozeer het aantal calorieën maar vooral het minderen van eiwitten de muizen langer liet leven.[15] De ziekte van Alzheimer kan zelfs vertraagd worden in muizen via 'eiwit-restrictie-cyclussen'. Hierbij krijgen muizen om de week een dieet dat geen essentiële aminozuren bevat. Het resultaat was dat de muizen minder snel alzheimer kregen en beter scoorden op cognitieve tests vergeleken met hun soortgenoten die gewone voeding kregen. Er was immers minder eiwitsamenklontering in hun hersenen die de ziekte van Alzheimer veroorzaakte.[16] Natuurlijk raad ik lezers niet aan om zelf gedurende een bepaalde periode geen essentiële aminozuren te eten, gezien een tekort aan essentiële aminozuren ook ongezond kan zijn. Het zal nog vele jaren onderzoek vergen om voor mensen uit te zoeken wat de ideale dosis en duur voor zulke voedingspatronen is.

In ieder geval, talloze onderzoeken tonen aan dat een teveel aan eiwitten veroudering versnelt. Natuurlijk kan je altijd opwerpen dat dit enkel onderzoeken zijn met proefdieren en niet met mensen, en dat deze resultaten dus niet automatisch ook voor mensen gelden. Een ander argument is dat ratten niet van nature veel eiwitten eten, zodat het niet verwonderlijk is dat ze sneller sterven wanneer je ze veel eiwitten geeft. Toch zijn de voorgaande onderzoeken veelzeggend. Hun conclusies gelden immers voor allerlei verschillende diersoorten, van eenvoudige gistcellen en wormpjes tot muizen en ratten. De kans is dus groot dat ze ook gelden voor mensen. De voedingspatronen beïnvloeden verouderingsmechanismen die al gedurende honderden miljoenen jaren evolutionair bewaard zijn gebleven in veel verschillende diersoorten, van gistcellen tot zoogdieren. Waarom zouden mensen hier anders in zijn? Sommige onderzoekers stellen dat als een bepaalde stof of interventie verschillende soorten proefdieren langer doet leven, inspeelt op bekende verouderingsmechanismen en het risico vermindert op allerlei verouderingsziektes bij mensen (zoals we verderop zullen zien), dat we dan met een grote zekerheid kunnen stellen dat deze stoffen of interventies ook menselijke veroudering kunnen afremmen en ons langer kunnen doen leven.

Maar laten we eens kijken wat onderzoeken bij mensen hierover zeggen, te beginnen met een citaat van enkele onderzoekers aan de Universiteit van Cincinnati in de VS, die onderzoek doen naar overgewicht en verouderingsziektes zoals diabetes:

> Er is steeds meer wetenschappelijk bewijs dat een hoge inname van eiwitten ook een rol speelt bij overvoeding [en overgewicht]. Deze observatie stemt overeen met het feit dat de laatste vijftig jaar de consumptie

van bewerkt vlees met 33 procent is toegenomen, en dat er een verband is tussen hoog-eiwitdiëten en glucose-intolerantie, insulineresistentie en een stijging van het aantal diabetesgevallen.
Bron: *Nutrient overload, insulin resistance, and ribosomal protein S6 kinase 1, S6K1. Cell Metabolism (2006)*

De belangrijkste bron van eiwitten is voor de meeste westerlingen vlees. Hoe vaak is ons niet gezegd dat we veel vlees moeten eten om flink en sterk te worden? Inderdaad, van vlees word je flink en sterk (hoewel er ook vegetariërs zijn die meedoen aan een triatlon, en grote en sterke dieren zoals olifanten en giraffen nooit vlees eten). We zien echter dat te veel vlees eten inderdaad niet gezond is. Een studie met 120.000 proefpersonen toonde aan dat per dagelijkse portie rood vlees die je eet, je kans op een hartaanval met 20 procent stijgt. Er was ook een duidelijk verband tussen vleesconsumptie en een toegenomen risico op diabetes, kanker en een algemeen verhoogde sterfte.[17] Een andere studie, die bijna een half miljoen Europeanen volgde, toonde aan dat personen die meer dan 160 gram bewerkt vlees aten per dag (het gewicht van een plakje spek en twee worstjes) 18 tot 44 procent meer kans hadden om te sterven gedurende de studie dan personen die weinig vlees aten.[18]

Vlees verhoogt ook de kans op allerlei andere verouderingsziektes, zoals maculaire degeneratie. Deze oogziekte ontstaat door afvalstoffen die zich opstapelen in de netvliescellen bij het ouder worden, wat leidt tot het afsterven van de netvliescellen en soms tot volledige blindheid. Mensen die minstens tien keer per week rood vlees eten hebben 47 procent meer kans op maculaire degeneratie dan mensen die vijf keer of minder per week rood vlees eten.[19] Andere studies tonen een verband aan tussen vleesconsumptie en kanker. Dat is ook logisch: kanker bestaat uit cellen die ongecontroleerd blijven delen. En wat hebben kankercellen nodig om veel te delen en te groeien? Aminozuren (en snelle suikers, zoals we verder zullen zien). Bovendien, als je vaak veel vlees eet, activeer je allerlei groeimechanismen in de cellen, zodat gewone cellen sneller kunnen ontaarden in kankercellen. Om de invloed van eiwitten op kankergroei te bestuderen, hebben wetenschappers bij muizen tumorcellen ingeplant. Vervolgens werd één groep muizen op een laag-eiwitdieet gezet, en een andere groep muizen op een dieet met veel eiwitten, die kunnen dienen als brandstof voor de tumorcellen. Het resultaat was dat de tumoren in de muizen op het hoog-eiwitdieet verschillende malen sneller waren gegroeid en groter waren dan bij de muizen die weinig eiwitten aten (zie afbeelding).[20]

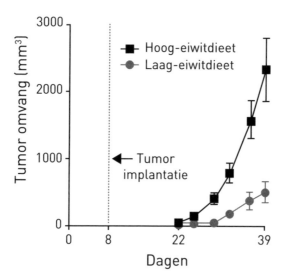

In muizen die voeding krijgen met veel eiwitten groeit de kanker veel sneller.

En wat bij mensen? Personen die veel vlees eten, hebben twee keer meer kans op non-hodgkinlymfoom, een bloedkanker.[21] Vrouwen die elke dag vlees aten, hadden dubbel zo veel kans op borstkanker vergeleken met vrouwen die minder dan drie keer per week vlees aten.[22] Te veel vlees, vooral rood vlees, verhoogt ook de kans op darmkanker, en precies daarom heeft de Belgische Gezondheidsraad aangeraden om minder rood vlees te eten.

Maar niet te snel: het ene soort vlees is het andere niet. We hebben het zonet gehad over rood vlees. En over bewerkt vlees. Veel studies die het verband tussen vlees en ziekte onderzoeken, noemen vooral rood vlees een boosdoener. Rood vlees is vlees afkomstig van koeien, schapen, varkens en paarden. Er is ook wit vlees, zoals gevogelte (kip, kalkoen of fazant). Wit vlees is gezonder dan rood vlees. Per portie rood vlees die je vervangt door een portie wit vlees zoals kip, daalt de kans om te sterven met 14 procent.[17] Waarom is wit vlees gezonder dan rood vlees, hoewel beide soorten vlees nagenoeg evenveel eiwitten bevatten? Rood vlees, in tegenstelling tot wit vlees, bevat vaak heel wat ongezonde stoffen, zoals bepaalde ontstekingsbevorderende vetten, zout, bewaarmiddelen en kleurstoffen. Vooral *bewerkt* rood vlees, zoals hotdogs, spek of salami, is het ongezondst. Wit vlees bevat minder van deze stoffen. Dus als je dan toch dierlijke eiwitten wilt eten, kan je best rood vlees meer vervangen door wit vlees.

Er zijn mensen die nog een onderscheid maken tussen verschillende soorten rood vlees. Dit zijn vaak aanhangers van vleesrijke diëten, zoals het klassieke paleodieet of Atkins-dieet. Nu er steeds meer studies verschijnen waaruit blijkt dat te veel vlees – vooral rood vlees – niet gezond is, zijn de aanhangers van deze vleesrijke diëten hier niet mee opgezet. Hun belangrijkste tegenargument is dat niet al het vlees hetzelfde is. Vlees afkomstig van dieren die op weilanden leven of vrij in de natuur (zoals in de oertijd het geval was) is gezonder dan vlees van dieren die in megastallen opgroeien en graanproducten gevoerd krijgen (zoals mais).

Voor een deel hebben ze gelijk. Megastalkoeien worden op een ongezonde manier zo snel mogelijk vetgemest met veevoeder op basis van granen. Normaal dienen koeien in een wei vers gras te eten. Onderzoek toont inderdaad aan dat het vlees van koeien gevoederd met graanproducten ongezonder is: de verhouding tussen ongezonde ontstekingsbevorderende omega-6-vetzuren en gezonde omega-3-vetzuren is vijf keer hoger vergeleken met grasgevoederde koeien (het vlees van graangevoederde megastalkoeien bevat dus veel meer ongezonde omega-6-vetzuren). De verhouding omega-6-vetzuren versus omega-3-vetzuren is zelfs twintig keer beter in eieren afkomstig van kippen die vrij in de natuur rondlopen vergeleken met graangevoederde kippen (daarom raad ik aan om omega-3-rijke eieren van grasgevoederde kippen te kopen, en niet de eieren van 'scharrelkippen', want die krijgen ook nog vaak slecht voer toegediend).[23,24] Studies tonen zelfs een verschil aan in de samenstelling van vlees en melk afkomstig van koeien die op weides staan op verschillende hoogtes (zoals in de Zwitserse Alpen, waar het gras meer omega-3-vetzuren bevat) en met verschillende plantengroei: de ene weide blijkt de andere niet te zijn.[25]

In de geïndustrialiseerde landen voeden we dus niet enkel onszelf op een ongezonde manier, maar ook onze dieren, waardoor hun vlees, eieren en melk ongezonder zijn. De paleodieet-aanhangers hebben dus zeker een punt. Vlees afkomstig van graangevoederde dieren in megastallen is inderdaad ongezonder dan vlees van dieren die gras eten in een weide. Maar dat neemt niet weg dat te veel dierlijke eiwitten, van welk dier dan ook, veroudering kunnen versnellen. Vlees blijft vlees en bevat dierlijke eiwitten, of het nu van een megastalkoe komt, of van een gelukkige grasgevoederde koe. Idem of het nu rood vlees, wit vlees, eieren of vis betreft. Het blijven allemaal dierlijke eiwitten. Heel wat studies wijzen op een duidelijk verband tussen meer inname van dierlijke *eiwitten* (en dus niet enkel rood vlees) en meer kans op allerlei verouderingsziektes.[26–29] Een grote studie onderzocht meer dan zesduizend mensen gedurende gemiddeld achttien jaar. Hieruit bleek dat personen die veel dierlijke eiwitten aten vier keer meer kans hadden op kanker, vijf keer meer kans op diabetes en bijna twee keer zo veel kans om te overlijden, vergeleken met mensen die weinig eiwitten eten.[20] Bij mensen ouder dan 65 bleken meer eiwitten niet de kans te verhogen op kanker en algemene sterfte, hoewel hun kans om diabetes te krijgen nog altijd hoger lag. Het hoeft dus niet te verbazen dat veel onderzoekers waarschuwen voor hoge eiwitdiëten zoals het klassieke paleodieet.[28]

Sommige lezers zullen opwerpen dat deze studies enkel maar 'verbanden' aantonen tussen eiwit-inname en verouderingsziektes, en dat een 'verband' daarom nog geen 'oorzaak' is. Zo bestaat er bijvoorbeeld een verband tussen de verkoop van ijsjes en het aantal mensen dat jaarlijks aangevallen wordt door haaien: hoe meer ijsjes verkocht worden, hoe meer mensen worden aangevallen door haaien. Dat wil niet zeggen dat ijsjes de *oorzaak* zijn van haaienaanvallen. Er is gewoon een verband tussen ijsjes en haaienaanvallen: omdat het goed weer is, gaan meer mensen naar de zee en kopen daar dan meer ijsjes. Een gevolg is ook dat meer mensen tijdens het baden aangevallen kunnen worden door haaien.

Maar toch blijkt een teveel aan eiwitten niet zomaar een verband te zijn, maar ook een daadwerkelijke oorzaak van veroudering. Dat volgt niet enkel uit onze inzichten over het verouderingsproces (eiwitsamenklontering) en uit talloze experimenten met proefdieren, maar ook uit menselijke experimenten. Als je bijvoorbeeld de aminozuurconcentratie in het bloed verhoogt (via eiwitrijke voeding of via een infuus met aminozuren), dan daalt de insulinegevoeligheid meteen: oorzakelijker kan het verband niet zijn.[30,31] Hoe minder insulinegevoelig je lichaam is, hoe ongezonder je bent: je lichaam is minder goed in staat suikers te verwerken. Bij het ouder worden neemt de insulinegevoeligheid af, wat verklaart waarom veel mensen vanaf middelbare leeftijd een vervelend, moeilijk weg te werken buikje krijgen, meer op hun voeding moeten letten om niet aan te komen, en ook steeds meer kans lopen om diabetes te ontwikkelen (bij diabetes is het lichaam zeer ongevoelig geworden voor insuline).

Te veel dierlijke eiwitten kunnen veroudering versnellen. Maar dit blijkt niet te gelden voor plantaardige eiwitten (afkomstig van noten, peulvruchten, tofoe of paddenstoelen). Plantaardige eiwitten verhogen niet het risico op verouderingsziektes. Hoe is dat mogelijk? Is een eiwit niet altijd een eiwit, of het nu van planten of dieren komt? Niet echt. Plantaardige eiwitten hebben in het algemeen een andere samenstelling dan dierlijke eiwitten. Ze bevatten minder zwavelhoudende aminozuren en minder groeibevorderende aminozuren zoals methionine. Hierdoor stimuleren plantaardige eiwitten ook bijvoorbeeld veel minder de afgifte van verouderingsversnellende groeihormonen als IGF vergeleken met dierlijke eiwitten.[32] Het hoeft ons dus ook niet te verbazen dat vegetariërs vaak langer leven. Volgens sommige studies leven vegetariërs vier tot zeven jaar langer en worden ze minder vaak geplaagd door verouderingsziektes.[33,34] Minder vlees eten speelt daar een belangrijke rol bij.

Het viel artsen al lang geleden op dat mensen die heel oud worden vaak weinig vlees aten. Daarnaast hebben wetenschappers verschillende gebieden in kaart gebracht waar mensen veel langer leven (de zogenoemde 'blauwe zones') en daarbij is er geen enkel gebied waar men heel oud wordt door veel vlees te eten. Er zijn zones in Italië waar veel honderdjarigen voorkomen, en waar weinig vlees gegeten werd, alleen al omdat het in het voor- en naoorlogse Italië meestal te duur was om te kopen.[35] In zulke gebieden wonen mensen zoals Salvatore Caruso, die met zijn 108 jaar de op één na oudste Italiaan is. Hij heeft zijn hele leven voornamelijk een plantaardig voedingspatroon gevolgd, net als de meeste mensen in het kleine Italiaanse dorp waar hij woont, dat één van de dorpen met de meeste honderdjarigen per inwoner is ter wereld. Wellicht de meest bekende Italiaan die op dit vlak het goede voorbeeld gaf was Luigi Cornaro, een Italiaanse edelman uit Venetië die in de zestiende eeuw leefde. Cornaro was één van de eerste auteurs die schreef over voeding, gezond oud worden en langer leven. Hij werd bekend door zijn boek *Discorsi della Vita Sobria* (*Traktaat over een sober leven*). In dit boek beschrijft hij hoe hij als jonge Venetiaanse edelman jarenlang had genoten van rijke banketten, met gebraad, worst, varkenskoppen op plateaus en andere delicatessen. Het gevolg was dat hij rond zijn 35ste door allerlei ziektes en ongemakken geplaagd werd. Cornaro besloot helemaal anders te gaan leven. Hij ging vooral minder en soberder eten, waarbij ook minder vlees hoorde. Hij stierf in 1566 op de leeftijd van 98 jaar (hoewel sommige bronnen beweren dat hij 85 jaar oud werd). Zijn nieuwe voedingsgewoonte was een groot verschil met de banketten waar een overvloed aan voeding – en vooral vlees – een teken van rijkdom was. Luigi Cornaro wordt ook wel de 'Leonardo Da Vinci van de gerontologie' genoemd, omdat hij als eerste duidelijke tips gaf om zo lang mogelijk zo gezond mogelijk te leven en omdat hij zijn oude dag beschouwde als de beste periode van het leven, op voorwaarde dat men ook gezond leeft.

Nu we de rol van eiwitten bij veroudering beter begrijpen, kunnen we ons afvragen hoe het komt dat nog zo vaak eiwitrijke diëten worden aangeraden. Proteïnerijke diëten worden overal aangeprezen om af te vallen. In supermarkten (en zelfs in apotheken) zie je rekjes staan met eiwitrijke voeding om gewicht te verliezen. Hiervoor bestaan verschillende redenen. Eerst en vooral omdat mensen inderdaad (soms spectaculair) gewicht verliezen door veel eiwitten te eten en weinig koolhydraten. Niet alleen dat, maar ook de vetten in hun bloed dalen, hun suikerspiegels verbeteren, en ze voelen zich fitter en beter, waardoor ze denken dat ze gezond bezig zijn. Dit zijn echter allemaal effecten op de korte termijn. Als we kijken op *lange termijn*, is een voedingspatroon met te veel dierlijke eiwitten niet gezond; het verhoogt het risico op hartaanvallen, diabetes, kanker, maculaire degeneratie, enzovoort.

We moeten daarom kritisch zijn jegens studies die aantonen dat 'meer eiwitten eten gezond is'. Meestal duren deze studies maar enkele weken of enkele maanden (hoogstens enkele jaren). Maar wat als je vele jaren zo blijft eten? Ook blijkt het bekomen gewichtsverlies in het begin maar van tijdelijke duur te zijn. Studies tonen aan dat zes jaar na het volgen van een hoog-eiwitdieet, 90 procent (!) van de proefpersonen weer minstens evenveel weegt als voor hun eiwitdieet. Bovendien kan een teveel aan eiwitten een belasting vormen voor de lever en nieren, die al deze eiwitten moeten afbreken. Daarom dat mensen vaak eerst gescreend moeten worden op lever- en nierziektes (en kanker) voor ze aan hun eiwitdieet mogen beginnen. Ook het risico op auto-immuunziektes kan verhoogd worden, omdat het darmimmuunsysteem de halfverteerde eiwitten als vijandig kan herkennen en zo overactief kan worden.[36]

Een andere belangrijke reden waarom eiwitrijke diëten nog zo populair zijn, is dat men er veel geld mee kan verdienen. Mensen worden immers aangeraden om 'extra' eiwitten in te nemen via kant-en-klare eiwitdrankjes, eiwitrepen, eiwitpoeders, enzovoort. Bij één specifiek eiwitdieet dienen mensen maandelijks voor 600 euro aan eiwitrijke voeding te kopen om hun 'dieet' te kunnen volgen.

Een laatste reden voor de populariteit van hoog-eiwitdiëten is dat ze vaak sterk gepromoot worden door aanhangers van het paleodieet. Dit dieet is gebaseerd op het eetpatroon van de oermens. Men veronderstelt dat de oermens veel eiwitrijke voeding zoals vlees verorberde. Paleo-aanhangers geloven dat een paleodieet het gezondste dieet is dat er bestaat, omdat het lichaam gemaakt is om zulke voeding te eten: onze voorouders hebben immers honderdduizenden jaren lang zo gegeten. Ons lichaam is, naar hun zeggen, het best aangepast om op een dergelijke manier te eten.

Hier kunnen twee bedenkingen geplaatst worden. Ten eerste zijn we niet zeker of de oermens veel vlees at. Sommige onderzoeken tonen aan dat oermensen vooral groente, fruit, zaden en noten aten, afgewisseld met wild of vis. En dus niet vooral vlees. Ten tweede: stel dat we in de oertijd inderdaad veel vlees aten, dan wil dat nog niet zeggen dat dit ook gezond is. De natuur en wijzelf hebben immers twee verschillende agenda's. Wij willen zo lang mogelijk blijven leven in een goede gezondheid. Maar dat is niet wat de natuur wil. De natuur wil dat je je zoveel mogelijk voortplant, graag voordat je door externe oorzaken bent omgekomen, zoals door een roofdier, soortgenoot of ongeluk. Het kan dus zijn dat een vleesrijk oerdieet de oermens vooral in staat stelde om zich zo goed mogelijk voort te planten. Van al die dierlijke eiwitten kreeg je immers een gespierd lichaam, verhoogde je de productie van geslachtshormonen zoals testosteron en groeifactoren, wat allemaal je kracht, libido en uithoudingsvermogen verbeterde, zodat je indruk kon maken op het andere geslacht, jaloerse rivalen kon bevechten en af en toe een prooidier als trofee naar huis kon halen. Maar al die dierlijke eiwitten, mannelijke hormonen en groeifactoren kunnen veroudering op de lange termijn versnellen. Dat je hierdoor in de oertijd op je 65ste een hartaanval kon krijgen, kon de natuur worst wezen, gezien je meestal toch allang voor die tijd was opgegeten, verongelukt, vermoord of door een infectieziekte geveld. Kortom, het argument dat een oerdieet altijd het beste dieet is omdat de mens zo honderdduizenden jaren heeft gegeten, houdt geen stand, omdat wij en de natuur verschillende langetermijndoelen hebben.

Maar goed: is het paleodieet nu ongezond? Ja en nee. Het paleodieet heeft enkele goede punten. Het promoot immers het eten van groente, fruit en noten: allemaal gezonde zaken. Graanproducten zoals brood, rijst of pasta worden sterk afgeraden, omdat het allemaal recente uitvindingen zijn sinds de opkomst van de landbouwindustrie van zo'n tienduizend jaar geleden. Als je minder graanproducten eet, en meer groente, noten, zaden, fruit en vis, ga je je inderdaad al gezonder voelen en verlies je vaak gewicht als je te veel weegt. Vlees wordt nog gegeten, maar bewerkt rood vlees van graangevoederde megastaldieren wordt vervangen door onbewerkt vlees afkomstig van grasgevoederde dieren of wild, dat ook (iets) gezonder is. Met andere woorden, een gematigd paleodieet, waarbij niet te veel dierlijke eiwitten worden gegeten, kan dus inderdaad gezond zijn. Maar een paleodieet is niet gezond wanneer grote hoeveelheden vlees worden gegeten. Sommige paleo- of oerdieetaanhangers (en volgers van vele hoog-eiwitdiëten), eten 's morgens vier eieren met spek, 's middags zalm met groente en 's avonds een flinke homp rundvlees met broccoli. Zo'n paleodieet is niet gezond, omdat het te veel dierlijke eiwitten bevat en zodoende de veroudering versnelt.

We komen stilaan aan het einde van dit hoofdstuk over eiwitten. Moeten we dus minder eiwitten eten? Er zijn twee dingen die je kan doen. Je kan rood, bewerkt vlees (spek, hotdogs, hamburgers, worsten) en gewoon rood vlees trachten vaker te vervangen door gezondere dierlijke eiwitbronnen, zoals wit vlees (gevogelte zoals kip of kalkoen) en vette vis. Dit zal je risico om te sterven al verlagen. Maar het kan altijd nog gezonder. Ook kip en vis bevatten immers dierlijke eiwitten. Dus ten tweede kunnen we dierlijke eiwitbronnen (vlees, vis, kaas en eieren) meer vervangen door plantaardige eiwitbronnen, zoals noten, tofoe, peulvruchten of eiwitrijke groente zoals broccoli. Je kan zelfs vegetariër worden, en dus enkel nog maar plantaardige eiwitten eten. Belangrijk is wel dat je in totaal voldoende eiwitten inneemt (dierlijk of plantaardig): wanneer je te weinig eiwitten inneemt, kan je je zwak en moe gaan voelen of spierpijnen krijgen.

Dit hoofdstuk wil lezers niet per se bekeren tot vegetariër. Het raadt in de eerste plaats het eten van veel rood vlees af, en vooral bewerkt rood vlees als spek, hamburgers en worstjes, die bij heel wat mensen meer dan de helft van hun bord vullen op een gezellige barbecue of in een restaurant. Eeuwenlang is vlees het symbool geweest van rijkdom en welvaart, en nu nog steeds neemt het een prominente plaats op ons bord in. Maar dat kan dus minder. Eet bijvoorbeeld om de twee dagen vlees, of maar twee keer per week. En als je rood vlees eet, eet dan bijvoorbeeld een kleine portie, bijvoorbeeld een stukje vlees zo groot als wanneer je je duim en wijsvinger op elkaar plaatst.

Dit hoofdstuk wil ook hoog-eiwitdiëten afraden omdat die niet gezond zijn. Op korte termijn kunnen ze sommige gezondheidsparameters verbeteren, maar op lange termijn versnellen ze veroudering. Dus koop geen eiwitpoedertjes, -repen en -dranken om af te vallen, en eet geen grote hoeveelheden vlees, vis en eieren omdat oerdiëten of fitnessfanaten je dit aanraden. Je zult inderdaad gewicht verliezen of gespierder worden, maar op lange termijn versnelt dit veroudering. Voor ouderen kan het innemen van voldoende eiwitten misschien wel van belang zijn; sommige onderzoeken suggereren dat voldoende eiwit-inname de kans op een val of sarcopenie (het wegkwijnen van de spieren) kan verminderen. Maar er zijn tot nu toe nog steeds geen overtuigende studies die aantonen dat de inname van extra eiwitten de sterftekans bij ouderen vermindert.[37]

Natuurlijk wil de voedingsindustrie niets liever dan dat de eiwit-inname hoger wordt bij ouderen en zelfs bij iedereen, omdat ze die berg aan vlees (285 miljoen ton wereldwijd per jaar) en die zee aan melk (568 miljard liter per jaar) ergens kwijt moeten. Maar er zal een tijd komen dat mensen gewoon minder vlees gaan eten. Niet enkel voor zichzelf, maar ook voor het milieu. Voor elke kilo vlees die op je bord komt, is er 10.000 liter water nodig om die te produceren (om zowel het dier te voeden als de granen te verbouwen die aan het dier gevoed worden).

Ter vergelijking: voor een kilo tomaten heb je maar 200 liter water nodig. Door slechts één keer een halve kilo minder vlees te eten, bespaar je meer water dan door drie maanden niet te douchen. Al het vee op aarde verbruikt een derde van al het drinkwater. Eigenlijk leven we niet op een planeet, maar op een gigantische boerderij: 40 procent van de totale ijsvrije landoppervlakte dient om de mensheid te voeden. 30 procent van deze oppervlakte dient om vlees te creëren. Voor elke Amerikaan wordt er jaarlijks gemiddeld 122 kilogram vlees geproduceerd. Per inwoner van Bangladesh is dat maar 1,8 kilogram per jaar. Als iedereen zo veel vlees wil eten als in het Westen gebruikelijk is, moeten we zo veel vlees produceren dat onze aarde dit niet kan dragen, iets wat ook de vleesindustrie weet. Dus minder vlees eten is niet enkel gezonder voor jezelf, maar ook voor de wereld. En dan spreken we nog niet over het welzijn van dieren, die het ook niet aangenaam vinden om op te groeien in een overvolle megastal om vervolgens geslacht te worden.

SAMENVATTING

Het eten van veel **dierlijke eiwitten** versnelt **veroudering** en verhoogt de kans op kanker en verouderingsziektes, zoals diabetes, hartziektes en maculaire degeneratie.

Eiwitrijke diëten zorgen
- op **korte termijn** voor gewichtsverlies en soms verbeterde lichaamsparameters (lagere bloeddruk, betere suikerspiegels, enzovoort);
- op **lange termijn** voor versnelde veroudering.

In volgorde van ongezond naar gezonder:

- **bewerkt rood vlees** (koe, varken, schaap, paard): salami, spek, ham, worst, hotdog-worstjes, enzovoort;
- **rood vlees** afkomstig van megastaldieren die met graanproducten gevoederd zijn;
- **rood vlees** afkomstig van dieren die vrij kunnen rondlopen in weides en grasgevoederd zijn;
- **wit vlees** (gevogelte, zoals kip, kalkoen of fazant), bij voorkeur vrij rondlopend en grasgevoederd;
- **vis**: vooral vetrijke vis die veel omega-3-vetzuren bevat, zoals zalm, haring, ansjovis of sardienen;

- **plantaardige eiwitbronnen**: noten, peulvruchten (erwten, bonen en linzen), groente (broccoli, spinazie, kool, spruitjes), tofoe (samengeperste sojabonen). Paddenstoelen en quorn (eiwitten afkomstig van een fungus of schimmel).

Vervang rood vlees meer door **wit vlees**, **vis**, **tofoe** of **quorn**.

Vervang **dierlijke eiwitbronnen** (vlees, vis, kaas en eieren) vaker door **plantaardige eiwitbronnen**.

Koolhydraten

En dan zijn we aanbeland bij de koolhydraten! Net als eiwitten spelen ook koolhydraten een rol in veroudering. Koolhydraten zijn zowel een zegen als een vloek voor onze beschaving geweest. Eigenlijk volgt het Westen momenteel een 'hoog-koolhydraatdieet', en dit draagt aanzienlijk bij tot de massieve epidemie van diabetes, overgewicht en andere verouderingsziektes. Maar alvorens verder te gaan, moet ik even kort uitleggen wat koolhydraten zijn. Er bestaat immers veel verwarring over koolhydraten. Die verwarring draagt ertoe bij dat we vaak meer koolhydraten eten dan we zelf denken.

Koolhydraten worden ook wel 'suikers' genoemd. Er bestaan verschillende soorten koolhydraten. Er zijn 'korte' koolhydraten, zoals glucose (druivensuiker), fructose (fruitsuiker) en sucrose (de witte tafelsuiker). Er zijn ook 'lange' koolhydraten, zoals zetmeel. Zetmeel bestaat uit lange ketens van glucose. Aardappelen, brood, rijst en pasta zijn opgebouwd uit zetmeel. Deze producten bestaan dus vooral uit suikers (lange ketens van glucose die zetmeel vormen). Voor heel wat mensen is het een verrassing om te horen dat hun aardappel of boterham voornamelijk opgebouwd is uit suikers. Op dit belangrijke inzicht komen we nog terug.

Eigenlijk weet je nu al voldoende om de rest van het boek te volgen wat koolhydraten of suikers betreft. Als je precies wilt weten wat koolhydraten zijn, en enkele afbeeldingen van koolhydraten wilt zien, kan je achteraan in het boek bij 'Aanvullingen' het stukje lezen: 'Wat zijn koolhydraten?'

Dan is er nog één ding belangrijk om te weten, en dat is hoe het lichaam suikers verteert en opneemt. De darmcellen kunnen immers alleen maar korte suikers opnemen, zoals glucose of fructose. Langere suikerketens daarentegen bestaan uit twee of meer suikers, zoals 'zetmeel' (opgebouwd uit duizenden glucose-eenheden of suikers), en kunnen niet meteen opgenomen worden door onze darmcellen. Daarom produceren de darmcellen 'enzymen' (eiwitten), die ze uitscheiden in de darm. Deze verterings-enzymen knippen de langere suikerketens in stukjes, totdat er enkel nog aparte stukken glucose en fructose overblijven die de darmcellen dan wel kunnen opnemen, zodat deze suikers in de bloedbaan terecht kunnen komen. Wanneer je arts je 'bloedsuiker' meet, dan meet hij de glucose-eenheden in je bloed.

Dit verklaart waarom er 'snelle' en 'trage' koolhydraten (suikers) zijn. De snelle koolhydraten zijn korte koolhydraten zoals glucose, die snel in de bloedbaan kunnen worden opgenomen. Een klontje druivensuiker is opgebouwd uit zulke losse glucose-eenheden. Vandaar dat druivensuiker mensen met een lage suikerspiegel direct een opkikker geeft. De trage koolhydraten zijn lange koolhydraten zoals zetmeel. Ze zijn opgebouwd uit lange ketens glucose. Het kost tijd om deze ketens in stukjes te knippen, zodat enkel nog glucose overblijft, die door de darmcellen opgenomen kan worden. Het duurt dus even alvorens de lange koolhydraten verteerd zijn en in de bloedbaan terecht kunnen komen. Daardoor veroorzaken lange koolhydraten minder snel hoge suikerpieken dan de korte koolhydraten. Toch veroorzaken ze vaak langdurig verhoogde bloedsuikerspiegels, wat ook niet gezond is, zoals we verder zullen zien.

Dan is er nog één soort koolhydraat onbesproken gebleven: de vezels. Vezels zijn lange koolhydraatketens (opgebouwd uit glucose of fructose) die echter níet door de darm afgebroken kunnen worden. Ons lichaam beschikt niet over de verterings-eiwitten (enzymen) om deze ketens in stukken te knippen. Bijgevolg kunnen we vezels niet opnemen. Ze geraken niet in de darmcellen en vervolgens in de bloedbaan. Sommige dieren, zoals paarden en koeien, hebben wel eiwitten die vezels kunnen afbreken. Dat verklaart waarom koeien gras kunnen eten en mensen niet. Gras zit vol met taaie suikerketens (vezels) die onverteerbaar zijn voor mensen. Wat spijtig is; het zou handig zijn om na het maaien van het gazon meteen al iets te eten te hebben. Vezels zijn echter zeer belangrijk voor onze gezondheid. Ze kunnen ons niet voeden, maar wel de bacteriën die in onze darmen huizen. Die zijn dol op vooral wateroplosbare vezels (die bevinden zich in groente, fruit of paddenstoelen). Hoe meer van deze goede vezels, hoe meer goede darmbacteriën die allerlei gezonde stoffen fabriceren en afgeven aan de bloedbaan, zoals vitamine K en korte-ketenvetzuren.

> **SAMENVATTING**
> Koolhydraten worden ook **suikers** genoemd.
>
> **Korte of snelle koolhydraten**: glucose, fructose en sucrose. Deze worden vanuit de darm **snel** opgenomen in de bloedbaan en veroorzaken **hoge** suikerpieken.
>
> **Lange of trage koolhydraten**: zetmeel. Zetmeel bestaat uit duizenden aan elkaar gekoppelde glucose-eenheden. Deze veroorzaken vaak **brede** suikerpieken (langdurig verhoogde bloedsuikerspiegels).
>
> **Vezels**: onverteerbare lange koolhydraten. Deze worden niet opgenomen in de bloedbaan, maar dienen als voedsel voor onze (goede) darmbacteriën.

De rol van koolhydraten bij veroudering
Wat suikers verder bewerkstelligen in het lichaam speelt een belangrijke rol in het verouderingsproces. Om te beginnen zorgt het innemen van koolhydraten, en dan vooral snelle suikers, ervoor dat het lichaam allerlei hormonen aanmaakt die veroudering versnellen.

Dat gaat als volgt. Stel dat u een hap neemt van een taartje. De suikers waaruit het taartje bestaat (zoals glucose) worden opgenomen door de darmcellen en afgegeven aan de bloedbaan. Deze suikers circuleren nu in het bloed. Maar ze kunnen daar niet eeuwig blijven circuleren, en moeten dus opgenomen worden door onze cellen, om daar te dienen als energie. De suikers moeten dus vanuit de bloedbaan in onze cellen zien te geraken. Dat lukt alleen via een belangrijk hormoon: insuline. Insuline is een klein eiwit dat wordt geproduceerd in de alvleesklier (pancreas). Als de alvleesklier gewaar wordt dat de hoeveelheid suiker in het bloed stijgt, dan geeft deze insuline af aan de bloedbaan. De insuline komt zo overal in het lichaam terecht en zet cellen aan om hun poorten wagenwijd open te zetten om de glucose uit de bloedbaan binnen te laten. Vooral cellen gespecialiseerd in het opslaan en verwerken van suiker, zoals levercellen, vetcellen en spiercellen zullen de suikers opnemen. Insuline is dus de sleutel die nodig is om de deuren te openen van de cellen waardoor suiker opgenomen kan worden.

Naast insuline wordt er nog een ander belangrijk hormoon afgescheiden na een koolhydraatrijke maaltijd. Dat is *insulin-like growth factor* (IGF). IGF is een eiwitje, een soort groeihormoon dat lijkt op insuline – vandaar de naam. IGF hecht zich vast aan cellen op speciaal daarvoor ontworpen eiwitten die uit het oppervlak van de cellen steken, 'IGF-receptoren' genaamd. Hierdoor krijgen cellen de opdracht om te 'groeien', of om hun werking op te zwepen. IGF is namelijk een soort groeihormoon. Het is logisch dat na een suikerrijke maaltijd IGF wordt afgescheiden; er circuleert veel suiker en er is dus genoeg energie om te groeien en de stofwisseling van de cellen op te drijven. IGF verspreidt deze boodschap: het spoort de cellen aan om volop te werken. Maar hoe sneller iets werkt en groeit, hoe sneller het ook veroudert.

De hele cascade is dus als volgt:

Glucose (uit taartje) → glucosepiek in het bloed → afgave van **insuline** en **IGF**:

- **insuline** zorgt ervoor dat cellen glucose kunnen opnemen en stimuleert de werking van de cellen
- **IGF** zet de cellen aan tot groei en stimuleert de werking van de cellen.

Insuline en IGF sporen de cellen aan. Het zijn groeihormoonachtige stoffen. Hierdoor worden de cellen metabolisch actiever. Maar verouderen ze ook sneller. De cellen beginnen bijvoorbeeld meer eiwitten aan te maken, en deze eiwitten gaan dan meer samenklonteren en veroorzaken uiteindelijk verouderingsziektes. De cellen onderhouden zich ook minder: er wordt minder afval opgeruimd in de afvalverbrandingsovens van de cellen. Want waarom zouden ze spaarzaam zijn, als er toch energie in overvloed is? Er worden ook minder stoffen gemaakt die de cellen beschermen en onderhouden. Groei en productie zijn het enige wat telt. Met veel insuline en IGF in de buurt worden cellen doorgeslagen productiebedrijven die steeds meer en sneller willen produceren, en steeds minder investeren in het onderhoud van de fabriekshal en de machines. Hierdoor veroudert de fabriek sneller.

Het is interessant om te vermelden dat naast suiker ook aminozuren de IGF-productie stimuleren. Wat je eet – suikers of aminozuren – heeft dus rechtstreeks effect op de hoeveelheid hormoonachtige stoffen zoals IGF en insuline in je bloed die veroudering versnellen.

En dan is er nog één belangrijke groeihormoonachtige stof die we nog niet hebben besproken en dat is het 'groeihormoon' (GH). We noemen insuline en IGF vaak groeihormoon*achtige* stoffen, maar er bestaat ook hét echte groeihormoon, dat dus gewoon 'groeihormoon' heet. Groeihormoon zorgt voor extra productie van IGF.

Wetenschappers zijn erin geslaagd om de levensduur van allerlei organismen te verlengen. Hoe doen ze dat? Door de hoeveelheid insuline, IGF en groeihormoon te verminderen of het lichaam voor deze stoffen ongevoeliger te maken. Muizen die minder groeihormoon en minder IGF produceren, leven tot 100 procent langer dan gewone muizen.[38,39] Ze leven niet enkel veel langer, maar ze worden ook minder geplaagd door kanker en verouderingsziektes, zoals hart- en vaatziektes, cataract, artritis en diabetes. Wetenschappers zijn erin geslaagd de oudst levende muis ooit te creëren door die veel minder IGF te laten produceren. De muis werd op één week na net geen vijf jaar oud, terwijl een muis normaal gezien slechts twee jaar oud wordt. Vertaald naar mensenjaren is dat zo'n 180 jaar. Zulke muizen worden veel ouder, maar zijn kleiner dan hun gewone soortgenoten, omdat ze minder blootgesteld werden aan groeihormoonachtige stimuli. Je hoeft dus niet groot en gespierd te zijn om oud te worden. Wat ook tengere honderdjarige Japanse dametjes in Okinawa aantonen, evenals bodybuilders die zich volspuiten met groeihormoonachtige stoffen en een hartaanval krijgen op hun veertigste. Natuurlijk wil dit niet zeggen dat bodybuilders gedoemd zijn om vroeg te sterven en dat fragiele vrouwen gemakkelijk heel oud kunnen worden. Deze twee uitersten geven slechts een hint dat extra groeihormoonachtige stoffen (en veel snelle suikers en aminozuren) veroudering kunnen versnellen.

Zoals gezegd: hoe minder IGF en groeihormoon, hoe minder je groeit en hoe kleiner je bent. Het is daarom geen toeval dat kleine dieren gemiddeld langer leven dan grote dieren (van dezelfde soort). Zo worden grote Deense honden meestal niet ouder dan tien jaar, terwijl kleine poedeltjes vijftien jaar en ouder kunnen worden. De kleinere dieren werden immers minder blootgesteld aan groeihormoon en IGF toen ze jong waren (waardoor ze dus minder groeiden en dus kleiner zijn), zodat hun cellen minder snel verouderd zijn. Dit principe geldt wel enkel voor dieren binnen dezelfde soort. Olifanten, die veel groter zijn dan honden, kunnen wel veel ouder worden dan honden (omwille van de redenen die we bespraken in het eerste hoofdstuk). Maar gemiddeld gezien zal een grote olifant minder lang leven dan een kleine olifant.

En bij mensen? Heel wat studies tonen aan dat kleine mensen gemiddeld langer leven. Een studie met meer dan zeshonderd personen vond dat personen die groter waren dan 1,61 meter gemiddeld twee jaar korter leefden dan diegenen die kleiner waren.[40] Deze verschillen waren meer uitgesproken naarmate mensen groter zijn. Uit een ander onderzoek met achtduizend personen bleek dat diegenen die kleiner zijn dan 1,58 meter meer kans maken om 95 jaar oud te worden. Bovendien hadden de kleinere personen ook minder insuline in hun bloedbaan, wat tevens hun risico op kanker verminderde (insuline en IGF sporen aan tot groei, wat het ontstaan van kankercellen aanzwengelt, gezien kankercellen ongecontroleerd groeien).[41] Een studie die het verband tussen lichaamsgrootte en kanker onderzocht bij 1,2 miljoen personen, vond dat voor elke 10 centimeter die iemand groter is (beginnende bij 1,52 meter), de kans op kanker met 16 procent steeg.[42] Moeten grote mensen nu hun lengte beklagen? Niet echt. Ten eerste betreft dit studies die vele duizenden mensen vergelijken. Pas dan wordt een verband duidelijk. Voor individuele mensen is het nagenoeg onmogelijk om voorspellingen te doen wat hun levensduur betreft aan de hand van hun grootte, gezien veel meer factoren dan enkel je lichaamslengte een rol spelen in je levensduur.

Gemiddeld gezien leven kleine mensen wel langer. Geldt dat ook voor mensen die heel klein zijn, zoals dwergen? Er bestaat immers een vorm van dwerggroei, het Laron-syndroom. Mensen met het Laron-syndroom zijn zo klein omdat ze minder IGF aanmaken, een groeihormoonachtige stof. Er zijn bepaalde gebieden in de wereld waar Laron-dwergen veel voorkomen, zoals in bepaalde afgelegen dorpen in Ecuador. Deze dorpen zijn een gekende bestemming voor artsen en wetenschappers die veroudering onderzoeken. Laron-dwergen leven namelijk langer dan gemiddeld (gezien hun grootte). Bovendien zijn ze nagenoeg immuun voor verouderingsziektes zoals kanker en diabetes. Van de honderd Laron-dwergen die tientallen jaren gevolgd werden, kreeg geen enkele diabetes en kwam er slechts één geval van een niet-dodelijke kanker voor (bij familieleden zonder Laron-syndroom kreeg 17 procent kanker en 5 procent diabetes). Het Laron-syndroom kan dus interessante inzichten verschaffen om kanker en diabetes te bestrijden. Onderzoekers hebben ontdekt dat de dwergen minder IGF aanmaken, en ook minder insuline. Dit zorgt ervoor dat hun cellen beter beschermd zijn tegen veroudering en schade. Wanneer hun cellen bijvoorbeeld in een petrischaaltje blootgesteld worden aan toxische stoffen zoals waterstofperoxide, dan wordt hun DNA veel minder beschadigd.[43] Laron-dwergen hebben onderzoekers al enkele belangrijke inzichten gegeven over het verouderingsproces. Inzichten die gebruikt kunnen worden om medicatie te ontwikkelen voor het bestrijden van verouderingsziektes. Zo willen onderzoekers aan mensen stoffen toedienen die groeihormoon en IGF afremmen, om te zien of ze dan minder risico hebben op verouderingsziektes.

Je hebt ook het omgekeerde van dwergen: reuzen. Zouden net zoals dwergen die minder groeien langer leven, reuzen die meer groeien minder lang leven? Er bestaan mensen die door een aandoening veel te groot worden. Een dergelijke aandoening heet *acromegalie* of 'reuzengroei'. Meestal ontstaat reuzengroei door een tumor in de *hypofyse*, een gebiedje onder aan de hersenen, waar groeihormoon geproduceerd wordt. De tumor produceert te veel groeihormoon, en vervolgens maakt je lichaam ook te veel IGF aan. Deze ziekte kan op elke leeftijd optreden, ook als je al volwassen (en dus 'volgroeid') bent. Acromegalie maakt dat je als volwassene nog steeds blijft groeien. Het begin van de ziekte wordt vaak gekenmerkt door klachten waarbij schoenen niet meer passen of een trouwring plots te klein wordt (omdat de voeten en handen groeien). Men begint ook anders te spreken, omwille van een dikkere tong. Het voorhoofd en de kin worden langer en meer geprononceerd.

En dat is nog maar het minste. Nu we weten dat te veel groei ook samenhangt met versnelde veroudering, hoeft het ons niet te verbazen dat mensen met acromegalie een veel grotere kans hebben om vroeger te overlijden. Ze hebben minstens driemaal meer kans op een hartaanval, lopen meer risico op een hoge bloeddruk, diabetes, kanker, nierproblemen, artritis en auto-immuunziektes. De vele acromegaliepatiënten die de afgelopen decennia in het *Guinness Book of Records* zijn verschenen omwille van hun grote gestalte, stierven meestal op jonge leeftijd door complicaties van hun ziektes. Leonid Stadnyk, die naar verluidt 2,57 meter was, stierf op 44-jarige leeftijd aan een beroerte. Robert Wadlow, de grootste mens ooit, was 2,72m groot en woog 199 kilo. Hij stierf op 22-jarige leeftijd aan een ontsteking van zijn enkel die gecompliceerd werd door een auto-immuunziekte. Wetenschappers onderzoeken nu of medicatie die toegediend wordt voor acromegalie ook kan helpen tegen verouderingsziektes zoals diabetes en hart- en vaatziektes.

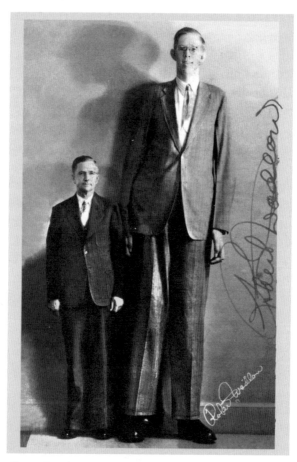

Robert Wadlow, de grootste mens ooit, was 2,72m groot en woog 199 kilo. Op deze foto staat hij naast zijn vader.

Te veel groei is niet gezond. Kleine dieren, mensen en dwergen leven langer; grote dieren, mensen en reuzen leven gemiddeld korter. Het is daarom ironisch dat het befaamde 'groeihormoon' op ontelbare internetsites en in allerlei magazines wordt aangeraden als een wondermiddel tegen veroudering, terwijl het juist veroudering versnelt. Uitgebluste beursmakelaars van over de vijftig of prestatiegerichte managers krijgen groeihormoon voorgeschreven. Vaak voelen ze zich inderdaad beter, niet enkel door het placebo-effect, maar ook omdat ze soms inderdaad wat meer spiermassa krijgen, terwijl hun vetmassa krimpt. Sommigen zullen ook een wat beter uithoudingsvermogen krijgen. Maar dat zijn allemaal kortetermijneffecten. Op lange termijn versnelt een teveel aan groeihormoon veroudering. Op de bijsluiter van groeihormoon staat niet voor niets dat het gebruik van groeihormoon de kans op kanker en diabetes verhoogt. Je kan dit vergelijken met een Ferrari-motor die wordt ingebouwd in een 2pk'tje. Het zal in het begin veel sneller rijden, maar het zal ook veel sneller verslijten.

Natuurlijk, mensen die echt een tekort hebben aan groeihormoon (bijvoorbeeld omdat hun hypofyse, de klier in de hersenen die groeihormoon produceert, beschadigd is geraakt in een auto-ongeluk of na een val van een paard), zijn wel gebaat bij het innemen van groeihormoon, zodat de hoeveelheid groeihormoon hersteld wordt tot hoeveelheden die normaal zijn voor hun leeftijd.

Goed, we hebben besproken hoe koolhydraten zorgen voor meer productie van insuline en IGF, allemaal hormonen die veroudering versnellen. Deze groeihormoonachtige stoffen zetten allerlei verouderingsschakelaars in onze cellen aan. Maar suikers kunnen ook *rechtstreeks* een rol spelen in veroudering. Dit gebeurt door *suiker-crosslinks* te vormen.

'Crosslink' is een Engelstalige benaming voor 'verbinding'. Suikers kunnen verbindingen vormen tussen de eiwitten die ons lichaam opbouwen. Deze suiker-crosslinks zorgen ervoor dat de eiwitten meer aan elkaar kleven. Net zoals suikerrijke jam je vingers plakkerig maakt en gemakkelijker aan elkaar doet kleven, zo kunnen suikers ook eiwitten aan elkaar doen plakken.

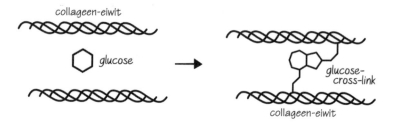

Suiker (glucose) vormt een verbinding (crosslink) tussen twee eiwitten. De crosslink lijmt de eiwitten meer aan elkaar, zodat weefsels opgebouwd uit deze eiwitten minder soepel worden, wat rimpels, staar of een hoge bloeddruk veroorzaakt. (bron: Johan Svantesson)

Wanneer bijvoorbeeld de collageen-eiwitten die onze huid opbouwen door crosslinks aan elkaar gelijmd worden, dan wordt de huid minder elastisch en stijver. Hierdoor ontstaan rimpels. Je kan dit vergelijken met geroosterd brood. Wanneer je 's morgens brood roostert, dan zorgt de hitte van de broodrooster ervoor dat er suiker-crosslinks ontstaan tussen de eiwitten in het brood. Hierdoor krijgt het brood een krokant korstje. Een gelijksoortig proces gebeurt in de huid. Het duurt dan geen vier minuten zoals met je broodrooster, maar zo'n veertig jaar alvorens de huid ook 'krokanter' en dus meer rimpelig wordt. Crosslinks zorgen er ook voor dat gebakken vlees een bruin krokant korstje krijgt. Dat bruine krokante korstje ontstaat omdat de eiwitten in de buitenkant van de kip gecrosslinkt worden. In de natuur komen overal crosslinks voor. De schors van bomen is zo hard dankzij de vele crosslinks in de schors. Kortom, als ze je ooit vragen wat het verband is tussen geroosterd brood, rimpels en boomschors, dan weet je dat het crosslinks zijn.

Suiker-crosslinks zijn niet enkel niet enkel betrokken bij rimpelvorming; ze spelen ook een rol in allerlei verouderingsziektes. Een voorbeeld is staar (cataract). Naarmate we ouder worden, vormen zich steeds meer suiker-crosslinks tussen de doorzichtige eiwitten die de ooglens opbouwen. Hierdoor gaan deze eiwitten geel uitslaan, wat een rol speelt in het ontstaan van cataract, een typische verouderingsziekte. Suiker-crosslinks tussen de eiwitten die zich in de wanden van onze bloedvaten bevinden, zorgen ervoor dat de bloedvatwanden stijver worden. Hierdoor stijgt de bloeddruk bij het ouder worden. Vooral in het Westen, waar we veel snelle suikers tot ons nemen via frisdranken, ontbijtgranen en wit brood, komt een hoge bloeddruk veel voor. Eén op drie westerlingen heeft een te hoge bloeddruk. Bij meer dan 60 procent van de zestigplussers is de bloeddruk te hoog. Als je maar oud genoeg wordt, krijgt iedereen wel in meerdere of mindere mate last van een te hoge bloeddruk. Stijvere bloedvaten zijn ook breekbaarder, net zoals een porseleinen buis makkelijker breekt dan een rubberen buis. Wanneer dit in de hersenen gebeurt, spreken we van een hersenbloeding of beroerte.

Crosslinks in de vele vaatjes in de nieren, die het bloed filteren, zorgen ervoor dat de nierfunctie achteruitgaat bij het ouder worden. Vanaf de leeftijd van dertig jaar neemt de nierfunctie met 10 procent per tien jaar af, en crosslinks spelen daar een rol bij. Ook in de longen vormen zich crosslinks, vooral tussen elastine-eiwitten en collageen-eiwitten in het longweefsel, waardoor de longen hun elasticiteit verliezen en stijver worden. Hierdoor wordt het steeds moeilijker om goed te kunnen ademen en worden de longen vatbaarder voor longinfecties, zodat oudere personen vaak aan een longontsteking overlijden. Ook in en tussen de hartspiercellen ontstaan crosslinks, waardoor het hart in zijn geheel stijver wordt en minder goed bloed kan rondpompen. Dit speelt vooral een rol in *diastolisch hartfalen*. Deze ziekte ontstaat omdat de stijve hartspier zich niet goed kan ontspannen om zich te vullen met bloed tussen twee hartslagen door, zodat er telkens te weinig bloed rondgepompt wordt. Vorming van crosslinks of versuikering van cholesteroldeeltjes maakt deze ook veel plakkeriger, waardoor ze makkelijker aan de bloedvatwand kleven en de bloedvaten doen dichtslibben. Crosslinking van het kraakbeen in onze gewrichten zorgt ervoor dat we last krijgen van gewrichtspijn en -stijfheid. Crosslinking in de urineblaas maakt dat deze stijver wordt. Hierdoor kunnen oudere mensen hun urine minder lang ophouden, en moeten ze soms enkele malen per nacht opstaan om te urineren. Bij jonge mensen is de urineblaas nog niet erg gecrosslinkt, zodat de blaas meer kan uitzetten en meer urine kan bevatten en ze dus minder snel naar het toilet moeten.

Crosslinks en eiwitopstapeling zijn twee redenen waarom we ouder worden. Hoe vervelend ze afzonderlijk ook zijn, samen zijn ze nog veel vervelender. De twee mechanismen werken immers samen om veroudering te versnellen. Wanneer eiwitten 'versuikerd' zijn door crosslinks, kunnen ze namelijk moeilijker door de cel afgebroken worden, en zullen ze makkelijker in de cel gaan samenklonteren. En samengeklonterde eiwittroep die te lang rondslingert in de cel loopt kans om nog meer versuikerd te geraken, waardoor deze eiwitten nóg sneller samenklonteren. Of neem de stijve bloedvaten: deze worden niet enkel stijver door crosslinks, maar ook door eiwitopstapeling in de bloedvatwand.

We hebben nu een idee over de rol van suikers, insuline en IGF in het verouderingsproces. Laten we eens kijken hoe we deze inzichten kunnen gebruiken wat onze voeding betreft.

Koolhydraten, voeding en veroudering

Gezien een teveel aan suikers veroudering versnelt, kunnen we beter minder suikers eten. Minder suikers zorgen voor minder suikercrosslinks, zodat we minder kans hebben op rimpels, cataract en hartziekte. Minder suikers zorgen ook voor minder productie van insuline en andere groeihormoonachtige stoffen die cellen sneller doen verouderen.

Natuurlijk, als we denken aan het minderen van 'suikerrijke' voeding, dan komen meteen de klassiekers in ons op: frisdranken, koeken, snoep en gebak. Dit zijn inderdaad suikerrijke producten waarvan we allemaal weten dat ze niet gezond zijn. Een studie met meer dan 2500 mensen vond dat personen die dagelijks frisdrank drinken 43 procent meer kans hebben op een hartaanval.[44] Mensen die veel suikerrijke producten eten, hebben zelfs 275 procent meer kans op een hartaanval, volgens een studie met meer dan 40.000 proefpersonen.[45] Dergelijke studies zette de burgemeester van New York ertoe aan om grote frisdrankbekers in de ban te slaan en maakte dat de Wereldgezondheidsorganisatie mensen aanraadt om niet meer dan 5 procent van hun dagelijkse calorieën uit suiker te halen. Voor een volwassen persoon komt dit neer op maximum zes koffielepels suiker (glucose, fructose of sucrose) per dag. Eén blikje frisdrank bevat al snel tien koffielepels suiker.

Deze aanbevelingen betreffen dus 'korte suikers', zoals glucose, fructose en sucrose, die worden toegevoegd aan voedingsmiddelen zoals frisdranken, koeken of taart. Deze suikers bevinden zich ook in voedingsmiddelen waarvan we het niet meteen zouden verwachten. Zo bestaat ketchup voor eenvierde uit suiker! Sommige schijnbaar 'gezonde' producten bevatten vaak veel suikers, zoals saladedressings (vooral de 'gezonde' vetarme dressings), sauzen (barbecue- of pastasaus bijvoorbeeld), 'gezonde' yoghurts en ontbijtgranen, evenals winkelfruitsappen. Je kan deze producten beter vervangen door hun suikerarme varianten zoals ketchup zonder toegevoegde suikers of naturel yoghurt. Maar het is duidelijk dat de belangrijkste bronnen van suikers frisdranken, koeken, gebak en snoepgoed zijn. Deze voedingsmiddelen dienen dus geminderd te worden (door welke smakelijke alternatieven we deze kunnen vervangen, komt later aan bod).

Maar is dit voldoende om de epidemie van overgewicht in te perken? Is het voldoende om gewoon 'minder frisdrank, koeken en snoep' te consumeren om deze tsunami van overgewicht om te keren? Laat staan om veroudering te vertragen? Voor de meeste mensen zal dit helaas niet volstaan. Suikers kunnen immers verschillende vermommingen aannemen. De klassieke suikers zijn korte suikers, zoals glucose, fructose of sucrose. Er wordt nu vooral aangeraden om deze te minderen. Maar er zijn ook nog de langere suikers, namelijk zetmeel. Zetmeel bestaat uit lange glucoseketens. Zetmeel is dus ook suiker, iets wat we op het eerste zicht misschien niet zouden denken. Aardappels, brood, rijst en pasta zijn opgebouwd uit zetmeel, en dus voornamelijk uit suikers. Vandaar dat aardappels, brood, rijst en pasta ook hoge suikerpieken veroorzaken. Gekookte aardappeltjes veroorzaken zelfs hogere suikerpieken in je bloed dan witte tafelsuiker![46] En het zijn die suikerpieken die niet gezond zijn: ze zorgen voor vorming van suikercrosslinks en maken dat er veel insuline en andere verouderingshormonen geproduceerd worden. Daarom hebben wetenschappers van de Universiteit van Harvard – één van de meest gerenommeerde universiteiten ter wereld – aardappelen zelfs in de verboden top van hun voedingsdriehoek geplaatst, naast snoep en frisdranken. Of, om het met de woorden van de Zweedse professor Fredrik Nyström te zeggen:

> Als je aardappelen eet, kan je evengoed snoep eten. Aardappelen bevatten ketens van glucose, die in de darmen worden afgebroken tot suiker. Een dergelijk voedingspatroon zorgt ervoor dat je bloedsuiker, en vervolgens het hormoon insuline, de hoogte in schiet.

Aardappelen (en dus ook puree, frietjes of kroketten) veroorzaken hoge suikerpieken, net als andere zetmeelproducten, zoals wit brood, witte rijst en niet-volkoren pasta. Deze producten dienen we dus veel minder of niet te eten. Er wordt vaak aangeraden deze producten te vervangen door hun volkorenvarianten, zoals volkorenpasta, volkorenbrood of bruine rijst. Die zouden veel gezonder zijn omdat ze minder hoge suikerpieken veroorzaken. Volkorenproducten bevatten immers meer vezels, en vezels verpakken de suikers zodat deze trager afgegeven worden aan de bloedbaan. Maar ook volkorenproducten zijn voornamelijk opgebouwd uit suikers, die allemaal door het lichaam verwerkt moeten worden (wetenschappers zeggen dat deze producten een hoge 'glycemische lading' hebben: ze leveren een grote 'lading' suikers aan). Een bekend voorbeeld is volkorenpasta, dat inderdaad minder hoge suikerpieken veroorzaakt dan witte pasta. Maar volkorenpasta veroorzaakt langdurig een verhoogde suikerspiegel. Pasta bestaat immers uit veel koolhydraten en die moeten allemaal door het lichaam verwerkt worden, wat zorgt voor langdurige glucosepieken, en vooral een vermoeide alvleesklier die veel insuline moet produceren om al die suikers te verwerken. Daarom verliezen mensen die veel volkorenproducten eten vaak nog altijd moeilijk gewicht, gewoon omdat ze nog steeds te veel koolhydraten innemen.

Maar is dat niet vreemd? Er wordt toch altijd gezegd dat volkoren gezond is? Zo vond een studie met meer dan 100.000 proefpersonen dat mensen die veel volkorengranen eten 9 procent minder kans hebben op een hartaanval.[47] Dergelijke studies worden vaak sterk opgevoerd in de media, want dit is koren op de molen van de landbouw en voedingsindustrie, die veel geld verdienen met de productie en verkoop van (volkoren) graanproducten.

Wat er vaak wordt vergeten, is dat het altijd *nog gezonder* kan. Ja, volkorenproducten zijn altijd wel gezond als je ze vergelijkt met iets ongezonders. In veel studies worden mensen die volkorenproducten eten vergeleken met mensen die geen volkorenproducten eten. Die eten dus wit brood, witte rijst of niet-volkoren pasta. Dan is het logisch dat volkorenproducten er beter uit komen. Door een product met een ongezonder product te vergelijken, kan je altijd aantonen dat het gezond is. Ik kan met een studie aantonen dat hotdogs gezond zijn, als ik mensen die hotdogs eten vergelijk met mensen die nog ongezonder eten, zoals enkel frietjes. Dus uiteraard zijn volkorenproducten gezond als je ze vergelijkt met iets ongezonders. Maar het kan altijd gezonder. Dat is iets wat veel gezondheidsexperts blijkt te ontgaan. Als je in een studie het eten van volkorenproducten zou vergelijken met het eten van groente, noten, paddenstoelen en peulvruchten, dan zul je zien dat dit laatste voedingspatroon nog veel beter is.

Bovendien, mensen die meer volkorenproducten eten kunnen ook gezonder zijn omwille van andere redenen: ze eten vaak ook meer groente en fruit, roken minder en sporten meer. Volgens sommige wetenschappers zijn volkorenproducten dus meer een 'graadmeter' voor hoe gezond je levenswijze is, dan dat ze een echte belangrijke oorzaak zijn voor een gezond leven.

Dat het altijd nog (veel) gezonder kan, zie je duidelijk in de klinische praktijk. Zo kan je diabetes type 2 niet omkeren door nog steeds aardappelen en zeven sneetjes volkorenbrood per dag te eten (zoals vaak wordt aanbevolen in officiële richtlijnen). We zien echter in studies dat je diabetes in enkele weken wel kan omkeren door diabetespatiënten geen brood, aardappelen, pasta en rijst te laten eten.[48] Dat is ongelooflijk nieuws. Vroeger werd gezegd: eens diabetes, altijd diabetes. Als je diabeet bent, kan het enkel nog maar bergafwaarts gaan. Je krijgt eerst pillen, en naarmate de jaren verstrijken zal je steeds meer pillen dienen te nemen en uiteindelijk insuline dienen te spuiten. Er zijn echter heel wat diabetespatiënten die hun medicatie (insulinespuiten en pillen) kunnen stoppen door veel minder zetmeelproducten te eten: hun bloedsuikerspiegels worden normaal, en dit zonder medicatie, maar wel via gezonde voeding (diabetespatiënten die hun medicatie willen afbouwen via voeding kunnen dit best doen onder doktersbegeleiding). Het is niet voor niets dat allerlei vermaarde wetenschappers minder koolhydraten aanraden als de belangrijkste stap in de behandeling van diabetespatiënten.[49] En terecht moedigen ze officiële instellingen (diabetesfederaties) aan om eindelijk deze nieuwe inzichten te adopteren (waarom dit zo lang duurt komt later nog aan bod).

Of neem gewichtsverlies. Mensen die gewicht willen verliezen, stoppen vaak met het eten van suikerrijke voeding, zoals frisdranken, koeken en snoep. Ook vervangen ze hun wit brood braafjes door volkorenbrood. Ze doen zelfs regelmatig aan sport. Maar ondanks al deze goede voornemens verliezen ze amper gewicht. Integendeel, naarmate de jaren verstrijken komen de kilo's er zelfs langzaam bij, ondanks hun veel 'gezondere' leefstijl. Of om het met de woorden van Peter Attia te zeggen, arts en onderzoeker:

> Ondanks dat ik elke dag drie tot vier uur sportte en de voedingspiramide tot op de letter volgde, kwam ik veel in gewicht aan en ontwikkelde ik iets wat men het 'metaboolsyndroom' noemt [verhoogde bloeddruk, verhoogde vetten en suikers in het bloed, het opstapelen van buikvet]. Ik was insuline-resistent geworden.

Hoe is dat mogelijk? Als mensen nog heel wat volkorenproducten eten, dan krijgen ze nog steeds een hoge lading aan suikers (glucose). En veel suikers maken je dik en verhogen je risico op verouderingsziektes zoals diabetes. Maar als deze mensen nu ook minder van deze volkorenproducten beginnen te eten, dan verliezen ze vaak veel gewicht. En soms kan dat heel drastisch zijn. Zo herinner ik me een professor van rond de vijftig jaar. Hij had allerlei diëten geprobeerd (meer volkorenproducten, een vetarm dieet, enzovoort), maar hij viel amper af. Totdat hij besloot nog maar zeer weinig brood, aardappelen, pasta en rijst te eten. Hij verloor spectaculair veel gewicht, zelfs in die mate dat hij zich in het begin ongerust maakte over zijn drastische gewichtsverlies en dacht dat hij leed aan een of andere kanker. Hij eet nu al vele jaren zo en voelt zich prima. Dit verhaal is tekenend voor wat er gebeurt wanneer je veel minder zetmeelproducten eet.

Is volkoren nu ongezond? Deze vraag kan je niet met een 'ja' of 'nee' beantwoorden, zoals sommige voedingsgoeroes doen (door 'ja' te zeggen) en sommige voedingswetenschappers doen (door categoriek 'nee' te antwoorden). Het antwoord is complexer dan dat. Als je wit brood vervangt door volkorenbrood (meestal is dat tarwebrood), dan is volkorenbrood inderdaad al wat gezonder (zoals studies aantonen). Maar het kan altijd nóg gezonder, bijvoorbeeld door dit tarwevolkorenbrood te vervangen door roggezuurdesembrood (de zurigheid van het brood veroorzaakt lagere suikerpieken en rogge blijkt gezonder te zijn dan tarwe). En het kan vervolgens nóg gezonder door dit roggezuurdesembrood te vervangen door havermoutpap (omwille van de wateroplosbare bèta-glucaanvezels en andere stoffen in havermout). En het kan nóg gezonder door zuurdesembrood en havermoutpap af te wisselen met noten, groente of fruit (de suiker in fruit zit verpakt in vezels, waardoor hij trager wordt afgegeven, en bovendien bevat fruit duizenden gezonde stoffen voor het lichaam, zoals we nog verder zullen zien).

In ieder geval: in het Westen eten we te veel zetmeelproducten, volkoren of niet. Driemaal per dag brood, rijst, pasta of aardappelen maakt dat het lichaam continu grote hoeveelheden suikers dient te verwerken. En hoe ouder je wordt, hoe minder goed het lichaam daartoe in staat is. En dat is zeker het geval als je diabetes hebt of al metabool belast bent (zodat je meer risico loopt op hart- en vaatziektes of dementie). Daarom hoeft het ons niet te verbazen dat veel studies aantonen dat het innemen van te veel koolhydraten niet gezond is. Veel voeding met een hoge *glycemische index* (voeding die hoge suikerpieken veroorzaakt) en een hoge *glycemische lading* (voeding die veel koolhydraten aanlevert, zoals brood, pasta, aardappelen en rijst) verhoogt het risico op allerlei verouderingsziektes. Een studie die 75.000 vrouwen gedurende tien jaar volgde, vond dat vrouwen die veel voeding aten met een hoge glycemische lading 98 procent meer kans hadden op een hartaanval.[50] Een andere studie, die 15.000 vrouwen negen jaar lang volgde, toonde aan dat vrouwen die vaak voeding met een hoge glycemische lading aten 78 procent meer kans hadden op een hartaanval.[51] En bij 44.000 Italianen zagen onderzoekers dat diegenen met een voedingspatroon met een hoge glycemische index dubbel zo veel kans hadden op een beroerte.[52] Kortom, voeding met snelle suikers (een hoge glycemische index) en veel suikers (een hoge glycemische lading) is ongezond, zeker op lange termijn.

Het ene orgaan kan trouwens beter omgaan met die continue overmaat aan koolhydraten dan het andere. Vooral de hersenen zijn zeer gevoelig voor te veel suikers. Dat is ook omdat ze rechtstreeks afhankelijk ervan zijn. Hersencellen werken enkel op suikers (en 'ketonen', zoals we verder zullen zien). Ze kunnen dus geen vetten als energiebron aanwenden. Maar hun afhankelijkheid van suikers is ook hun zwakte: de hersenen kunnen snel ziek worden van een continu bombardement aan koolhydraten. Oudere personen die veel koolhydraten eten, hebben bijna dubbel zo veel kans op 'milde cognitieve achteruitgang' ('mild cognitive impairment'), vaak een voorloper van de ziekte van Alzheimer. Mensen met deze aandoening zijn vergeetachtiger en kunnen minder goed nadenken en redeneren. Uit deze studie bleek ook dat mensen die meer gezonde vetten aten net 44 procent minder kans hadden op milde cognitieve achteruitgang.[53] Te veel suikers kunnen de hersenen zelfs doen inkrimpen. Mensen met wat hogere – maar nog steeds normale – bloedsuikerspiegels (wat dokters 'hoog-normaal' noemen), hebben tot 10 procent meer inkrimping van bepaalde gebieden in de hersenen.[54] De onderzoekers concludeerden dat 'zelfs in het geval van normale bloedsuikerspiegels en in de afwezigheid van diabetes het opvolgen van de bloedsuikerspiegels een invloed kan hebben op de gezondheid van de hersenen'.

Een goede manier om in te schatten hoe 'versuikerd' je lichaam is, is door het 'HbA1c' te meten. HbA1c is een graadmeter voor de versuikering van het eiwit *hemoglobine*, dat zich in je rode bloedcellen bevindt. Hoe hoger je HbA1c, hoe meer versuikerd je lichaam is. Als je voeding eet met veel suikers, dan gaat je HbA1c stijgen. Mensen met een hoog HbA1c (met veel versuikering dus – hun HbA1c is 5,9 tot 9,0 procent), hebben dubbel zo veel verlies van hersenmassa als mensen met een laag HbA1c (een HbA1c tussen de 4,4 en 5,2 procent).[55] Sommige neurologen noemen een suikerrijk voedingspatroon toxisch voor de hersenen, en daarmee doelen ze niet enkel op frisdranken, maar ook op te veel brood of aardappelen.[56] Andere onderzoekers noemen de ziekte van Alzheimer 'type-3-diabetes', omdat Alzheimer een soort van 'diabetes van de hersenen' zou zijn.

Natuurlijk horen de voedingsindustrie en landbouwindustrie niet graag van deze studies. Ze minimaliseren de impact van de glycemische index (de hoogte van de suikerpieken) en negeren graag de bevindingen van studies die ook de glycemische lading meten (een nauwkeurigere maatstaf dan de glycemische index, aangezien die ook rekening houdt met de hoeveelheid koolhydraten). Ze hameren op het belang van 'gezonde koolhydraten', zoals volkorenbrood, volkorenpasta en bruine rijst. Die zouden 'onontbeerlijk' zijn voor ons lichaam en onze gezondheid. We zouden zelfs niet zonder kunnen, omdat we anders 'te weinig energie hebben om de dag door te komen'. Dat zijn vooral mooie reclamepraatjes. Laten we koolhydraten en graanproducten eens in een breder perspectief plaatsen.

De menselijke soort (*Homo sapiens*) is 200.000 jaar oud. Ongeveer 10.000 jaar geleden zijn onze voorouders overgeschakeld van een bestaan als jagers-verzamelaars naar een landbouwbestaan. Dus pas sinds de laatste 10.000 jaar doen we aan landbouw en zijn we dus begonnen om op grote schaal graanproducten zoals brood te eten. Later kwamen daar ook aardappelen (voor het eerst gecultiveerd ongeveer achtduizend jaar geleden) en pasta (uitgevonden ongeveer vierduizend jaar geleden in China in de vorm van noedels) bij. Aardappelen werden in het Westen zelfs pas geïntroduceerd in de zestiende eeuw. Kortom, de menselijke soort heeft meer dan 190.000 jaar lang nooit brood, aardappelen, pasta en rijst gegeten. Maar nu zouden deze producten plots 'onontbeerlijk' zijn voor ons lichaam en onze gezondheid? 190.000 jaar lang heeft de mensheid het zonder deze producten kunnen stellen, dus zo 'broodnodig' zullen ze niet zijn.

Het tegendeel lijkt zelfs waar te zijn. We zien dat de mens sinds de opkomst van de landbouw, met zijn graanproducten, *ongezonder* is geworden. Een landbouwbestaan zorgde ervoor dat onze voeding veel minder divers werd, wat ten koste ging van onze gezondheid.[57] Jagers-verzamelaars aten groente, fruit, noten, zaden, vis, schelpdieren, paddenstoelen en kruiden. Landbouwers gingen vooral graanproducten eten. Dat de gezondheid van de mens achteruitging door de opkomst van de landbouw, weten onderzoekers onder meer door skeletten van jagers-verzamelaars van tienduizenden jaren geleden (dus van voor de opkomst van de landbouwindustrie) te vergelijken met skeletten van landbouwers van enkele duizenden jaren geleden. De skeletten van de boeren zijn veel ongezonder: hun lichaamslengte is kleiner en hun botten en gebit zijn veel meer misvormd en verzwakt, wat wijst op zware tekorten aan allerlei vitamines en mineralen. De mens is zelfs gekrompen door de opkomst van de landbouw. Men schat dat jagers-verzamelaars van voor de landbouwrevolutie gemiddeld 1,73 à 1,75 meter groot waren. Sinds de opkomst van de landbouw is de lichaamslengte gemiddeld 15 centimeter gekrompen, door een ernstig tekort aan allerlei gezonde voedingsstoffen. Zelfs nog tot in de achttiende eeuw was een man gemiddeld nog maar 1,62 meter groot, en het duurde tot rond 1960 dat mensen weer even groot waren als voor de opkomst van de landbouw.[58] Een studie die achthonderd skeletten van primitieve landbouwers bestudeerde en deze vergeleek met skeletten van jagers-verzamelaars, vond dat deze eerste landbouwers vier keer meer kans hadden op bloedarmoede (die onder meer een botaandoening geeft die 'porotische hyperostosis' heet), 50 procent meer kans hadden op ondervoeding (dat onder meer het glazuur van de tanden aantast) en drie keer meer afwijkingen in de botten die ontstaan door infectieziektes (omdat het immuunsysteem verzwakt is door de weinig gevarieerde voeding). Ook hun ruggenwervels hadden meer schade geleden, wat mogelijk te wijten is aan het zware werk op het land (vergeleken met jagers-verzamelaars, die vooral bessen en noten plukten, was landbouw een tijdrovende en zware bezigheid).[59]

Maar landbouw had natuurlijk ook grote voordelen. Een steeds efficiëntere landbouw zorgde ervoor dat steeds meer mensen gevoed konden worden. Dankzij de landbouw kon de mens voedseloverschotten produceren. Door deze voedseloverschotten kon een gedeelte van de bevolking zich met andere dingen bezighouden dan de hele dag het land te bewerken. Zo konden uiteindelijk dorpen en steden ontstaan, waarin uitvinders, wetenschappers, romanschrijvers, ambachtslui en handelaars zich konden voeden met de vruchten van de landbouw en onze beschaving met rasse schreden vooruitging. Maar deze groei van beschaving ging ten koste van onze gezondheid. We werden bedolven met een overaanbod aan zetmeelproducten die veel te weinig gezonde en diverse voedingsstoffen bevatten. Of om het met de woorden van de bekende professor George Armelagos te zeggen: 'De mensheid betaalde een zware biologische tol voor landbouw, vooral wat de variatie van voedingsstoffen betreft. Zelfs nu nog komt ongeveer 60 procent van onze calorieën van maïs, rijst en tarwe.'

Met andere woorden, in het licht van de afgelopen 200.000 jaar lijkt de stelling dat 'volkorengraanproducten onontbeerlijk zijn voor een goede gezondheid' dus maar op een goedkoop promotiepraatje.

Een andere veelgehoord argument is dat koolhydraten nodig zijn om 'voldoende energie te leveren'. Zonder veel koolhydraatrijke producten zouden we de dag niet kunnen doorkomen, en zouden we slap en futloos zijn, amper opgewassen tegen het drukke dagelijkse bestaan dat zoveel van ons vergt. We weten echter dat onze voorouders in de oertijd gemiddeld 15 kilometer per dag aflegden om op wild te jagen of om voeding te verzamelen. Dat deden ze zonder 'energierijke' aardappelen, brood of pasta. Maar nu zouden we plots moeten vrezen dat we de dag niet zouden doorkomen zonder deze graanproducten, terwijl we nagenoeg de hele tijd achter ons bureau of in de auto zitten? Dit 'energie-argument' komt ook vaak aan bod in reclames waarin bijvoorbeeld ontbijtgranen boordevol suikers aan kinderen worden aangeraden, met iemand die vertelt dat kinderen nu eenmaal 'veel energie nodig hebben' en dat ontbijtgranen met suiker een ideale manier zijn om hieraan te komen.

Ten slotte is een ander veelgehoord argument dat volkorenproducten een 'prima bron zijn van vitamines, mineralen en vezels'. 'Aardappelen bevatten vitamine C' is zowat de leuze geworden van elke aardappelverkoper. Maar deze vitamines, mineralen en vezels bevinden zich in nog veel grotere hoeveelheden in voeding die nog veel gezonder is, zoals groenten, fruit, noten, peulvruchten of paddenstoelen. Het tegendeel is zelfs waar. Brood, aardappelen, pasta en rijst zijn voornamelijk 'lege calorieën': ze bevatten eigenlijk bedroevend weinig vitamines en mineralen, zeker vergeleken met groenten, fruit en noten, die niet alleen vitamines en mineralen, maar ook duizenden soorten flavonolen, flavanolen, flavanonen, flavonen, catechinen, proanthocyanidines, isoflavonen, lignanen, phenolische zuren, stilbenen, omega-3-vetzuren en nog vele andere gezonde stoffen bevatten.

Maar wat met mensen in Azië, die 'veel rijst eten' en toch gezond zijn en lang leven? Japanners hebben een gemiddelde levensverwachting van bijna 85 jaar, wat verschillende jaren hoger is dan de meeste westerse landen (daar bedraagt de gemiddelde levensverwachting ongeveer 81 jaar). Vergeleken met het Westen worden in Azië (gelukkig nog) niet zo veel snelle koolhydraten gegeten. Aziaten consumeren veel minder brood, ontbijtgranen, koeken en frisdrank. In Azië is het niet gebruikelijk om borden te vullen met frietjes, kroketten, gebakken patatjes, aardappelpuree of pasta. Waar ze in Okinawa een kopje rijst met veel groente eten, eten we in het Westen een bord frieten met een hamburger van wit brood (en daartussen wat rood vlees) of een heel bord pasta gevolgd door een koek of een vanillepapje. Het echte, oorspronkelijke Chinese of Japanse voedingspatroon bevat naast rijst ook veel groente, peulvruchten zoals soja, gezondere dranken zoals thee en meer omega-3-vetrijke bronnen zoals vis – allemaal zaken waar minder nadruk op ligt in het westerse dieet. Bovendien blijkt uit onderzoek dat te veel rijst eten ook voor Aziaten ongezond is. Een studie die meer dan 64.000 Chinezen jarenlang volgde, toonde aan dat hoe meer voeding werd gegeten met een hoge glycemische index en lading, hoe meer de kans op diabetes steeg, en dit gold vooral voor witte rijst.[60] Omdat steeds meer Aziaten beginnen te eten zoals in het Westen, zien we ook een grote opkomst van diabetes en overgewicht in landen zoals China.

En hoe zit het dan met mensen rondom de Middellandse Zee, die een 'mediterraans dieet' volgen? Deze mensen worden toch minder getroffen door hart- en vaatziekten of dementie, ondanks die baguette of dat bord pasta dat ze regelmatig zouden verorberen? Het mediterraanse dieet is inderdaad al heel wat gezonder dan het typische westerse voedingspatroon, ondanks het stokbrood en de pasta, omdat er veel meer groenten, fruit, noten, vis, wit vlees en olijfolie wordt gegeten. Bovendien eet men ook minder brood, pasta en andere koolhydraten in het mediterraanse dieet. Het typisch westerse dieet bevat gemiddeld 50 procent koolhydraten (soms zelfs meer dan 60 procent), 35 procent vetten en 15 procent eiwitten. Het mediterraanse dieet bevat echter slechts 38 procent koolhydraten, en verder 46 procent vetten en 16 procent eiwitten.[61] Het mediterraanse dieet bevat dus meer vetten en minder koolhydraten. Dat is één van de redenen waarom het gezonder is. Toch zou ook dit dieet nóg gezonder kunnen, door nog minder brood en pasta te eten. Dat blijkt ook uit sommige studies die geen duidelijk gezondheidsvoordeel aantonen van een mediterraans dieet, wellicht omdat in deze voedingspatronen er toch nog te veel koolhydraten worden gegeten.[62,63]

Dat het altijd gezonder kan, blijkt uit aanbevelingen van professoren die veroudering bestuderen. Hun aanbevelingen gaan vaak veel verder dan die van de overheid of officiële instituten. Deze professoren willen immers niet enkel gewichtstoename tegengaan, maar willen ook veroudering afremmen en het risico op verouderingsziektes drastisch verminderen. Sommige professoren raden onder meer zetmeelproducten volledig af. Professor Michael Rose, die beroemd werd met zijn experimenten met fruitvliegjes die hij langer deed leven, zegt het volgende over graanproducten: 'Eet niets afkomstig van een graan of gras van gelijk welke soort – ook niet van rijst en mais.'

Cynthia Kenyon, waarschijnlijk de bekendste onderzoekster op het vlak van veroudering, zegt over haar manier van eten:

'Er bestaan een heleboel van deze [gezonde] diëten en wat ze allemaal met elkaar gemeen hebben is dat ze weinig koolhydraten bevatten – of preciezer: ze bevatten lage-glycemische-index-koolhydraten. Dat wil zeggen dat je niet de koolhydraten eet, die zeer snel in het bloed worden opgenomen [en zo de productie van insuline stimuleren].'

Dat wil zeggen: geen desserts. Geen zoetigheden. Geen aardappelen. Geen rijst. Geen brood. Geen pasta. 'Wanneer ik "geen" zeg, dan bedoel ik "geen of niet veel". Ik doe dit omdat ik onze wormen glucose voedde en het verkortte hun levensduur. Ik heb een geweldig bloedprofiel. Mijn triglyceridelevel is slechts 30, en alles onder de 200 is goed.'

Kenyon is geërgerd door het algemene tekort in kennis over voeding: 'Het is een beetje beschamend dat wetenschappers niet weten wat je zou moeten eten... We kunnen die bepaalde oncogenen viseren [oncogenen zijn genen betrokken bij het ontstaan van kanker, KV], maar we weten niet wat we zouden moeten eten. Waanzin.'

Is haar dieet een voorbeeld van wetenschappers die op zichzelf experimenteren? 'Ik denk van niet – je moet sowieso iets eten, en je moet zelf je beste oordeel vellen. Dit is mijn beste oordeel. Bovendien: ik voel me veel beter. Ik ben slank – ik weeg evenveel als toen ik op de universiteit zat. Ik voel me geweldig – je voelt je alsof je weer een kind bent. Het is ongelooflijk.' (*Bron: 'In Methuselah's Mould'*, PLOS Biology, 2004)

Het is interessant dat verouderingswetenschappers, die werkzaam zijn in een totaal ander vakgebied dan de voedingswetenschap, toch ook tot dezelfde conclusies komen als wat het recente voedingsonderzoek aantoont: een voedingspatroon met te veel dierlijke eiwitten en snelle koolhydraten is niet gezond. Wil dat nu zeggen dat we helemaal geen brood, pasta, rijst of aardappelen meer dienen te eten, zoals professor Kenyon? Dat hoeft niet per se.

We kunnen wel alleszins veel minder van deze producten eten. 's Morgens kunnen we in plaats van brood of ontbijtgranen gezondere alternatieven eten, zoals noten, zaden, fruit, sojayoghurt, havermoutpap of zwarte chocolade. Een concreet voorbeeld: in plaats van 's ochtends een boterham met jam kan je een kom vullen met noten, amandelmelk, stukjes peer en blauwbessen, en als dessert eet je een stukje donkere chocolade. 's Middags en 's avonds kunnen aardappelen, pasta en rijst vervangen worden door peulvruchten (erwten, bonen, linzen), paddenstoelen of een extra portie groente (broccoli- of bloemkoolpuree in plaats van aardappelpuree bijvoorbeeld). Iedereen kiest hoe ver hij hierin gaat. Vooral mensen met metabole ziektes, zoals diabetes of hart- en vaatziektes, kunnen hier ver in gaan. Sommige diabetespatiënten kunnen zelfs geen of heel weinig brood, aardappelen, rijst en pasta eten (dit is geen koolhydraatarm 'ketogeen' dieet: er worden nog steeds suikers gegeten via groenten, paddenstoelen, peulvruchten of fruit).

Maar er loert een gevaar om de hoek. Sommige artsen en wetenschappers zijn zo geschrokken van de ongezonde effecten van koolhydraten, dat bij hen de klepel helemaal naar de andere kant doorslaat. Ze verbieden niet alleen brood, pasta, rijst of aardappelen, maar raden zelfs fruit, peulvruchten of havermoutpap af, omdat die ook koolhydraten bevatten. Dat is spijtig. Ten eerste zijn de suikers in fruit, peulvruchten of havermout verpakt in vezels. Hierdoor worden de suikers trager afgegeven aan de bloedbaan, zodat je meestal lagere suikerpieken hebt. De meeste fruitsoorten veroorzaken geen hoge suikerpieken. En natuurlijk gaat het niet enkel om suikerpieken. Fruit bevat immers duizenden gezonde stoffen, die ook het lichaam kunnen helpen om minder snel te verouderen. Het zou niet alleen zonde, maar zelfs ongezond zijn om geen fruit meer te eten, alleen maar omdat het 'suiker bevat'. Een ander probleem met die koolhydraatfobie is dat de te minderen koolhydraten vaak vervangen worden door ... meer eiwitten. Veel koolhydraatfoben raden meer vlees, kaas en eieren aan in plaats van koolhydraten. Maar zoals we in het vorige hoofdstuk gezien hebben, versnellen te veel dierlijke eiwitten (zeker in de vorm van bewerkt rood vlees) juist veroudering.

In dit hoofdstuk hebben we de rol van suikers in het verouderingsproces besproken, en de manier waarop ze via groeihormoonachtige stoffen onze cellen opzwepen en middels suiker-crosslinks onze weefsels starder maken. We hebben gezien dat mensen in het Westen vaak te veel koolhydraten eten. Maar dan zijn er nog de vetten. Wat voor rol spelen vetten in het verouderingsproces? Daarover gaat het volgende hoofdstuk.

Havermoutpap versus volkorenbrood

Havermoutpap kan een alternatief zijn voor (volkoren)brood, wat vooral 's ochtends handig is. Havermoutpap heeft een gemiddelde glycemische index (ongeveer 55), maar een lage glycemische lading (een lading van 7, voor een even grote portie brood). Ter vergelijking: de glycemische index van het gemiddelde volkorenbrood is 74 en de glycemische lading is 30. Volkorenbrood levert dus veel meer koolhydraten aan die bovendien hogere suikerpieken veroorzaken vergeleken met havermoutpap. Veel soorten volkorenbrood veroorzaken even hoge suikerpieken als wit brood. Een reden daarvoor is dat dit volkorenbrood gemaakt is van genetisch gemanipuleerde tarwe. Deze tarwe bevat grote hoeveelheden amylopectine A, een soort van 'superzetmeel' dat hoge suikerpieken veroorzaakt. Deze genetisch gemanipuleerde tarwe bevat ook meer 'immunoge' eiwitten, zoals gluten of agglutines, die het darmimmuunsysteem kunnen prikkelen. Tarwebrood bevat ook zeer weinig gezonde, wateroplosbare vezels zoals bèta-glucanen. Havermout daarentegen bevat grote hoeveelheden bèta-glucanen, nagenoeg geen gluten en allerlei stoffen die gezond zijn voor het hart (zoals avenanthramides). De bèta-glucanen in havermout worden door de bacteriën in de darm omgezet in korteketenvetzuren die het metabolisme gunstig beïnvloeden. Deze en andere redenen maken dat havermout officieel een gezondheidsclaim van de Europese Unie heeft gekregen, in tegenstelling tot volkorenproducten zoals brood of pasta. Havermoutpap kan klaargemaakt worden met plantaardige melk zoals sojamelk of amandelmelk. Havermoutpap koken verhoogt de glycemische index niet (omdat de wateroplosbare vezels een dikke gelei vormen in de darm die traag de suikers afgeeft).

Hoe zit het met vruchtensappen?
Vruchtensappen uit de winkel bevatten veel suikers (vaak onder de vorm van 'vruchtenconcentraten') en weinig vezels. Winkelfruitsappen veroorzaken dus hoge suikerpieken. Je kan echter ook zelf vruchtensappen ('smoothies') maken met een blender. In een blender kan je bijvoorbeeld een appel, peer en wat bosbessen door elkaar mixen en dit mengsel opdrinken. Hoewel je op deze manier ook suikers inneemt, drink je ook de vezels mee, zodat de suikerpieken minder hoog zijn dan wanneer je een sapje uit de winkel drinkt. Onderzoek toont ook aan dat zelfgemaakt fruitsap gezonder is dan winkelfruitsappen en ook minder kans geeft op diabetes of het metaboolsyndroom.[64] Het grote voordeel van smoothies is dat je op die manier dagelijks veel meer extra fruit kan innemen. Je drinkt je fruit als het ware op. Nog gezonder is om smoothies te maken met groente erin, omdat groenten minder suikers bevatten dan fruit. Groenten bevatten ook nog allerlei andere gezonde stoffen die je in fruit niet vindt. Probeer dus je smoothie ook met groente klaar te maken. Sommige mensen maken smoothies met groente, fruit en noten (noten geven een meer romige textuur aan je smoothie). Op die manier kan je reeds in de ochtend heel wat gezonde stoffen innemen. Eén studie met bijna tweeduizend proefpersonen toonde aan dat mensen die regelmatig vruchten- en groentesappen drinken 76 procent minder kans hadden op de ziekte van Alzheimer.[65] Een andere studie toonde aan dat bij mensen die regelmatig granaatappelsap drinken de bloedvaten minder snel dichtslibben.[66]

SAMENVATTING
Koolhydraten of **suikers**:
- verhogen **insuline, IGF** en andere **groeihormoonachtige stoffen** die veroudering versnellen;
- vormen **suiker-crosslinks** die de eiwitten waaruit onze weefsels zijn opgebouwd aan elkaar lijmen, en zorgen zo voor:
  - rimpels;
  - stijvere bloedvaten;
  - cataract (staar);
  - achteruitgang van de nierfunctie;

- een stijvere urineblaas;
- een stijver hart.

Laron-dwergen hebben minder IGF en insuline in hun bloed circuleren en zijn nagenoeg immuun voor kanker en diabetes.
Grotere mensen en **dieren** hebben meer kans op kanker en om sneller te overlijden.

Een voedingspatroon met een **lage glycemische index** (minder hoge suikerpieken) en een **lage glycemische lading** (minder koolhydraten), vermindert de kans op allerlei verouderingsziektes, zoals hartaanvallen, diabetes en beroertes.

Volkorenproducten zijn gezonder dan niet-volkorenproducten (zoals wit brood of niet-volkorenpasta), maar bevatten nog altijd **veel koolhydraten**. Hetzelfde geldt voor speltbrood.

Van ongezond naar gezonder:
- wit (tarwe)brood, witte pasta, witte rijst, aardappelen;
- volkoren (tarwe)brood, volkorenpasta, bruine rijst;
- volkoren (rogge)zuurdesembrood;
- havermout(pap), groente, noten, zaden, peulvruchten, paddenstoelen, quinoa, fruit.

Fruit bevat ook suikers, maar ook veel vezels (zodat de suikers in fruit trager afgegeven worden) en bevat daarnaast nog duizenden gezonde stoffen die niet aanwezig zijn in brood, pasta of rijst.

Consumeer minder **'korte' suikers** (glucose, fructose en sucrose), zoals frisdranken, winkelfruitsappen, koeken, gebak en snoep.

Consumeer ook minder **'lange' suikers**, zoals brood, aardappelen, rijst, pasta of ontbijtgranen.

Vervang **'s morgens** het brood of de ontbijtgranen door:
- havermoutpap, noten, zaden, fruit, zwarte chocolade, groente in de pan zoals spinazie en tomaat met tofoe, quorn, peulvruchten en/of eieren (enkele eieren per week kunnen).

Vervang **'s middags** en **'s avonds** de aardappelen, pasta en rijst door:
- peulvruchten (bonen, erwten, linzen, soja);
- paddenstoelen (oesterzwammen, champignons, shiitake, enokitake, ...);
- een extra portie groente (bijvoorbeeld bloemkoolpuree in plaats van aardappelpuree).

Vetten

Vetten hebben decennialang een onterecht slechte reputatie gehad. Hele generaties mensen werden bang gemaakt voor vetten, hoewel het verhaal heel wat complexer én interessanter is. Maar alvorens verder te gaan, is het altijd handig om te weten wat vetten zijn.

Eenvoudig gezegd zijn vetten een soort moleculaire inktvissen. Ze bestaan uit een kop (die uit een tiental atomen bestaat) en twee of drie armen. Die armen noemt men vetzuren.

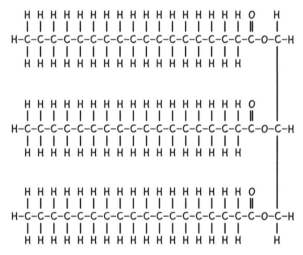

Zo ziet een vet eruit. De drie langwerpige armen (links) zijn de 'staarten' of vetzuren. De staarten hangen vast aan de 'kop', die bestaat uit drie koolstofatomen (C), waaraan enkele zuurstof (O) en waterstofatomen (H) hangen.

Duizenden miljarden van deze inktvissen samen vormen een vetdruppel. Als we vetten eten, bijvoorbeeld een stuk kaas of een walnoot, dan komen de vetten in onze darm terecht. Daar zullen spijsverterings-enzymen (een bepaald soort eiwitten) de armen scheiden van de kop van de inktvis. De inktvisarmen worden als het ware geamputeerd. Dat is nodig omdat de darmcellen de inktvissen niet in hun geheel kunnen opnemen. De armen (vetzuren) worden opgenomen door de darmcellen en komen in de bloedbaan terecht. Vetcellen nemen de vetzuren op en zetten die opnieuw op een hoofd, zodat de inktvis compleet is. Vetcellen zijn dus gevuld met inktvissen (vetten), maar in de bloedbaan zijn het vooral armen (vetzuren) die circuleren. Vaak worden de namen 'vetten' en 'vetzuren' door elkaar gebruikt, wat geen kwaad kan.

Er bestaan verschillende soorten vetzuren (of vetten). Je hebt enerzijds verzadigde vetzuren. Dat wil zeggen dat het vetzuur 'verzadigd' is met waterstofatomen. Je kan dit vergelijken met een lange tak van een kerstboom waaraan overal kerstballen hangen: de tak is verzadigd met kerstballen (waterstofatomen). Omdat deze kerstballen zich dicht bij elkaar bevinden en zich tegen elkaar afduwen, houden ze de tak recht. Verzadigde vetzuren zijn dan ook recht. Daarnaast zijn er 'onverzadigde' vetzuren. Bij deze vetzuren ontbreken op specifieke plaatsen twee waterstofatomen (kerstballen). Op die plekken maakt het vetzuur een knik. Onverzadigde vetzuren zijn daarom gebogen. Je kan dit vergelijken met een kerstboomtak waaraan twee kerstballen ontbreken: op die plek maakt de tak een knik omdat de ontbrekende kerstballen zich niet meer van elkaar kunnen afduwen.

Bij verzadigde vetzuren (rechts) is de staart volledig 'verzadigd' met waterstofatomen (H), waardoor de staart recht is. Bij onverzadigde vetzuren (links) is de staart 'onverzadigd' met waterstofatomen (H): er ontbreken twee waterstofatomen. Hierdoor maakt de staart een knik.

Verzadigde ('rechte') vetzuren bevinden zich vaak in dierlijke producten, zoals vlees (de witte vetrandjes en dooradering in vlees), kaas, boter en melk. Plantaardige bronnen van verzadigde vetzuren zijn palmolie, kokosolie en cacaoboter (die zich in chocolade bevindt). Onverzadigde ('gebogen') vetzuren zijn omega-3-vetzuren, die zich bevinden in vette vis of walnoten. Andere onverzadigde vetzuren zijn omega-6-vetzuren, die in vlees, zonnebloemolie of maisolie te vinden zijn.

Dan is er nog een laatste soort vet: transvetten. Transvetten zijn ook 'rechte' vetten, hoewel in deze vetten enkele waterstofatomen ('kerstballen') ontbreken. Ze hebben dus eigenschappen van zowel verzadigde vetten – ze zijn recht – als onverzadigde vetten – ze missen enkele waterstofatomen (of kerstballen).

De staart van transvetten (rechts) is recht, hoewel de staart onverzadigd is (er ontbreken twee waterstofatomen). Vergelijk dit met de gebogen staart van onverzadigde vetten (links). De transvetzuurstaart is recht omdat de waterstofatomen (kerstballen) zich aan tegenovergestelde kanten bevinden van de 'knik'.

Deze vreemde vetten bevinden zich in industrieel bereide voeding, zoals gebak, koeken en snackrepen, frituurvetten, fastfood en sommige margarines. Onderzoek heeft aangetoond dat deze transvetten zeer ongezond zijn en de kans verhogen op hart- en vaatziektes. Voor de andere vetten, namelijk de verzadigde en onverzadigde vetten, is het antwoord veel minder eenduidig, zoals we zullen zien.

> **SAMENVATTING**
> **Verzadigde ('rechte') vetten** zijn afkomstig van:
> - dierlijke bronnen: vlees (de witte spekrandjes en dooradering in vlees), kaas, boter en melk;
> - plantaardige bronnen: palmolie, kokosolie en cacaoboter (die zich in chocolade bevindt).
>
> **Onverzadigde ('gebogen') vetten**:
> - omega-3-vetzuren: vette vis, walnoten, lijnzaad;
> - omega-6-vetzuren: vlees, zonnebloemolie, maisolie;
> - andere onverzadigde vetzuren: olijfolie.

Transvetten ('rechte' vetten) zitten in:
- industrieel bereide voeding: gebak, koeken, snackrepen, frituurvetten, fastfood en sommige margarines.

De rol van vetten bij veroudering
Vet maakt gedurende ons leven een wonderlijke reis door het lichaam. Als we jong zijn, bevindt het meeste vet zich onderhuids. Naarmate we ouder worden, zal steeds meer vet zich gaan afzetten in de buik, tussen de organen dus. Heel wat mensen zullen dat merken onder de vorm van een 'bierbuikje'. Als je ongezond eet en drinkt, zal dat bierbuikje sneller ontstaan. Als we de zeventig passeren, gaat steeds meer vet zich op vreemde plaatsen in het lichaam afzetten, zoals in het beenmerg, in onze organen en in de bloedvatwanden: op plaatsen waar het helemaal niet thuishoort. Het is alsof vet steeds meer op de dool geraakt naarmate we ouder worden. De locatie van het vet zegt ons veel over onze gezondheidstoestand. Bij jonge of gezonde personen bevindt vet zich vooral onderhuids. Dat is een goede plaats voor vet. Onderhuids vet is eigenlijk 'gezond' vet. Bij vrouwen bevindt onderhuids vet zich vooral ter hoogte van de billen. Dat geeft vrouwen de typische peervorm, en is ook een symbool voor schoonheid en vruchtbaarheid.

Vet dat zich opstapelt in de buik (buikvet of een bierbuikje) is daarentegen ongezond. Personen met veel buikvet hebben een 'appelvorm'. Dat buikvet produceert allerlei ontstekingsstoffen die afgegeven worden aan de bloedbaan. Deze stoffen doen de bloedvaten sneller dichtslibben, zodat je kans op een hartaanval aanzienlijk stijgt, evenals je risico op diabetes en dementie. Mensen met veel buikvet hebben bijna drie keer meer kans op dementie.[67] Ze lopen ook een hogere kans om vroegtijdig te overlijden. Uit een onderzoek blijkt dat mensen met een taille die 80 procent van hun lichaamslengte bedraagt, gemiddeld twintig jaar vroeger sterven.[68] De taille is (meestal) het smalste gedeelte tussen je heupen en onderste ribben, ongeveer ter hoogte van de navel. Idealiter zou je taille minstens de helft kleiner zijn dan je lichaamslengte. Iemand die bijvoorbeeld 1,60 meter groot is, dient een tailleomtrek te hebben van minder dan 80 centimeter. Maar zelfs bij mensen met een normale taille kan er zich toch nog ongezond vet ophopen in de buik, tussen de organen. Mensen bij wie dit het geval is worden ook wel 'tofi's' genoemd ('Thin on the Outside, Fat on the Inside' – 'Dun aan de buitenkant, dik vanbinnen'). Hoewel ze dun zijn en geen uitgesproken bierbuikje hebben, lopen tofi's toch een hoger risico op hart- en vaatziekten, omdat ze te veel ongezond vet tussen de organen in de buik hebben zitten.

Hoe komt het eigenlijk dat vet zich verplaatst gedurende ons leven, weg van onder de huid tot uiteindelijk overal in het lichaam? Dat komt omdat naarmate we ouder worden, vetcellen steeds minder goed gaan werken. Ze worden steeds minder goed in waar ze voor gemaakt zijn: het opslaan van vet. Vooral een levenslang continu bombardement van insuline, IGF, aminozuren en andere stoffen, maakt dat vetcellen verouderen. Doordat oude vetcellen het vet niet goed opslaan, gaat steeds meer vet in het lichaam ronddolen, en begint het zich op te stapelen in delen van het lichaam waar het niet thuishoort, zoals in de buik (wat zorgt voor een bierbuikje), de lever (wat zorgt voor leververvetting) of in de bloedvatwanden, wat een rol speelt in slagaderverkalking. Omdat mensen bij het ouder worden gemakkelijker dikker worden, wordt vaak gedacht dat hun vetcellen té goed werken, omdat ze te veel vet opslaan. Maar eigenlijk is het omgekeerde waar: omdat de vetcellen steeds slechter werken, worden vetten niet goed verwerkt en beginnen ze zich af te zetten op plaatsen waar ze niet thuishoren. We worden bij het ouder worden vaak 'vetter' omdat onze vetcellen net minder goed werken. Als onze vetcellen goed functioneren, zijn we eigenlijk het gezondst.

Vetten, voeding en veroudering
Vetten hebben decennialang een slechte reputatie gehad – en hebben dat nu nog steeds. Vetten zouden je bloedvaten doen dichtslibben, hartaanvallen veroorzaken en je dik maken. Tientallen jaren hebben overheden de bevolking gemaand minder vet te eten, wat mensen ook hebben gedaan. Maar hoewel we steeds minder vetten eten, zien we steeds een grotere toename van hart- en vaatziektes, diabetes en overgewicht. Om deze epidemie van overgewicht in te perken, werden miljoenen mensen op vetarme voeding en diëten gezet. Met echter povere resultaten, zoals we verderop zullen zien. Een vetarm dieet lijkt een logische keuze om af te vallen, omdat vetten immers veel calorieën bevatten (en omdat ze zogezegd 'ongezond zijn voor het hart'). Maar zo eenvoudig is het niet.

Deze fobie voor vetten is spijtig en voor een groot gedeelte onterecht. Vetten zijn namelijk zeer belangrijk voor ons lichaam. Dat zie je al door gewoon naar het menselijk lichaam te kijken: dat bevat van nature veel vet vergeleken met andere dieren. Mensen zijn bijzonder vettige wezens. Mannen bestaan gemiddeld voor 15 procent uit vet, en vrouwen zelfs voor 25 procent. Een vrouw bestaat dus voor een vierde uit vet! Onze nauwste verwanten, de apen, hebben veel minder vet in hun lichaam. Het lichaam van een jong aapje bestaat uit 3 procent vet, terwijl het lichaam van een mensenkind minstens vijf keer meer vet bevat (15 tot 25 procent). Een volwassen chimpansee bevat ongeveer 6 procent vet, een volwassenen mens tussen de 15 en 25 procent vet. Kortom, het feit dat een gezond menselijk lichaam zo veel vet bevat, wijst erop dat vet een belangrijke functie vervult in ons lichaam, iets wat wetenschappers ook al was opgevallen.

Jarenlang vroegen wetenschappers zich af waarom mensen zo veel vet bevatten. Sommige onderzoekers opperden dat dit komt omdat onze voorouders vaak in de buurt van water leefden. Er bestaan namelijk zoogdieren die ook heel veel vet hebben, en dat zijn walvissen. Deze dieren hebben veel vet nodig om zich warm te houden in het koude water. Omdat onze voorouders vaak in de buurt van water leefden, om wadend op zoek te gaan naar vis of schaaldieren, ontwikkelden ze misschien daarom ook een onderhuidse vetrijke isolatielaag om zich te beschermen tegen het koude water. Op het eerste gezicht lijkt dit een vergezochte verklaring, maar we mogen niet vergeten dat het evolutieproces zeer krachtig kan zijn. Zo zijn bijvoorbeeld walvissen afkomstig van wolfachtige dieren die meer dan zestig miljoen jaar geleden steeds meer rond en ten slotte in het water gingen leven (de voorouders van walvissen waren dus landdieren). Maar de 'mens als wateraap'-hypothese blijkt echter niet te kloppen. Er zijn immers veel betere verklaringen waarom de mens zo veel vet bevat. Bovendien zouden waterapen in Afrika hun jachtterrein te veel moeten delen met andere niet al te vriendelijke waterdieren, zoals krokodillen of nijlpaarden.

Een belangrijke reden waarom ons lichaam zo veel vet bevat, is dat we zulke grote hersenen hebben. We zijn zo vettig omdat we zo slim zijn. Het vet in ons lichaam kan immers dienen om onze hersenen op te bouwen en om ze draaiende te houden. Hersenen zijn vooral uit vet opgebouwd. Ongeveer 60 procent van het drooggewicht van onze hersenen is vet (het drooggewicht is het gewicht van de hersenen met al het water eruit verwijderd). Daarom bevat het lichaam van jonge mensenkinderen zo veel vet (vergeleken met primaten zoals chimpansees). Die vetten zijn nodig voor de verdere groei en opbouw van hun hersenen gedurende de eerste levensjaren.

We hebben daarnaast ook een flinke voorraad vet nodig om onze hersenen continu draaiende te houden. Onze hersenen gebruiken immers zeer veel energie: 20 procent van onze energie gaat naar die 1,2 kilogram denkende gelei onder ons schedeldak. Die energie geeft ons een bewustzijn, gevoelens en een hele hoop kopzorgen. Het grote probleem is dat die energie continu aangeleverd moet worden: je kan hersenen niet zomaar afzetten (zeker overdag niet). Dus moet er een soort van continue energievoorraad aangelegd worden. Daarvoor zijn vetten ideaal: honderd gram vet bevat 900 kilocalorieën aan energie. Vet kan dus dienen als een goede voorraad om periodes van schaarste te overbruggen. Een probleem is wel dat de hersenen vetten niet rechtstreeks als energiebron kunnen gebruiken want hersencellen werken op suikers. Daar heeft het lichaam gelukkig een oplossing voor gevonden: vetten kunnen omgezet worden in *ketonen*. Dat zijn stofjes die de hersencellen wel kunnen gebruiken als energiebron. Dat was in de oertijd vooral belangrijk in periodes van schaarste, waarmee we toen vaak werden geconfronteerd. Wanneer we enkele dagen achter elkaar geen eten vonden, zorgde onze grote vetvoorraad dat we ons gigantisch energieverslindend brein aan de praat konden blijven houden.

Een vetrijke energievoorraad was niet enkel handig om een groot brein op te bouwen en draaiende te houden, maar ook om te zorgen voor een langer uithoudingsvermogen. Dat uithoudingsvermogen was uitermate belangrijk voor onze voorouders. Ze waren immers zeer slechte jagers. Vergeleken met de meeste andere dieren zijn mensen heel traag en zwak. We zijn tergend traag omdat we op twee in plaats van vier poten lopen. Een cheeta kan 120 kilometer per uur halen, een geit kan dubbel zo snel lopen als de snelste mens, en zelfs een eekhoorntje, dat veel kleiner is dan een mens, is nog sneller dan wij (probeer maar eens een eekhoorn te vangen). Sterk zijn we ook al niet: een gemiddelde chimpansee, die twintig kilo minder weegt dan een mens, is minstens dubbel zo sterk als de sterkste menselijke atleten. Daarom zijn chimpansees ook levensgevaarlijk. Het gebeurt al eens dat een opzichter wordt meegesleurd door een chimpansee om dan dood of zwaar toegetakeld teruggevonden te worden. Met onze zwakke en trage lichamen delven we al snel het onderspit voor de meeste dieren. Mensen zijn op lichamelijk vak de kneusjes van de natuur.

Het moet dus niet makkelijk geweest zijn voor onze voorouders om dieren te vangen die bijna altijd sneller of sterker zijn. Toch lukte het hun om dieren te vangen die sneller of sterker waren. Dit deden ze middels een speciale jachttechniek die *volhardings-jagen* ('persistance hunting') wordt genoemd. Volhardings-jagen komt erop neer dat onze voorouders continu achter een prooi (bijvoorbeeld een zebra) gingen aan wandelen, uren, soms dagen aan een stuk, totdat de prooi van stress en uitputting bezweek. De bouw van ons lichaam toont aan dat dat we zeer goed aangepast zijn voor deze jachttechniek. De grote hoeveelheid vet in ons lichaam stelt ons in staat om dagenlang nuchter achter een prooi te blijven wandelen, zonder energie tekort te komen – in tegenstelling tot de zebra of gazelle, die al snel totaal uitgeput raakt.

Buiten een grote vetvoorraad, vertoont ons lichaam nog andere kenmerken die aanpassingen zijn voor volhardings-jagen. Twee daarvan zijn typisch voor de mens: onze naakte huid en ons vermogen om overvloedig te zweten. De meeste zoogdieren hebben immers een vacht en veel minder zweetklieren. De meeste zoogdieren hebben zelfs geen *eccriene* zweetklieren, terwijl de mens er miljoenen heeft (eccriene zweetklieren zijn klieren die zich overal verspreid over het lichaam bevinden. De andere soort zweetklieren zijn de *apocriene* klieren: die bevinden zich in regio's als de oksels en in de buurt van de geslachtsorganen en produceren een andere geur). Omdat de meeste zoogdieren zo slecht kunnen zweten, moeten ze zichzelf afkoelen door te hijgen (zoals honden), door tijdens de warme middag in de schaduw te liggen (zoals kangoeroes of leeuwen) of door te rollen in de modder (zoals varkens: de modderlaag beschermt hen tegen de hitte en muggen). Maar mensen kunnen dankzij hun zweetklieren overvloedig zweten – tot wel vier liter per uur! – en zich daardoor zeer goed afkoelen, zeker in combinatie met hun naakte huid. Dit was bijzonder handig tijdens de warme middagen op de Afrikaanse savanne. Zebra's of gazelles daarentegen zijn slechte zweters en geraken dus veel sneller oververhit dan mensen. Bovendien hebben ze een vacht, waardoor ze veel minder snel afkoelen. Met andere woorden, de reden waarom de mens naakt is en er kledingwinkels en deodorantfabrikanten bestaan, is omdat we in de oertijd met deze eigenschappen beter konden jagen. Dit gecombineerd met een grote vetvoorraad die ons langdurig energie kon verschaffen, maakte ons tot gevreesde jagers, die het niet moesten hebben van snelheid en kracht, maar van geduld en volharding. De grote vetvoorraad stelde ons ook in staat dagenlang rond te trekken, op zoek naar fruit, noten, zaden en groenten, en om nieuwe gebieden te verkennen.

Veel vet is ook belangrijk wat de voortplanting betreft. Onze grote vetvoorraad zorgde ervoor dat we ons sneller konden voortplanten. Het geeft vrouwen de benodigde energie om de foetus te laten groeien (en zeker zijn hersenen), om borstvoeding te kunnen geven en om kinderen groot te brengen (en om zich het eten uit de mond te sparen voor de kinderen bij schaarste). Daarom hebben vrouwen gemiddeld meer vet dan mannen (25 procent in plaats van 15 procent). Dankzij het vele vet konden vrouwen zich sneller voortplanten. Ze kan tegelijk haar kind borstvoeding geven, haar eten aan een ouder kind geven (zelf heeft ze voldoende energie in de vorm van vet) en snel weer zwanger worden. Mensenvrouwen kunnen daarom twee keer zo veel kinderen hebben als chimpansees.[58,69] Het feit dat mensen zich sneller konden voortplanten, heeft ertoe bijgedragen dat onze soort zich zo snel heeft kunnen verspreiden over de wereld.

Omega-3-vetzuren
Als we kijken naar de evolutionaire geschiedenis van de mens, zien we dat vetten ervoor zorgden dat we beter konden denken, jagen en kinderen krijgen. Dat vetten belangrijk zijn, zien we ook als we kijken naar de opbouw van ons lichaam: dat bevat veel vet vergeleken met andere zoogdieren. Het hoeft ons dus niet te verbazen dat vetten belangrijk zijn wat onze gezondheid betreft. Mensen die voeding eten die meer (specifieke) vetten bevat, hebben minder kans op allerlei verouderingsziektes. Een bekend voorbeeld zijn de omega-3-vetzuren. Die bevinden zich in vis (vooral in vette vis, zoals zalm, haring, makreel, ansjovis), noten (zoals walnoten) en lijnzaad. Meer van zulke 'vettige' voeding eten kan veroudering vertragen en het risico verminderen op allerlei verouderingsziektes.

Een voorbeeld van zo'n verouderingsziekte is maculaire degeneratie. Deze ziekte kenmerkt zich door cellen in het netvlies van het oog die afsterven, omdat allerlei eiwittroep en ander afval zich daarin heeft opgestapeld. Dit leidt tot blindheid in het centrale gezichtsveld, die zich naar de zijkanten kan uitbreiden, totdat volledige blindheid kan volgen. Maculaire degeneratie is een typische verouderingsziekte in het Westen: 20 procent van de 65-plussers heeft er last van. Maar zoals voor veel verouderingsziektes geldt: als men maar oud genoeg wordt, krijgt iedereen er in meer of mindere mate mee te maken. Door af en toe een vet visje te eten kan je je beter beschermen tegen maculaire degeneratie. Personen die veel omega-3-vetzuren aten, hadden 45 procent minder kans op maculaire degeneratie vergeleken met mensen die weinig omega-3-vetzuren innamen.[70-73]

Reumatoïde artritis ('reuma' in de volksmond) is een andere ziekte die we vaak associëren met veroudering. Hierbij ontsteken vooral de gewrichten. Een studie met meer dan 32.000 vrouwen toonde aan dat vrouwen die één portie vette vis aten per week (minstens 210 mg aan omega-3-vetzuren) 35 procent minder kans hadden op reumatoïde artritis. De vrouwen die dit al het langst deden in de studie (meer dan twintig jaar), hadden zelfs 52 procent minder kans op reuma.[74] Andere studies tonen aan dat mensen die regelmatig vis eten minder aftakeling van de hersenen vertonen.[75,76] Naast vis bevatten walnoten ook veel gezonde vetten, zoals omega-3-vetten. Wanneer muizen en ratten walnoten toegediend krijgen, hebben ze minder last van cognitieve achteruitgang of krijgen ze minder snel de ziekte van Alzheimer.[77] In een experiment werden alzheimer-muizen (muizen met een mutatie waardoor ze de ziekte van Alzheimer ontwikkelen) ingedeeld in drie groepen: één groep kreeg voeding die voor 6 procent uit walnoten bestond, een andere groep kreeg voeding die 9 procent walnoten bevatte en een derde groep kreeg voeding zonder walnoten. De hersenen van de muizen die 9 procent walnoten kregen toegediend, takelden minder af door de alzheimer en maakten 45 procent minder fouten in een test die het geheugen mat vergeleken met de muizen die geen walnoten kregen.[78]

De conclusie van de onderzoekers was dat walnoten 'een positief effect kunnen hebben op het verminderen van het risico op de ziekte van Alzheimer, alsook op het vertragen of voorkomen van deze ziekte'. Ook mensen die veel walnoten eten, hebben snellere en gezondere hersenen.[79,80] Walnoten zijn bovendien gezond voor het hart en de

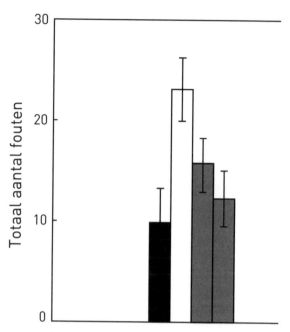

Alzheimer-muizen die walnoten toegediend krijgen (grijze balken) maken minder fouten vergeleken met alzheimer-muizen die geen walnoten krijgen (de witte balk). De zwarte balk toont de groep controlemuizen die geen alzheimer-mutatie hebben waardoor ze geen alzheimer ontwikkelen. (bron: 'Dietary Supplementation of Walnuts Improves Memory Deficits and Learning Skills in Transgenic Mouse Model of Alzheimer's Disease'. Journal of Alzheimer's disease, 2014)

bloedvaten. Mensen die dagelijks een handvol walnoten eten, hebben 45 procent minder kans op een hartaanval volgens een studie met 120.000 proefpersonen.[81]

Meer inname van gezonde vetten afkomstig van vis, noten en zaden kan het risico verminderen op allerlei verouderingsziektes. Het probleem is dat we in het Westen te weinig gezonde vetten eten, zoals omega-3-vetzuren. Omdat niet iedereen vette vis of noten kan of wil eten, worden soms omega-3-voedingssupplementen ingenomen. Er zijn talloze studies die aantonen dat omega-3-supplementen het risico kunnen verminderen op verschillende aandoeningen, zoals hartritmestoornissen,[82–84] hartaanvallen[85,86] en zelfs psychoses.[87] Aan de andere kant verschijnen er ook studies die aantonen dat omega-3-supplementen toch níet zo goed werken om bijvoorbeeld de kans op een hartaanval te verminderen, of dat deze supplementen de algemene sterfte niet verbeteren. Volgens een studie met meer dan 68.000 patiënten was er slechts 9 procent minder kans om te overlijden aan een hartaanval als je omega-3-vetzuursupplementen nam, maar die 9 procent was 'statistisch verwaarloosbaar'.[88]

De media zijn er in zulke gevallen snel bij om te zeggen dat 'omega-3-vetzuren niet werken'. Maar zo eenvoudig is het allemaal niet. In zulke studies zijn de deelnemers meestal hartpatiënten die nog heel wat andere medicijnen nemen, zoals aspirine, bloeddrukverlagers en statines, en gezondere voedingspatronen volgen, waardoor hun kans op een hartaanval al aanzienlijk verminderd is. Een eventueel bijkomend effect van omega-3-vetzuren kan dan verwaarloosbaar zijn. Het zal alleszins minder groot zijn dan wanneer je enkel omega-3-vetzuren zou nemen. Studies tonen inderdaad aan dat wanneer er nog geen (of niet veel) andere medicatie wordt genomen, het effect van omega-3-vetzuren groter is.[89] In deze studies worden ook allerlei verschillende soorten omega-3-supplementen gebruikt. Maar sommige supplementen kunnen van slechte kwaliteit zijn. De vetzuren zijn bijvoorbeeld gecontamineerd of geoxideerd, wat hun werkzaamheid vermindert en bij sommige patiënten zelfs leverfunctiestoornissen kan veroorzaken. Er bestaan ook verschillende soorten omega-3-vetzuren in supplementvorm, zoals omega-3-vetzuren in de ethylester-, triglyceride-, of fosfolipidevorm. Ook de bron van de omega-3-vetzuren kan een rol spelen: vette vis, algen of krill (garnaalachtig plankton). Fabrikanten van triglyceride-omega-3-vetzuren zeggen dat hun vorm de beste is, terwijl fabrikanten van fosfolipiden-omega-3-vetzuren uit krill volhouden dat zij de beste vorm verkopen. Ten slotte duren deze studies vaak maar enkele maanden of een jaar, wat te kort is om de invloed van een voedingsmiddel te testen op het voortschrijden van verouderingsziektes, die decennia nodig hebben om manifest te worden. Je kan dit vergelijken met een huis dat al dertig jaar aan het verkommeren is en nu op instorten staat. Zal het vervangen van de dakgoot op het laatste moment er plots voor zorgen dat het huis minder snel in elkaar stort? In sommige gevallen wel, maar in veel gevallen niet, omdat je de ondergelopen kelder niet hebt behandeld, of het betonrot in de muren of het lekkende dak. Maar dat wil niet zeggen dat je dakgoot onderhouden 'niet werkt'. Het is belangrijk om de dakgoot te onderhouden, op voorwaarde dat je dit onderhoud combineert met allerlei andere onderhoudsactiviteiten (andere voedingsstoffen). Daarom pleit ik ervoor om vooral omega-3-rijke voeding te eten, in plaats van enkel te vertrouwen op omega-3-vetzuursupplementen. Deze omega-3-rijke voeding (vette vis, noten, lijnzaad) bevat niet enkel omega-3-vetzuren, maar ook nog heel wat andere gezonde stoffen, zoals furaanvetzuren, jodium, verschillende vormen van vitamine E, vezels en nog honderden andere niet-ontdekte stoffen die gezonde effecten op het lichaam hebben en die je niet in een omega-3-voedingssupplement zult vinden.

En dat zien we ook in onderzoek. Neem bijvoorbeeld de ziekte van Alzheimer. Sommige studies tonen aan dat omega-3-vetzuren een positief effect hebben op het vertragen van deze ziekte, andere studies tonen geen effect. Dat laatste hoeft niet te verbazen. Alzheimer is een ernstige ziekte die ontstaat nadat een mens zeventig of tachtig jaar blootgesteld werd aan enorm veel verschillende factoren (voeding, toxines, stress, weinig lichaamsbeweging, slaaptekort, depressies, enzovoort). Dat je op het laatste moment de dakgoot gaat repareren (enkel omega-3-vetzuren toedienen, meestal voor een korte periode), zal vaak geen indrukwekkend effect hebben op het voorkomen van het instorten van het huis. Maar wat als je omega-3-vetzuren niet begint in te nemen wanneer je al alzheimer hebt, maar al tientallen jaren op voorhand, en dit vooral door middel van gezonde voeding, die *onder meer* omega-3-vetzuren bevat? Zo zien we dat personen die één of meerdere keren per week vis eten 60 procent minder kans hebben op de ziekte van Alzheimer vergeleken met mensen die weinig of nooit vis eten.[90,91] Een studie die meer dan 8000 65-plussers gedurende jaren volgde, vond dat mensen die minder dan één keer per week vis aten 47 procent meer kans hadden op dementie. Mensen die dagelijks vis aten, hadden daartegen 44 procent minder kans op dementie. Ouderen die regelmatig oliën aten die rijk zijn aan omega-3-vetzuren (zoals walnoot- of lijnzaadolie) hadden 60 procent minder kans op dementie.[92]

Uiteraard, mensen die meer vis of walnoten eten, zijn vaker hoogopgeleid, eten vaak andere gezonde voedingsmiddelen, sporten meer en roken minder. Onderzoekers proberen zo goed mogelijk al deze factoren mee in beschouwing te nemen om het belang van gezonde vetten in te schatten. Hoe dan ook, de conclusie blijft dezelfde: een gezond levenspatroon met meer gezonde vetten kan je kans op verouderingsziektes als alzheimer, maculaire degeneratie en hartaanvallen verminderen. Vandaar dat ook bekende instituten, zoals de American Heart Association en de European Cardiologic Society een hogere inname van omega-3-vetzuren aanraden, door minstens twee keer per week vis te eten, net als noten, lijnzaad, olijven, avocado's en andere gezonde, vetrijke voeding.

Cholesterol

Eén van de redenen dat vetten zo lang als 'ongezond' beschouwd werden, heeft te maken met cholesterol. Dat is immers ook een vet. Cholesterol ziet er qua structuur anders uit dan een 'typisch' vet (dat lijkt op een inktvis), maar omdat cholesterol ook zo slecht oplosbaar is in water wordt het een vet genoemd. Er wordt ons altijd gezegd dat een hoge cholesterol ongezond is. Maar zo eenvoudig is het niet.

Zo weten we al geruime tijd dankzij grote studies dat er géén verband bestaat tussen een verhoogd cholesterol en de kans op een hartaanval.[93,94] U leest het goed: een hogere cholesterol vergroot niet de kans op een hartaanval. Dat hoeft ons eigenlijk niet te verbazen, gezien 75 procent van de mensen die op de spoed belanden met een hartaanval zelfs een normale cholesterol hebben.[95] Natuurlijk bestaan er zeldzame genetische ziektes waardoor mensen een torenhoog cholesterolpeil hebben en dan kan hun kans op een hartaanval wel verhoogd zijn. Maar dat zijn de grote uitzonderingen die de regel bevestigen. De cholesterolniveaus bij deze aandoening zijn 'suprafysiologisch', wat wil zeggen dat ze zo uitzonderlijk hoog zijn dat interpretaties voor gezonde mensen van weinig nut zijn (en zelfs voor personen met deze genetische aandoening – 'familiale hypercholesterolemie' geheten – heeft 40 procent een normale levensduur).[96]

Een hoge cholesterol is dus niet per se ongezond. Professor George Mann, een onderzoeker die onder meer meewerkte aan de bekende Framingham Heart Study, zegt hierover:

> De hypothese dat een hoge inname van vet of cholesterol hartaanvallen veroorzaakt, werd herhaaldelijk aangetoond verkeerd te zijn. En toch, omwille van trots, winst en vooroordelen wordt deze hypothese nog steeds uitgebuit door wetenschappers, investeerders, voedingsbedrijven en zelfs overheidsinstellingen. Het grote publiek wordt misleid door een van de grootste gezondheidszwendels van de eeuw.

Dat een hoge cholesterol 'ongezond is', is iets wat de voedingsindustrie en de farmaceutische industrie graag verkondigen. Als remedie hiervoor kan de voedingsindustrie immers cholesterol-verlagende margarines verkopen, en kan de farma-industrie jaarlijks voor miljarden euro's aan cholesterol-verlagende medicatie slijten. Ondanks al het wetenschappelijk onderzoek dat het tegendeel aantoont, verschijnen vandaag nog steeds reclamefilmpjes op televisie om 'hartgezonde' margarine te smeren die 'de cholesterol verlaagt' (en die wel boordevol ontstekingsbevorderende omega-6-vetzuren zit).

Door al die angst voor een hoge cholesterol, zouden we bijna vergeten dat cholesterol een belangrijke stof in het lichaam is. Net zoals voor omega-3-vetzuren is cholesterol een onderdeel van de celwanden. Hoe meer cholesterol onze celwanden bevatten, hoe vloeibaarder en 'soepeler' ze zijn. Hierdoor kunnen cellen beter met elkaar communiceren. En dat is nu net goed voor onze hersencellen, die niets liever doen dan de hele tijd met elkaar communiceren – en daardoor ons bewustzijn genereren. Onze hersenen zitten boordevol cholesterol. Hoewel onze hersenen slechts 2 procent van het lichaamsgewicht uitmaken, bevatten ze 25 procent van alle cholesterol in het lichaam. Je brein heeft dus cholesterol nodig om goed te kunnen werken. Dat verklaart waarom mensen met een 'gezond' lager cholesterolpeil in het bloed (minder dan 200 mg/dl of 5,17 mmol/l), vergeetachtiger zijn en minder goed presteren op cognitieve tests dan personen met een matig verhoogde cholesterol (tussen de 200 en 239 mg/dl of tussen 5,17 en 6,18 mmol/l).[97] Dit verschijnsel is nog opvallender bij ouderen.

Nog interessanter is dat mensen met een hoge cholesterol vaak langer leven dan mensen met een lage cholesterol. In een studie die verscheen in het bekende geneeskundige tijdschrift *The Lancet* werden zeer oude mensen gedurende tien jaar gevolgd (de gemiddelde leeftijd van de deelnemers was 98 jaar). Niet alleen toonde deze studie dat er geen verband was tussen een hoge cholesterol en de kans op een hartaanval, maar ze toonde ook aan dat de ouderen met de hoogste cholesterol nu net het langst leefden! De groep met het hoogste cholesterolpeil had 38 procent minder kans om te sterven vergeleken met de groep met de laagste hoeveelheid cholesterol. Personen met een hoge cholesterol hadden ook minder kans op kanker en infecties (wat verklaard kan worden door een betere werking van het immuunsysteem door cholesterol).[98,99] Vrouwen met een hoger cholesterolpeil hebben ook minder kans op de ziekte van Parkinson, en dit verband was zelfs dosisafhankelijk: hoe meer cholesterol in het bloed, hoe minder kans op parkinson.[100] En patiënten die getroffen worden door een zenuwziekte zoals amyotrofe laterale sclerose (ALS) leven gemiddeld langer als ze hogere cholesterolwaarden hebben.[101] Kortom, te veel cholesterol is niet altijd ongezond; mensen met meer cholesterol in hun bloed blijken zelfs langer te leven.

Dat er geen verband bestaat tussen een hoge cholesterol en bijvoorbeeld je kans op een hartaanval, werd uiteindelijk ook zelfs de meest fervente 'cholesterol is slecht'-aanhangers duidelijk. Daarom werd er een tweede, meer verfijnde hypothese naar voren geschoven. Volgens deze hypothese bestaan er twee soorten cholesterol: 'slechte' cholesterol (LDL-cholesterol) en 'goede' cholesterol (HDL-cholesterol). Hoe meer LDL-cholesterol, hoe meer je bloedvaten dichtslibben, en hoe meer HDL-cholesterol, hoe gezonder je bloedvaten. Toch is ook deze benadering te eenvoudig. Het komt maar al te vaak voor dat mensen met normale HDL- en LDL- cholesterolwaarden toch een hoger risico lopen op een hartaanval en vroegtijdig komen te overlijden. Andere studies tonen bijvoorbeeld aan dat mensen met weinig LDL-cholesterol, de 'slechte' cholesterol, in hun bloed, toch verschillende malen meer kans op de ziekte van Parkinson hebben.[102] De goede HDL-cholesterol verhogen met medicatie helpt ook niet om je kans op een hartaanval te verminderen, en genetische variaties bij mensen die maken dat ze meer of minder goede HDL maken, voorspelt niet hun risico op een hartaanval.[103]

Er moet dus verder gekeken worden dan de hoeveelheid en soort cholesterol. Cholesterol is niet per se gevaarlijk op zich. Hij wordt pas echt gevaarlijk als hij *versuikerd*, *geoxideerd* en *klein* is. Als de LDL-cholesteroldeeltjes in het bloed versuikerd zijn (omdat we veel frisdrank of witte rijst consumeren bijvoorbeeld), of te veel geoxideerd zijn (omdat we te weinig groente en fruit eten), dan worden de cholesteroldeeltjes veel plakkeriger. Ze kleven vervolgens makkelijker aan de bloedvatwand en veroorzaken daar ontstekingsreacties, zodat het bloedvat dichtslibt. Wat cholesterol ook gevaarlijk maakt, is de grootte. Kleinere cholesteroldeeltjes zijn bijzonder gevaarlijk, omdat ze met hun kleine gestalte veel gemakkelijker in de bloedvatwand kunnen kruipen en zich daar kunnen opstapelen. Zo zien we bijvoorbeeld dat personen die door een mutatie grote cholesteroldeeltjes aanmaken, meer kans hebben om honderd jaar oud te worden.[104] Een voedingspatroon met veel koolhydraten maakt ook de cholesteroldeeltjes kleiner, waardoor ze gevaarlijk worden.[105] Kortom, je enkel focussen op de hoeveelheid cholesterol doet afbreuk aan de complexiteit van het menselijk lichaam, en bijgevolg aan onze gezondheid. Je kan er wel veel margarine mee verkopen.

Dit alles wil niet zeggen dat de meer verfijnde LDL- en HDL-cholesterolbepalingen nutteloos zijn: ze kunnen iets zeggen over je risicoprofiel, rekening houdende met het hele plaatje. Ook wil dit alles niet zeggen dat statines (cholesterolverlagende medicatie) geen nut hebben: statines kunnen het risico verminderen op een hartaanval. Maar het wordt steeds duidelijker dat ze dat ook kunnen doen via andere mechanismen dan het verlagen van de cholesterol: zo verminderen statines ontsteking in het lichaam, verbeteren ze de werking van de bloedvatwandcellen en beïnvloeden ze de 'plakkerigheid' van eiwitten. Elke patiënt heeft zijn eigen unieke risicoprofiel, dus bij twijfel over je medicatie of voeding kan je dit het best bespreken met je behandelend arts.

Verzadigde vetten

Cholesterol is dus niet zo ongezond als we dachten. Dan is er nog één soort vetten die onterecht een slechte naam hebben, en dat zijn de *verzadigde vetten*. Verzadigde vetten bevinden zich vooral in dierlijke producten, zoals vlees, boter, eieren en kaas, maar ook in chocolade en kokosnootolie. Tientallen jaren hebben voedingsexperts verzadigde vetten afgeraden, omdat ze je bloedvaten zouden doen dichtslibben en je kans op een hartaanval verhogen.

Recente grote studies tonen echter aan dat verzadigde vetten *niet* je kans op een hartaanval verhogen.[106,107] Integendeel zelfs. Hoe meer koolhydraten je vervangt door verzadigde vetten, hoe *minder* kans op een hartaanval. Per 5 procent koolhydraten die vervangen worden door verzadigde vetten, daalt de kans op een hartaanval met 7 procent.[108-110] Uit zulke studies blijkt dat vooral te veel koolhydraten, in plaats van te veel vetten, ongezond zijn voor het hart. Hoe minder koolhydraten en hoe meer vetten je eet, hoe gezonder. Dat is niet verbazingwekkend in het licht van onze kennis over veroudering. We hebben immers gezien dat een overmaat aan koolhydraten het verouderingsproces versnelt, zeker als dit snelle koolhydraten zijn uit frisdranken, rijst of aardappelen. Maar hoe komt het dan dat de overheid ons tientallen jaren verkeerd heeft geadviseerd? Zelfs nu nog krijgen we vaak te horen dat verzadigde vetten ongezond zijn. Daar zijn verschillende redenen voor.

Eén van deze redenen zijn de studies van de bekende voedingswetenschapper Angel Keys. Keys werd beroemd vanwege zijn 'Zeven Landen Studie', die verscheen in 1970. Deze studie onderzocht de vetconsumptie in zeven verschillende landen. Keys ontdekte dat in landen waar mensen veel verzadigde vetten innamen, de kans op een hartaanval hoger was. Keys, die niet vies was van wat publiciteit en het ook allemaal goed kon uitleggen, ondernam een grote kruistocht tegen verzadigde vetten, die hij bestempelde als de belangrijkste oorzaak van hart- en vaatziekten. Hij zetelde ook in belangrijke adviescommissies, en slaagde erin om de Amerikaanse overheid te overtuigen dat verzadigde vetten ongezond waren. En niet een overmaat aan koolhydraten. Er waren in die tijd immers ook wetenschappers die ervan overtuigd waren dat niet zozeer vetten, maar vooral een teveel aan koolhydraten (frisdranken, brood, koeken) ongezond was. Maar na hevige debatten, en door zich te beroepen op zijn Zeven Landen Studie, slaagde Keys erin de overheid te overtuigen. Tenslotte toonde de Zeven Landen Studie duidelijk aan dat in landen waar veel verzadigde vetten werden gegeten, de kans op een hartaanval hoger was. De overheid adopteerde zijn visie, en omdat overheden nu eenmaal graag dingen oververeenvoudigen (uit angst dat het grote publiek het anders niet zou begrijpen), werd aangeraden om de consumptie van alle vetten – en niet enkel de verzadigde vetten – zoveel mogelijk te minderen.

Gedurende tientallen jaren werd dus verkondigd dat vetten, en vooral verzadigde vetten, ongezond waren. Dat advies was geen goed advies. Om te beginnen bleek Keys niet het hele plaatje te hebben geschetst met zijn Zeven Landen Studie: hij had veel meer dan zeven landen bestudeerd. Hij had 21 landen bestudeerd. Maar hij koos enkel de zeven landen uit die het meest met zijn visie overeenkwamen. Landen waar er dus wel een verband bestond tussen de inname van verzadigde vetten en de kans op een hartaanval. Hij negeerde echter de landen en populaties waar dat verband er helemaal niet was. En zo bestaan er veel voorbeelden. De Inuit in Alaska, de Masai-stammen in Kenia en de Samburu-volkeren in Oeganda hebben voedingspatronen die voor 70 tot 80 procent uit vetten bestaan, en die boordevol verzadigde vetten zitten, en toch worden deze mensen niet geplaagd door obesitas en dichtgeslibde bloedvaten.[63] Keys negeerde in zijn studie zelfs landen als

Frankrijk, Duitsland en Zwitserland, waar het verband tussen verzadigde vetten en hartaanvallen helemaal niet eenduidig was. En in Griekenland bestudeerde hij slechts negen mensen (en dat niet alleen: van de 12.770 mensen die deelnamen aan de Zeven Landen Studie, werden de eetgewoonten van slechts 3,9 procent bestudeerd).

Alsof dit alles nog niet erg genoeg was, trok Keys zelfs een verkeerde conclusie uit de zeven geselecteerde landen die het meest in zijn straatje pasten. Een heranalyse van de Zeven Landen Studie in 1999 toonde dat er een duidelijker verband was tussen hartaanvallen en suiker, deeg en gebak dan met het eten van dierlijke producten (die verzadigde vetten bevatten).[111] Als dat niet pijnlijk is. Talloze overheden hebben tientallen jaren hun gezondheidsadvies op Keys' visie gebaseerd en veel overheden doen dat nu nog steeds. Keys' visie was immers ook goed nieuws voor veel voedingsbedrijven. Ze kunnen met die informatie goedkope, lang houdbare 'vet-arme' maar koolhydraatrijke producten (brood, pasta, donuts, ontbijtgranen, pizza's, enzovoort) aan het grote publiek slijten, en zelfs nog volop beweren dat hun producten gezond zijn omdat ze weinig vet of cholesterol bevatten.

Maar het is natuurlijk niet allemaal de schuld van mijnheer Keys. Er zijn nog andere redenen waarom we zo lang geloofd hebben dat vetten ongezond zijn. Zoals het gezond verstand. Uit onderzoek bleek dat mensen die veel vetten in hun bloed hebben, meer kans lopen op een hartaanval. Het gezond verstand zou dus besluiten dat vetten je bloedvaten doen dichtslibben. En dat je dus maar beter je inname van vetten kan minderen. Maar wat als je nu niet veel vetten in je bloed hebt omdat je veel vetten eet, maar iets anders – koolhydraten bijvoorbeeld?

We eten immers helemaal anders dan honderdduizenden jaren geleden. We eten dagelijks grote hoeveelheden koolhydraten: 's morgens een grote kom versuikerde ontbijtgranen of brood met jam, 's middags een bord met aardappelpuree of frietjes, en 's avonds nog eens enkele sneden brood gevolgd door aardbeienyoghurt met 10 gram suiker per 100 gram. Onze lever krijgt voortdurend te kampen met een stortvloed aan koolhydraten die allemaal verwerkt moeten worden. Die lever is het product van miljoenen jaren evolutie, en heeft miljoenen jaren lang nooit te maken gehad met boterhammen met jam, frietjes of taart. Die arme lever kan al deze koolhydraten niet meteen verbranden of opslaan. Dus zet hij het teveel aan koolhydraten om in vetten. Zodoende krijgen mensen die veel koolhydraten eten vaak ook een vervette lever, en ook vetafzetting overal in hun buik (het typerende 'bierbuikje'), en hebben ze daarnaast een verhoogd vetgehalte in hun bloed. De meest voor de hand liggende conclusie was dat je dan beter minder vetten kan eten om de vetten in je bloed te verminderen. Maar in de geneeskunde zijn veel zaken niet voor de hand liggend. Ironisch genoeg kan je de vetten in het bloed het best doen dalen door minder koolhydraten te eten in plaats van minder vetten.[112]

Nog een andere reden waarom vetten vaak zo lang een slechte naam hebben gehad, is omdat er inderdaad ongezonde vetten bestaan. Deze 'gemene broertjes' van de meeste vetten hebben alle vetten een slechte naam gegeven. Dat zijn de transvetten. Deze ongezonde transvetten bevinden zich in industrieel bereide voeding, zoals koekjes en gebak, gefrituurde gerechten, fastfood en ook in sommige margarines. Ze verhogen inderdaad je kans op een hartaanval. Daarnaast zijn er ook omega-6-vetzuren. Dat zijn de tegenhangers van de omega-3-vetzuren. Omega-6-vetzuren bevinden zich in vlees en oliën, zoals maisolie of zonnebloemolie. In grote hoeveelheden (vooral in de vorm van oliën die je in de winkel koopt, zoals maisolie of zonnebloemolie) kunnen omega-6-vetzuren ontstekingen in het lichaam bevorderen. En dat is het probleem in veel geïndustrialiseerde landen: we eten veel te veel omega-6-vetzuren, en veel te weinig omega-3-vetzuren (uit vis, noten of lijnzaad). Sommige margarines mogen dan wel amper nog transvetten bevatten, ze zitten nog steeds boordevol omega-6-vetzuren, wat niet aan te bevelen is.

We hebben nu heel wat gesproken over vetten. We hebben gezien dat de meeste vetten eigenlijk niet ongezond zijn. Hoe moet het dan nu concreet verder? Onlangs stond op de cover van *Time Magazine* (een bekend Amerikaans tijdschrift) een vork met daarop een dikke klont boter geprikt, met de boodschap: 'Eet boter', en daaronder: 'Wetenschappers bestempelden vet als de vijand. Dit is waarom ze verkeerd waren'.

Kunnen we nu volop hele klompen boter eten? Niet echt. Boter blijkt minder ongezond dan eerder gedacht, maar dat wil niet zeggen dat we continu ongestraft hele stukken kunnen verorberen. De grote angst voor producten die verzadigde vetten bevatten, zoals boter, is inderdaad ongegrond. Je kan dus boter gebruiken, of andere producten die verzadigde vetten bevatten, zoals kokosolie. Maar mensen die extra veel boter op hun boterhammetje gaan smeren omdat ze denken dat boter toch niet ongezond is, zijn nog steeds ongezond bezig. Vooral omdat de boterham nog steeds uit koolhydraten bestaat, en vooral een teveel aan koolhydraten slecht is voor hart en bloedvaten, niet zozeer een teveel aan vet. Of om het met de woorden van professor David Ludwig te zeggen: 'De volgende keer dat je een toastje met boter eet, beschouw boter dan maar als het meest gezonde bestanddeel.'

Je kan dus best gewoonweg geen toastje met boter eten. Dat klompje boter kan je beter toevoegen aan je broccoli in de pan. Op deze manier kan je inderdaad meer vetten eten. Maar voor boter bestaan nog steeds gezondere alternatieven, zoals omega-3-vetzuren uit vis en noten, en de vetten in olijfolie, avocado's en zwarte chocolade. Ik beveel vooral deze gezondere vetten aan. Uit een studie bleek dat een mediterraans voedingspatroon met meer vetten afkomstig van olijfolie en noten gepaard ging met 30 procent minder kans op beroerten en hartaanvallen.[113] Het is niet voor niets dat wetenschappers van de Universiteit van Harvard gezonde vetten in de basis van hun voedingsdriehoek zetten. Deze gezonde vetten zijn afkomstig uit noten, zaden, olijven, avocado's en oliën zoals olijfolie of walnootolie. Voeding die veel transvetten en omega-6-rijke vetten bevat, zoals margarines of maisolie, dient daarentegen zoveel mogelijk geminderd te worden.

Kortom, meer gezonde vetten, minder snelle koolhydraten en niet te veel dierlijke eiwitten zou het ideale advies kunnen zijn voor een lang en gezond leven.

SAMENVATTING

Verzadigde vetten en **cholesterol** blijken niet zo ongezond te zijn als vroeger werd gedacht.

Meer voeding met **gezonde vetten** vermindert het risico op verouderingsziektes als alzheimer, hartaanvallen, maculaire degeneratie of beroertes.

Eet meer gezonde vetten:
Via **voeding**: noten, zaden, olijven, avocado's, vette vis (zalm, makreel, haring, ansjovis, enzovoort);
Via **oliën**: extra virgin olijfolie (mechanisch geperste olijfolie zonder hitte of chemische toevoegingen), walnootolie, lijnzaadolie.

Veel oliën kan je gebruiken in koude gerechten, maar niet om mee te bakken. Goede vetten om je eten in **te bakken** zijn:
- olijfolie;
- avocado-olie;
- kokosolie;
- boter.

Eet minder ongezonde vetten:
- **transvetten** (doen de bloedvaten dichtslibben): vooral in industrieel bereide voeding zoals gebak, koeken, snackrepen, frituurvetten, fastfood en sommige margarines;
- **omega-6-vetzuren** (verhogen ontsteking): maisolie, zonnebloemolie, sesamzaadolie en margarines.

Onze energiecentrales en hun rol in leven, dood en veroudering

We hebben het nu de hele tijd gehad over zaken die in onze voeding zitten die veroudering versnellen. Maar er zijn nog andere redenen waarom we ouder worden, buiten eiwitopstapeling en suiker-crosslinks. Zo spelen de *mitochondriën* een belangrijke rol in het langzaam maar onverbiddelijk voortschrijdende aftakelingsproces dat we veroudering noemen.

Mitochondriën zijn bijzonder fascinerende dingen. Het zijn kleine structuurtjes die zich in onze cellen bevinden. Het zijn de energiecentrales van onze cellen. Zonder mitochondriën zou je niet kunnen lopen, denken, voelen of praten. Ze vormen letterlijk onze levensenergie of levensadem en houden ons in leven. Ze zijn het leven zelf, want ze produceren de energie die onze cellen doet werken. Mitochondriën zijn de reden waarom je 20.000 keer per dag ademhaalt en elke dag eet. Zuurstof en voeding (vooral koolhydraten en vetten) dienen namelijk als brandstof voor de mitochondriën. Ze hebben zuurstof en voeding nodig om energie te produceren. Mitochondriën zijn dus de reden waarom restaurants, supermarkten, snackautomaten en de landbouwindustrie bestaan. Maar ze zorgden er ook voor dat warmbloedige zoogdieren konden ontstaan en dat het leven op aarde complexer kon worden dan louter eencellige bacteriën. En ik zou het bijna vergeten, maar ze spelen dus ook een rol in veroudering.

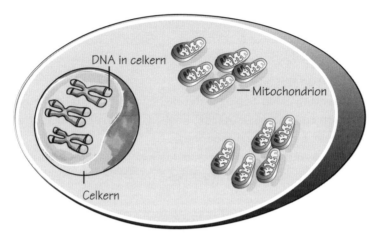

De mitochondriën zijn kleine structuren in de cel die energie voor de cel produceren. Ze lijken op bacteriën omdat ze daar ook van afstammen.

Een lichaamscel bevat gemiddeld enkele honderden tot duizenden mitochondriën. Vooral cellen die continu hard moeten werken en dus veel energie verbruiken bevatten veel mitochondriën, zoals hersencellen, oogcellen en niercellen. Als je weet dat het lichaam ongeveer 40.000 miljard cellen telt, en cellen gemiddeld enkele honderden tot vele duizenden mitochondriën tellen, dan weet je dat je lichaam héél veel mitochondriën moet bevatten (enkel de rode bloedcellen bevatten geen mitochondriën). Een ruwe schatting is dat er zich zo'n tien miljoen miljard mitochondriën in je lichaam bevinden. De reden waarom ons lichaam zo veel mitochondriën telt, is omdat ze zo belangrijk zijn.

Wat zijn mitochondriën nu eigenlijk? In feite zijn het kleine celletjes op zich. De wand van mitochondriën is immers opgebouwd uit vetten, net zoals de wand van onze lichaamscellen. Bovendien bevatten mitochondriën ook DNA, net zoals onze cellen (het *gewone* DNA van onze cellen bevindt zich in de celkern. Dat DNA bevat de bouwinstructies voor de eiwitten van de cel. Het *mitochondriale* DNA bevindt zich in de mitochondriën en bevat bouwinstructies om het mitochondrion

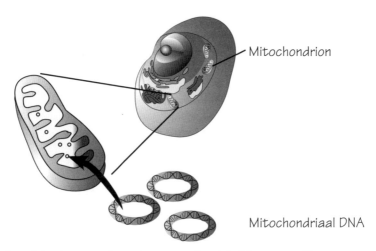

Mitochondriën bevatten hun eigen DNA, *dat cirkeltjes vormt. Dat mitochondriale* DNA *bevat de bouwinstructies voor mitochondriale eiwitten. Het 'gewone'* DNA *bevindt zich in de celkern. Dat* DNA *bevat de bouwinstructies voor de eiwitten van de cel. (afbeelding:* National Institutes of Health – National Human Genome Research Institute*)*

op te bouwen – meer specifiek bevat het de bouwinstructies voor mitochondriale eiwitten.)

Er is een belangrijke reden waarom mitochondriën 'cellen in onze cellen zijn' en hun eigen DNA hebben. Mitochondriën waren miljarden jaren geleden immers vrij levende bacteriën! Het leven op aarde ontstond zo'n 3,8 miljard jaar geleden. Dat eerste leven waren slechts bacteriën. Het waren eenvoudige primitieve 'cellen' of zakjes water zonder mitochondriën. Ongeveer 2 miljard jaar geleden vond één van de belangrijkste gebeurtenissen in de evolutie van het leven op aarde plaats: een grote bacterie slokte een kleine bacterie op. Maar in plaats van deze kleine bacterie te verteren, bleef de kleine bacterie voortbestaan in de grotere bacterie. Meer zelfs: ze begon voor deze grote bacterie energie te produceren. Deze kleine bacterie werd zodoende het eerste 'mitochondrion'. De grote bacterie werd een echte 'cel'.

Mitochondriën zijn dus kleine oerbacteriën die voor een grotere bacterie of cel energie produceren. Al onze lichaamscellen stammen af van deze grote bacteriële cel met daarin kleine bacteriën of mitochondriën die energie produceren. De mitochondriën in onze cellen zijn dus kleine

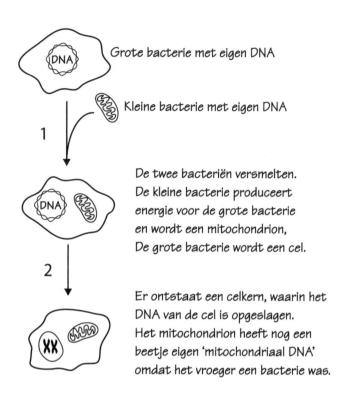

Het ontstaan van complexe cellen: een kleine bacterie versmelt met een grote bacterie. De kleine bacterie produceert energie voor de grote bacterie en wordt zo een mitochondrion. De grote bacterie is nu een 'cel'. Omdat er meer energie beschikbaar is, kan de grote bacterie ook een celkern ontwikkelen, waarin het DNA van de cel netjes bewaard wordt (de mitochondriën hebben ook nog hun eigen DNA). Cellen met mitochondriën en een celkern zijn complexe cellen, waaruit al het complexe leven, zoals kwallen en mensen, is opgebouwd.

oerbacteriën die voor ons energie produceren zodat we kunnen praten, ademen en lopen. Aangezien onze cellen honderden tot duizenden mitochondriën bevatten, is elke mens letterlijk een wandelende en pratende kolonie bacteriën. Net zoals een wagen wordt aangedreven door zijn motor, worden wij aangedreven door bacteriën.

Dat onze mitochondriën nog bacteriële trekjes hebben, is te zien aan hun gedrag. Zo kunnen mitochondriën zich binnen in onze cellen delen en kopieën van zichzelf maken, net zoals bacteriën doen. Als een cel meer mitochondriën nodig heeft (bijvoorbeeld omdat we regelmatig aan sport doen en dus meer energie moeten produceren), dan splitsen de mitochondriën zich in tweeën en verdubbelen ze zich, precies zoals bacteriën zich voortplanten. Bovendien zijn mitochondriën, net als bacteriën, gevoelig voor antibiotica. Sommige antibiotica zijn daarom schadelijk voor mitochondriën omdat het eigenlijk oeroude bacteriën zijn. Dat verklaart waarom sommige antibiotica zeer toxisch zijn voor ons lichaam en ze daarom niet gebruikt worden.

Zoals we hebben gezien, is de belangrijkste taak van mitochondriën om energie te produceren voor onze cellen. Maar wat is deze 'energie' die de mitochondriën produceren? Onder energie wordt vaak iets abstracts verstaan, zoals een bliksemschichtje of een vonkje elektriciteit. In het lichaam is onze energie echter een tastbare molecule: het is ATP (adenosinetrifosfaat). ATP wordt ook wel de belangrijkste stof in het lichaam genoemd, na DNA.

ATP, de motor van al het leven, is een kleine molecule, opgebouwd uit zuurstofatomen (O), fosforatomen (P), waterstofatomen (H) en koolstofatomen (C, niet overal weergegeven, bevinden zich op de hoekpunten). ATP heeft de neiging om aan eiwitten te kleven, zodat deze van vorm veranderen en hierdoor 'werken'.

ATP is een kleine molecule die continu in gigantische hoeveelheden wordt geproduceerd via zuurstof (die je inademt) en suiker en vetten (die je eet) in de mitochondriën. Waarom is ATP nu 'energie'? Wel, het is een heel 'reactieve' stof: ze heeft de neiging om te kleven aan allerlei eiwitten in onze cellen. Hierdoor veranderen deze eiwitten van structuur. ATP brengt dus een soort dominoreactie teweeg in de eiwitten in onze cel. Als ATP zich bindt aan een eiwit, verandert het eiwit daar-

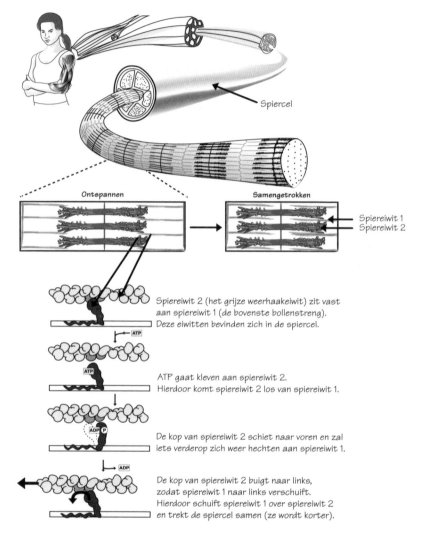

Binnen in spiercellen bevinden zich lange evenwijdige strengen eiwitten (gemaakt van spiereiwit 1 en spiereiwit 2). Deze eiwitten haken in elkaar. Wanneer ATP zich hecht aan spiereiwit 1, zal spiereiwit 2 zodanig inwerken op spiereiwit 1 dat het verschuift. Als miljoenen eiwitten dit doen in miljoenen spiercellen trekt de spier in haar geheel samen, zodat we kunnen wandelen, ademen en lachen.

door iets van vorm. Hierdoor gaat het eiwit 'werken'. Wanneer ATP gaat kleven aan bijvoorbeeld een kanaaleiwit dat als een holle cilinder in de celwand steekt, dan opent het eiwit zich, zodat bepaalde stoffen de cel kunnen binnenstromen. Wanneer een ATP-molecule kleeft aan een spiereiwit, dan verandert het spiereiwit een beetje van vorm, zodat het korter wordt. Als dit tegelijkertijd gebeurt in de honderdduizenden eiwitten in een spiercel, en in miljoenen spiercellen in onze armen en benen, dan trekken deze spieren samen en kunnen we opstaan uit onze stoel en een wandelingetje maken. Of deze bladzijde omslaan.

Kortom, we kunnen bewegen, ademen en leven dankzij ATP. Het is eigenlijk de stof die dingen doet 'leven', of specifieker: doet bewegen. ATP verandert de structuur van piepkleine eiwitten, zodat spieren kunnen samentrekken, maagcellen maagzuur produceren, kanaaleiwitten zich openen of sluiten, en een heel lichaam zo in beweging kan gezet worden en kan functioneren. ATP is wat een levend wezen onderscheidt van een steen of een ander levenloos iets. Elke dag produceren miljoenen miljarden mitochondriën in je lichaam zo'n 70 kilogram ATP! Dat is het gewicht van zeven volle emmers water. Natuurlijk wordt dit ATP continu afgebroken (door de interactie met eiwitten) en opnieuw opgebouwd in de mitochondriën. Zo wordt elke dag 70 kilogram geproduceerd en afgebroken.

ATP is de levensenergie die nagenoeg alle processen in onze cellen aanstuurt. Dat verklaart bijvoorbeeld waarom cyanide giftig is. Cyanide is een molecule die 'kleeft' aan een belangrijk mitochondriaal eiwit, zodat het mitochondrion niet meer werkt. Een paar honderd milligram cyanide is voldoende om onze mitochondriën uit te schakelen en na enkele minuten de dood te veroorzaken. Want zonder ATP kunnen onze cellen niet meer werken, en sterven we. De hersencellen stoppen met werken, waardoor ons bewustzijn verdwijnt, de hartspiercellen stoppen met samentrekken en de ademhaling komt tot een halt.

ATP verklaart dus waarom we kunnen doodgaan. Doodgaan komt nagenoeg altijd op hetzelfde neer: een tekort aan zuurstof, waardoor de mitochondriën geen ATP meer kunnen maken (tenzij je bijvoorbeeld verpletterd of door hitte verdampt wordt). Of je nu verdrinkt, een hartaanval krijgt of leegbloedt na een auto-ongeval: de aanvoer van zuurstof via het bloed stopt. De mitochondriën kunnen geen ATP meer aanmaken, zodat de cellen stoppen met werken en je dus sterft. Je zou kunnen zeggen dat ATP de 'ziel' is, namelijk de 'onzichtbare stof' die

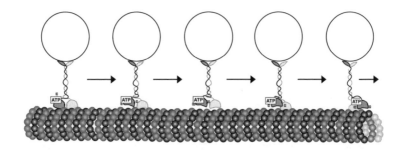

ATP zorgt ervoor dat 'transporteiwitten' blaasjes met bepaalde stoffen erin kunnen vervoeren langs de 'snelwegen van de cel' (deze snelwegen zijn lange buisvormige structuren in de cel, op hun beurt ook opgebouwd uit eiwitten). Het transporteiwit heeft twee 'voetjes' die letterlijk kunnen stappen over de snelweg. Elke keer wanneer een ATP molecule zich bindt aan één van de voeten, dan verandert het voetvormige eiwit van structuur, zodat het voetje een stap vooruit zet en het eiwit zo het blaasje langs de buis versleept. Op die manier worden allerlei stoffen getransporteerd in onze cellen.

het lichaam aandrijft. In een levend persoon worden continu duizenden miljoenen miljarden ATP-moleculen per seconde aangemaakt die onnoemelijk veel eiwitten van vorm doen veranderen. In een dood persoon is de aanmaak van ATP gestopt en valt alles voorgoed stil.

Mitochondriën zijn niet enkel nodig om het leven draaiende te houden. Ze gaven ook een draai aan het leven: ze speelden namelijk een belangrijke rol in de evolutie van het leven op aarde. Dankzij mitochondriën kon immers complex en uiteindelijk intelligent leven ontstaan. Als mitochondriën niet waren ontstaan, dan zouden er geen dieren, mensen, steden en iPads zijn, en zou de aarde enkel bevolkt zijn met bacteriën die gezapig ronddrijven in een plas water.

Het eerste leven op aarde waren bacteriën. Dit zijn eigenlijk 'zakjes water' waarin het DNA los ronddrijft. In tegenstelling tot onze cellen bevatten bacteriën geen mitochondriën en geen celkern (waarin het DNA netjes opgeslagen zit). Maar ongeveer 2 miljard jaar geleden slokte een grote bacterie een kleine bacterie op, waardoor mitochondriën ontstonden (namelijk kleine bacteriën die in de grote bacteriën energie produceerden). Omdat mitochondriën energie voor hun gastcel begonnen te produceren, konden de grote bacteriën (de 'cellen') plots over veel meer energie (ATP) beschikken. Hierdoor konden de grote bacteriën pas echt verder evolueren en veel complexer worden. Dankzij deze extra energie konden celkernen ontstaan. De celkern is een bolvormige structuur in de cel, waarin het DNA van de cel netjes opgeslagen zit (in tegenstelling tot bacteriën, waarin het DNA slordig vrij ronddrijft). De celkern is dus, naast de mitochondriën, nog een aparte structuur die zich in de cel bevindt. Het kost echter heel veel energie om een celkern te bouwen en te onderhouden.

Dankzij de energie die mitochondriën produceerden, konden de grote bacteriën ook nog veel groter worden: een bacterie is immers qua volume enkele duizenden keren kleiner dan een gewone lichaamscel waaruit mensen (en alle planten en dieren en fungi) opgebouwd zijn. Dankzij mitochondriën konden grote eencellige bacteriën nu ook een 'celskelet' opbouwen: een complex raamwerk dat uit vele tienduizenden scharnierende eiwitten bestaat, dat de cel kan laten bewegen. Zo kunnen witte bloedcellen bijvoorbeeld met hun tentakels bacteriën of virussen vast-

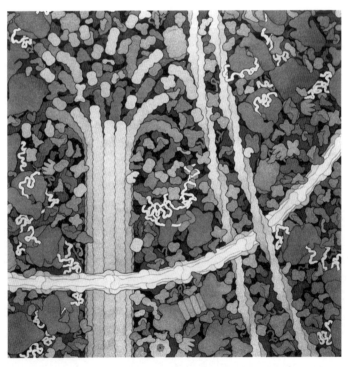

Het binnenste van een cel. Al de langwerpige eiwitten vormen het 'celskelet' dat de cel kan doen bewegen en haar een specifieke vorm geeft. (afbeelding door David S. Goodsell, the Scripps Research Institute)

grijpen en deze naar zich toe trekken en opslokken. Dankzij hun celskelet kunnen darmcellen langwerpige uitstulpingen vormen, zodat ze veel meer voeding uit de darm kunnen absorberen. Een celskelet laten bewegen kost bijzonder veel energie (ATP moet overal aan de celskelet-eiwitten vastkleven om dit skelet van vorm te laten veranderen), en deze energie kan dankzij mitochondriën geleverd worden.

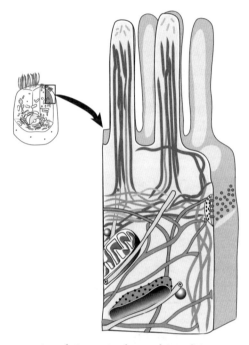

De bovenste uitstulpingen in deze cel worden gevormd door langwerpige staven die opgebouwd zijn uit vele duizenden eiwitten. Zulke staven, draden en buizen in de cel vormen het celskelet.

Dankzij mitochondriën konden cellen dus veel groter en complexer worden. Zonder mitochondriën zou het leven op aarde nooit complexer geworden zijn dan een bacterie. Sommige wetenschappers zijn van mening dat het ontstaan van mitochondriën een veel belangrijkere en zeldzamere gebeurtenis was dan het ontstaan van het leven zelf. We leven namelijk in een vrij 'biofiel' heelal. Dat wil zeggen dat het voor leven wellicht niet zo moeilijk is om uit levenloze elementen te ontstaan. Gooi wat methaangas, zwavelhoudende mineralen en koolstofdioxidegassen bij elkaar en na een weekje ontstaan al spontaan aminozuren, de bouwblokken van eiwitten en het leven. Zelfs op meteorieten zijn de bouwstenen van DNA gevonden. Bovendien toont recent onderzoek aan dat leven relatief gemakkelijk kan ontstaan in de poriën van hydrothermale schoorstenen op de bodem van oceanen. Het ontstaan van het leven is dus misschien niet zo een opmerkelijke gebeurtenis. Maar het ontstaan van *complex* leven is wel wat anders. Hiervoor was een toevallige samenwerking nodig tussen twee bacteriën die goed uitpakte. Zo konden mitochondriën ontstaan en kon het leven uiteindelijk veel complexer worden. Deze 'bacteriële versmelting' is wellicht een veel zeldzamere gebeurtenis in de geschiedenis van het leven dan het ontstaan van het leven zelf. Wat ook de trage evolutie kan verklaren van het leven op deze planeet. Het leven zelf ontstond al zeer snel op aarde (amper enkele honderden miljoenen jaren nadat de aarde voldoende afgekoeld was, zo'n 3,8 miljard jaar geleden). Maar het duurde vervolgens wel bijna 2 miljard jaar alvorens mitochondriën zich uit bacteriën ontwikkelden. Bijna 2 miljard jaar lang was de meest complexe levensvorm op deze planeet dus slechts een bacterie. Dat is lang. Wellicht bevat ons heelal onnoemelijk veel planeten waarop eenvoudige levensvormen zoals bacteriën krioelen, maar die nooit mitochondriën ontwikkelden om zo te evolueren tot complexer leven, zoals kwallen en mensen.

Mitochondriën zijn van groot belang geweest in de geschiedenis van het leven. Daarnaast zorgen ze er ook voor dat het leven eindig is. Mitochondriën spelen immers een belangrijke rol in veroudering. Dat komt omdat mitochondriën een zwakte hebben: het DNA dat ze in hun binnenste opslaan. Dat 'mitochondriale DNA' bevat de bouwinstructies en onderhoudsinstructies voor de mitochondriën. Maar het is heel vatbaar voor beschadiging. Het bevindt zich immers *in* de mitochondriën, maar dat is nu net een van de slechtste plekken in een cel om DNA op te slaan.

De mitochondriën zijn immers de energiecentrales van onze cellen. Er vindt dus continu veel chemische activiteit plaats. Als bijproduct van al deze chemische bedrijvigheid worden continu toxische, schadelijke deeltjes gecreëerd: *vrije radicalen*. Net zoals giftige rook een steenkoolcentrale verlaat, zo produceren de mitochondriën continu vrije radicalen. Deze vrije radicalen zijn kleine deeltjes die zeer reactief zijn: ze hechten zich aan allerlei structuren in onze cellen, waardoor deze beschadigd raken. Vrije radicalen reageren ook met het mitochondriale DNA, dat zich immers vlak bij de plaats bevindt waar die schadelijke vrije radicalen ontstaan. En dat is vervelend, want de mitochondriën hebben dat DNA nodig om zichzelf op te bouwen, voort te planten (om kopieën van zichzelf te maken) en om zich te onderhouden en te herstellen. Het is dus niet goed dat het kwetsbare mitochondriale DNA zich in de mitochondriën bevindt. Het zou hetzelfde zijn als de papieren bouwplannen van je oven bewaren naast de hete oven zelf die onophoudelijk vonken uitspuwt.

Dat heeft de natuur ook ingezien. Daarom heeft moeder natuur gedurende de laatste 2 miljard jaar getracht om zo veel mogelijk stukjes mitochondriaal DNA (genen) te verplaatsen van de mitochondriën naar de veilige celkern. Die bevindt zich veel verder van de vrije radicalenproducerende mitochondriën. Meer dan duizend mitochondriale genen (stukjes DNA die coderen voor eiwitten die werkzaam zijn in de mitochondriën) zijn al verplaatst naar de celkern. Op veertien genen na. Deze veertien genen bevinden zich nog steeds in de mitochondriën, waar ze het mitochondriale DNA vormen dat vatbaar is voor beschadiging.

Baby's hebben frisse, ongerepte mitochondriën. Kinderen hebben prachtig functionerende mitochondriën. Kinderen kunnen uren rondlopen in huis of in een speeltuin zonder moe te worden, bruisend van energie. Maar als je vijftig bent, is dat al een ander verhaal. Je bent sneller moe en het duurt langer om te herstellen van een wandeling, een partijtje tennis of een avondje dansen. Want naarmate de decennia verstrijken, raakt steeds meer mitochondriaal DNA beschadigd. Hierdoor functioneren de mitochondriën steeds slechter. Dit is één van de oorzaken van veroudering. Als de energiecentrales van onze cellen niet goed meer werken, krijgen we allerlei typische klachten en ziekten die gepaard gaan met het ouder worden. We worden sneller moe, omdat onze beschadigde mitochondriën niet genoeg energie (ATP) kunnen produceren. Oude mitochondriën in de hersenen maken dat de hersencellen minder energie hebben, zodat de hersencellen minder goed werken: het vermogen om nieuwe dingen te leren neemt af, het geheugen werkt minder goed en de denksnelheid vermindert. Oude mitochondriën in het hart zorgen ervoor dat het hart minder krachtig kan pompen. Minder goed functionerende mitochondriën in de spiercellen leiden tot minder kracht in onze spieren. Een trap op gaan wordt steeds moeilijker. Op een dag wordt een trapliftje geïnstalleerd, en uiteindelijk volgt een rolstoel. Kortom, hoe slechter onze mitochondriën functioneren, hoe minder energie we hebben om te bewegen, denken en uiteindelijk zelfs om te leven.

Sommige mensen worden geboren met een zeldzame ziekte waarbij deze typische verouderingssymptomen al op jonge leeftijd voorkomen. Zulke ziektes zijn *mitochondriale ziektes*. Ze ontstaan omdat bepaalde eiwitten in de mitochondriën niet goed functioneren of niet voldoende aangemaakt worden. Daardoor werken de mitochondriën minder goed. Het is geen toeval dat deze ziektes vooral weefsels treffen die veel energie verbruiken, zoals hersen-, oog-, hart- of spiercellen.

Een voorbeeld van zo een mitochondriale ziekte is MELAS *(Mitochondriale Encephalopathie, Lactaat Acidose en Stroke-like episoden)*. Deze ziekte kan al optreden bij kinderen van enkele jaren oud. Ze krijgen spierzwakte en spierpijnen, omdat de mitochondriën in de spieren niet voldoende energie produceren. Het zicht en het gehoor gaan achteruit, omdat hun oogcellen en gehoorcellen te weinig energie hebben, en hierdoor afsterven. Kinderen kunnen ook hevige hoofdpijn en epileptische aanvallen krijgen omdat de hersencellen een tekort aan energie hebben. Hun hart gaat achteruit, evenals de nieren, en ze ontwikkelen diabetes. Uiteindelijk volgen dementie (omdat hersengebieden beschadigd raken), verlammingen, blindheid en doofheid. Het is alsof deze kinderen vele decennia vroeger getroffen worden door allerlei verouderingsziektes die gezonde mensen pas op latere leeftijd beginnen te krijgen.

Een andere mitochondriale ziekte is het Kearns-Sayre syndroom, door artsen ook wel '*oculocraniosomatische neuromusculaire stoornis met gerafelde rode vezels*' genoemd. Deze ziekte begint meestal met verzwakking van de oogspieren. Omdat we de hele dag continu met onze ogen bewegen om rond te zien, verbruiken de oogspieren veel energie. Als deze energie minder voorradig is door een mitochondriaal defect, dan worden deze spieren het eerste getroffen. Vaak zakt eerst het bovenste ooglid te veel naar beneden omdat het kleine spiertje dat het ooglid continu omhoog trekt verzwakt (dit neerzakken van het bovenste ooglid zien we ook bij ouderen, vandaar dat sommige mensen bij de plastische chirurg aankloppen voor een ooglidcorrectie om er jonger uit te zien). Mensen met deze aandoening tillen dan hun hoofd naar achteren om nog onder hun verzakte oogleden door te kunnen kijken. Vervolgens verzwakken ook de oogspieren die de oogbol aansturen en die je nodig hebt om rond te kijken, de spieren van armen en benen en de spieren die je nodig hebt om te slikken. Patiënten kunnen daarnaast ook last krijgen van verminderd zicht, gehoorverlies, hartritmestoornissen, bewegingsstoornissen en diabetes.

Er zijn nog talloze andere mitochondriale ziektes. Wat ze gemeen hebben, is dat ze allerlei aandoeningen veroorzaken die we normaal gesproken pas op latere leeftijd zien, zoals spierzwakte, achteruitgang van het gehoor en zicht, diabetes of dementie. Allemaal aandoeningen die de meeste gezonde mensen ook zullen krijgen wanneer ze ouder worden en hun mitochondriën steeds minder goed werken. Bij allerlei verouderingsziektes, zoals alzheimer, parkinson of hartzwakte, functioneren de mitochondriën minder goed. Onderzoekers kunnen bij muizen allerlei verouderingsziektes veroorzaken door een giftig stofje toe te dienen dat de werking van de mitochondriën hindert. Maar ook bij mensen kunnen bepaalde stoffen ervoor zorgen dat de mitochondriën minder goed werken. De langetermijngevolgen hiervan zijn allerlei verouderingsachtige aandoeningen of ziektes. Zo kan een bepaalde stof ook een vorm van medicatie zijn. Zoals een medicijn dat gebruikt wordt om het hiv-virus te remmen. Sommige hiv-remmers hebben immers als bijwerking dat ze de mitochondriën beschadigen (gelukkig geldt dit niet voor alle hiv-medicatie). Hiv-remmers worden aan patiënten gegeven om te voorkomen dat het hiv-virus hun immuunsysteem vernietigt. Met een sterk verzwakt immuunsysteem sterven hiv-patiënten immers aan infecties van bacteriën, virussen en schimmels – dit stadium van de ziekte noemen we aids. Aids-patiënten overlijden bijvoorbeeld aan een longontsteking veroorzaakt door een parasiet, of omdat de hersenen geïnfecteerd zijn geraakt door een schimmel, iets wat bij mensen met een normaal immuunsysteem nooit zou gebeuren. Maar zoals veel medicatie, kennen ook bepaalde hiv-medicijnen bijwerkingen. Deze hiv-remmers verhinderen de werking van een eiwit dat werkzaam is in de mitochondriën. Hierdoor kunnen de mitochondriën zichzelf niet goed vermenigvuldigen. Het gevolg is dat de mitochondriale functie achteruitgaat. De zichtbare (en voelbare) gevolgen manifesteren zich pas nadat mensen het medicijn vele jaren hebben geslikt. Ze krijgen last van zenuwpijnen, vaak eerst in de voeten, omdat de zenuwen door de minder goed functionerende mitochondriën beschadigd zijn. Ook treden allerlei andere 'versnelde verouderingssymptomen' op: hun bloedvaten slibben sneller dicht, zodat ze meer kans lopen op een hartaanval. Ze kunnen ook diabetes krijgen, evenals een syndroom dat *lipodystrofie* heet. Bij dit syndroom verdwijnt vet. Op het eerste zicht lijkt dit misschien een goede zaak. Maar het probleem is dat het vet zich verplaatst van de goede regio's naar de slechte. Onderhuids vet verplaatst zich bijvoorbeeld vanuit het gezicht en de ledematen naar de buik. Hierdoor krijg je dunne armen en benen en een 'bierbuikje', wat het risico verhoogt op hartaanvallen, diabetes en dementie. Een bierbuikje is ook een typisch verschijnsel bij het ouder worden. Omdat het vet onderhuids wegtrekt, bijvoorbeeld vanuit je gezicht, krijg je een 'ingevallen' gezicht, zodat je er ouder uitziet. De verhoogde kans op hartaanvallen, diabetes en lipodystrofie is het gevolg van minder goed werkende mitochondriën, die minder goed vetten en suikers kunnen verbranden en verwerken.

Gelukkig krijgt niet elke patiënt die deze bepaalde hiv-remmers neemt zulke klachten. Ook de ernst van de klachten verschilt aanzienlijk van persoon tot persoon (of de persoon veel of weinig sport of gezond eet beïnvloedt ook de gezondheid van de mitochondriën). Bovendien is deze medicatie vaak heel erg nodig. Veel mensen leven immers liever 25 jaar langer met deze hiv-medicatie om vervolgens aan een hartaanval te sterven als bijwerking ervan, dan dat ze zonder deze medicatie al na enkele jaren aan de gevolgen van aids overlijden. Zoals vaak in de geneeskunde moeten dingen tegen elkaar afgewogen worden.

Mitochondriën kunnen ook verklaren waarom sommige bevolkingsgroepen vatbaarder zijn voor bepaalde verouderingsziekten. Personen van Afrikaanse origine of uit het Midden-Oosten zijn vaak vatbaarder voor allerlei verouderingsziekten en welvaartsziekten die het gevolg zijn van een ongezonde levensstijl, zoals diabetes, een hoge bloeddruk of hartziekte. Het is wellicht geen toeval dat dit mensen zijn die wonen in warme landen. Mitochondriën produceren naast energie (ATP) ook warmte als bijproduct. Het feit dat warmbloedige zoogdieren bestaan, is zelfs te danken aan mitochondriën. Onze constante lichaamstemperatuur van 37 graden wordt vooral gegenereerd door onze mitochondriën, omdat ze als bijwerking van hun chemische activiteit veel warmte produceren. Dankzij warmbloedigheid konden zoogdieren ontstaan, die vervolgens koudere regio's konden koloniseren, zoals Europa, Noord-Amerika en zelfs de poolgebieden. Dit in tegenstelling tot koudbloedige dieren zoals krokodillen, schildpadden en hagedissen, die we nu nog steeds vooral in de warme tropen aantreffen (hun cellen bevatten veel minder mitochondriën, zodat ze minder warmte genereren en dus koudbloedig zijn). Het nadeel van warmbloedigheid is wel dat het veel energie kost: je moet continu veel meer eten zodat je mitochondriën continu ATP en warmte kunnen produceren. Daarom eten we dus minstens drie keer per dag: onze mitochondriën moeten gevoed worden. Een koudbloedige slang kan na het eten van een geit gemakkelijk twee jaar zonder eten, maar mensen moeten om de paar uur eten of ze krijgen weer honger. Maar wat heeft dit nu te maken met een grotere vatbaarheid voor sommige verouderingsziektes?

Als je voorouders altijd geleefd hebben in warme klimaten, dan werken hun mitochondriën op een wat andere manier. Ze produceren minder warmte (het is immers al 'warm' genoeg). Hierdoor gaat de 'productieband' in de mitochondriën op een lager pitje draaien (er moet immers minder hard gewerkt worden om warmte te creëren en de lichaamstemperatuur constant te houden). Maar hierdoor kunnen nu net meer vrije radicalen geproduceerd worden. Vergelijk het met een lopende band in een kolencentrale. Als die vlot draait, zullen er minder kolen van de band vallen. Maar als de band trager en meer met horten en stoten loopt, zullen er meer kolen (vrije radicalen) af vallen. Daarom is het mogelijk dat mensen met voorouders die in warme landen leefden vatbaarder zijn voor allerlei verouderingsziektes: hun mitochondriën raken sneller beschadigd. Dit kan mede verklaren waarom bijvoorbeeld Afrikanen vatbaarder zijn voor hart- en vaatziektes en een hoge bloeddruk, vergeleken met Europeanen, van wie de voorouders gedurende duizenden jaren in koudere regio's woonden (zelfs al wonen deze Afrikanen heel hun leven in het kille noorden van de VS: ze hebben hun mitochondriën overgeërfd van hun voorouders die duizenden jaren leefden in een warmer Afrikaans land).[114]

Naast mensen van Afrikaanse origine zijn verschillende indianenstammen ook veel vatbaarder voor welvaartsziektes. Zoals de Pima-indianen, die leven op de grens tussen Mexico en de VS. Bijna 60 procent van de volwassenen daar heeft diabetes! Deze enorme toename in diabetes bij de Pima-indianen is ontstaan omdat ze zijn overgeschakeld naar een westers voedingspatroon, met veel witte bloem en bewerkt rood vlees. Deze indianen hebben dus een veel hoger risico op diabetes dan westerlingen (ongeveer 10 procent van de bevolking in

Europa heeft diabetes). De ene bevolkingsgroep is dus veel gevoeliger voor verouderingsziektes en een ongezond westers voedingspatroon dan de andere. Genetische verschillen spelen daarbij een rol, waaronder de manier waarop de mitochondriën werken.

We hebben afgelopen bladzijden de belangrijke rol van mitochondriën besproken in het verouderingsproces. Naarmate de decennia van ons leven verstrijken, werken de mitochondriën steeds minder goed, een resultaat van hun eigen hevige bedrijvigheid. In hun kracht ligt hun eigen kwetsbaarheid: de mitochondriën zorgen voor onze levensenergie, letterlijk en figuurlijk. Maar om deze energie te produceren beschadigen ze echter zichzelf langzaam maar zeker. Hierdoor krijgen we allerlei klachten die gepaard gaan met het ouder worden: spierzwakte, vermoeidheid, een hart dat minder sterk pompt, vergeetachtigheid, een dik buikje of diabetes. Sommige stoffen en bepaalde medicatie kunnen de mitochondriën beschadigen, zodat allerlei verouderingssymptomen versneld optreden. Verderop in dit boek zullen we bespreken hoe voeding en toekomstige medische interventies de achteruitgang van onze mitochondriën kunnen vertragen. En mitochondriën zelfs weer jong en gezond kunnen maken.

SAMENVATTING

Mitochondriën zijn de **energiecentrales** van onze cellen. De voorlopers van de mitochondriën waren **kleine bacteriën** die binnen in grotere bacteriën energie produceerden.

Mitochondriën produceren **ATP**: dit is een kleine molecule die kleeft aan eiwitten en deze zo activeert of stopzet (door de vorm van de eiwitten te veranderen).

ATP is de 'levensenergie' die ons lichaam aandrijft.

De mitochondriën en het mitochondriale DNA dat ze bevatten raken beschadigd naarmate we ouder worden. Hierdoor wordt er **minder energie (ATP)** geproduceerd in de:
- lichaamscellen: we worden sneller moe en hebben meer rust nodig;
- hersencellen: het concentratievermogen, geheugen en denksnelheid nemen af;

- spiercellen: verlies aan kracht en uithoudingsvermogen;
- hartcellen: het hart trekt minder sterk samen en verzwakt;
- zenuwcellen: reflexen gaan trager;
- oog- en gehoorcellen: zicht en gehoor gaan achteruit;
- insuline- en vetcellen: meer kans op diabetes.

Schoenveters en garenkluwens

Als we het gemiddelde gezondheidsmagazine of die talloze websites moeten geloven, dan is het duidelijk waarom we verouderen: 'DNA-schade'. Dat is een van de meest veelgehoorde verklaringen voor veroudering. Voedingssupplementen, dure schoonheidscrèmes, nog duurdere 'huidserums' en allerlei andere 'anti-aging' behandelingen dienen ons te beschermen tegen DNA-schade die maakt dat we ouder worden.

DNA bevindt zich in het binnenste van onze cellen, in de celkern. Het is eigenlijk een heel lange sliert atomen, die de instructies bevat voor het bouwen van eiwitten. En om zo ons lichaam op te bouwen, gezien eiwitten nagenoeg alle functies in ons lichaam vervullen.

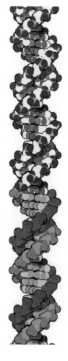

DNA *is een lange sliert atomen die een wenteltrap vormen (elk bolletje is een atoom). Elke trede van de wenteltrap bestaat telkens uit bepaalde moleculen die de instructies bevatten om eiwitten te bouwen. Deze eiwitten verrichten nagenoeg alle functies in de cel.*

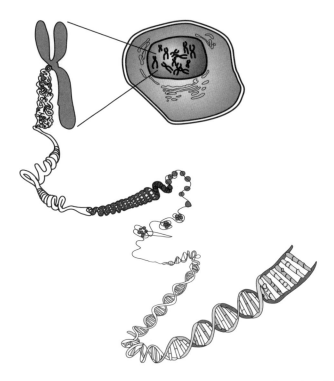

DNA bevindt zich in de celkern. DNA rolt zich daar zeer sterk op (omdat het anders niet in de celkern zou passen), en vormt zo structuren die we 'chromosomen' noemen.

De populairste verklaring voor veroudering is dat het DNA beschadigd wordt door 'vrije radicalen'. Hoe meer het DNA beschadigd is, hoe minder duidelijk de bouwinstructies voor de aanmaak van eiwitten. Hierdoor functioneren onze cellen minder goed en verouderen ze dus. Maar deze 'DNA-schade'-theorie is niet het volledige verhaal. Om te beginnen geraken veel vrije radicalen niet tot bij het DNA, dat immers veilig opgeborgen zit in de celkern. Ook blijkt er geen duidelijk verband te bestaan tussen de snelheid waarmee een diersoort DNA-schade oploopt en haar levensduur. Sommige dieren lopen continu veel DNA-schade op, maar worden toch heel oud.

Toch zijn er nog steeds heel wat mensen die geloven dat vooral DNA-schade maakt dat we verouderen. Ze baseren zich hierbij op de zogenaamde 'versnelde verouderingsziektes'. Dat zijn ziektes die maken dat mensen veel sneller verouderen. De meeste van deze ziektes ontstaan inderdaad door DNA-schade. Daarom denken veel mensen dat DNA-schade ook een belangrijke rol speelt bij 'gewone' veroudering. Maar zo eenvoudig ligt het niet.

Laten we eens kijken naar de bekendste versnelde verouderingsziekte: *progeria*, ook wel de *ziekte van Hutchinson-Gilford* genoemd. Progeria-patiënten verouderen zeven keer sneller dan gezonde mensen. Ze worden gemiddeld slechts dertien jaar oud. Op de leeftijd van dertien zien ze eruit als tachtig jaar: ze hebben een kaal hoofd, een dunne, gerimpelde huid waaronder zich blauwe aders aftekenen, een spitse, haakachtige neus en dunne armpjes en benen met nog maar weinig spiermassa.

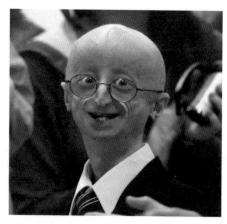

Jonge progeria-patiënten zien er veel ouder uit dan ze daadwerkelijk zijn. Dit is een foto van Sam Berns, toen hij 16 was. Zijn ouders vroegen zijn lezing te vermelden, die bekeken kan worden op YouTube: 'My filosophy for a happy life'. (foto: Scott & Leslie Berns, The Progeria Foundation)

Kinderen met progeria krijgen ook last van stijve gewrichten (artrose) en problemen met de bloedvaten. Vaak sterven ze aan een hartaanval. Hun intelligentie blijft normaal; ze zijn dus zich volledig bewust van hun versnelde aftakelingsproces. Hoe om te gaan met een lichaam dat veel sneller veroudert en een kort leven werd verwoord door Sam Berns, een 15-jarige progeria-patiënt die een bijzonder inspirerende lezing gaf over zijn ziekte. Zijn lezing is al miljoenen keren bekeken op internet. Niet lang nadat hij zijn lezing had gegeven stierf hij aan de gevolgen van progeria.

Progeria ontstaat door zware DNA-schade. Het DNA in de celkern wordt beschadigd omdat de celkern 'in elkaar stort'. Normaal is de celkern een stevige, holle bol met een wand opgebouwd uit eiwitten en vetten, waarbinnen het DNA drijft. Maar bij progeria heeft een bepaald eiwit dat de wand van de celkern opbouwt een verkeerde vorm. Normaal gesproken functioneert dit eiwit als een soort 'balk' die de celkern stut en haar een ronde vorm geeft. Duizenden van deze eiwitten samen maken dat de kern een mooie bol is. Maar als deze eiwitten de verkeerde vorm hebben, dan wordt de celkern instabiel en wordt ze een slappe structuur met instulpingen, een beetje zoals een voetbal die leegloopt. Hierdoor wordt het DNA in de celkern beschadigd. Dit maakt dat progeria-patiënten allerlei klachten krijgen en veel sneller lijken te verouderen. Omdat progeria-patiënten zo snel verouderen, en omdat de ziekte veroorzaakt wordt door DNA-schade, dachten veel onderzoekers dat vooral DNA-schade verantwoordelijk was voor 'normale' veroudering. Als we progeria echter in detail bekijken, dan zien we dat de ziekte het verouderingsproces niet echt nabootst. Progeria-patiënten krijgen dan wel te maken met bepaalde typische verouderingsverschijnselen, zoals een kaal hoofd, hart- en vaatziektes en artrose, maar ze blijven dan weer gevrijwaard van andere, zoals de ziekte van Alzheimer, de ziekte van Parkinson, diabetes, achteruitgang van het gehoor, zicht en het immuunsysteem, verhoogde vetten in het bloed, cataract (staar) of achteruitgang van het immuunsysteem. Samengevat, symptomen van progeria lijken gedeeltelijk wel op veroudering, maar veel typische verouderingssymptomen en ziektes ontbreken.

DNA-schade is dus niet zomaar de enige of belangrijkste reden waarom we ouder worden. Er spelen nog andere processen een rol, zoals suiker-crosslinking, eiwitopstapeling en defecte mitochondriën. Deze processen hebben tientallen jaren nodig om zich te ontwikkelen. Aangezien progeria-patiënten slechts dertien jaar oud worden, hebben ze niet de tijd om bijvoorbeeld ook voldoende suiker-crosslinks op te bouwen in hun ooglens die zorgen voor cataract, of voor voldoende eiwitopstapeling in de hersenen die een rol speelt bij de ziekte van Alzheimer. Desondanks zien progeria-patiënten er wel uit als oude mensen. De reden hiervoor is dat bij zowel progeria als gewone veroudering het eindresultaat ongeveer hetzelfde is: het massaal afsterven van cellen. De oorzaak hiervan is echter verschillend: bij progeria sterven de cellen af door in elkaar klappende celkernen, en bij gewone veroudering sterven cellen af door onder meer eiwitopstapeling, defecte mitochondriën en crosslinking.

Ziektes zoals progeria tonen aan dat DNA-schade niet het hele verhaal is. Verre van zelfs, omdat wat er 'rondom' het DNA gebeurt ook van groot belang is. Dat bepaalt immers welke delen van het DNA actief zijn en dus instructies kunnen doorgeven voor de bouw van bepaalde eiwitten. Ik verklaar me nader. Het DNA is zeer compact opgerold in de celkern. Dat gebeurt door het DNA rond 'spoelen' te wikkelen (deze spoelen zijn op hun beurt eiwitten). Deze spoelen reageren met elkaar en bepalen zo welke stukken DNA meer of minder opgerold zijn. Hoe meer het DNA ontrold is, hoe actiever het DNA is (gezien het makkelijker zijn bouwinstructies kan doorgeven). Bij het ouder worden loopt dit proces steeds vaker mis. Sommige stukken DNA zijn te veel ontrold, andere stukken DNA zijn te veel opgerold. Dit zorgt ervoor dat de cel minder goed functioneert. Het wetenschappelijke vakgebied dat dit op- en ontrollen van DNA bestudeert, heet *epigenetica*, en is een boeiend opkomend vakgebied. Het verklaart waarom DNA-schade maar een klein deeltje van het verhaal is. Wat er rondom het DNA gebeurt is waarschijnlijk van groter belang.

Daarnaast kan nog een ander DNA-gerelateerd proces een rol spelen in veroudering. Dat is het korter worden van de *telomeren*. Dit zijn stukjes DNA. Maar het zijn niet zomaar stukjes DNA. Telomeren zijn de uiteinden van de DNA-strengen. Je kan het DNA in onze celkernen vergelijken met een hoop garenkluwens. In elk van onze celkernen bevinden zich 46 kluwens garen, oftewel 46 strengen DNA. Eén garenkluwen DNA noemen we ook een chromosoom. Als je zo één kluwen DNA zou nemen en dat ontrolt zodat je één lange DNA-draad krijgt, dan zijn de uiteinden van die draad de 'telomeren'. Deze telomeren zijn ook DNA op zich, maar bevatten geen bouwinstructies voor eiwitten.

Wat is de functie van telomeren? De telomeren zorgen ervoor dat de DNA-sliert niet gaat rafelen. Je kan dit vergelijken met de plastic kapjes aan de uiteinden van schoenveters, die moeten verhinderen dat de veters beginnen te rafelen. De natuur heeft ook zulke 'kapjes' uitgevonden in de vorm van telomeren aan de uiteinden van ons DNA. Maar welke rol spelen deze telomeren nu bij veroudering?

Elke keer dat onze cellen zich delen, worden de telomeren een stukje

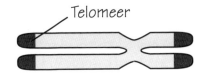

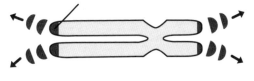

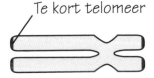

De telomeren zijn de uiteinden van de DNA-streng of het chromosoom (garenkluwen). Hoe vaker cellen delen, hoe korter hun telomeren worden.

korter. Dat is omdat de cellulaire machinerie die al die 'garenkluwens' moet ontspinnen om er dan een kopie van te maken, altijd een stukje van de uiteinden van het garenkluwen 'vergeet'. Na een bepaald aantal delingen, meestal zo'n zestig, zijn de telomeren zo kort geworden dat ze niet genoeg bescherming meer kunnen bieden: de kapjes zijn te kort geworden, het DNA gaat rafelen en wordt onstabiel. Net zoals een veter wanneer het plastic kapje eraf is. Dit rafelende, onstabiele DNA zorgt ervoor dat de cel minder goed functioneert; het DNA bevat immers de bouwinstructies voor alle eiwitten die de cel onderhouden en in leven houden.

Telomeren kunnen dus beschouwd worden als een tikkende klok die aftelt. Bij elke tik – een celdeling – komt de cel iets dichter bij haar einde, want de telomeren worden iets korter. Maar waarom zou de natuur een dergelijk systeem gecreëerd hebben? Het zou toch beter zijn als onze telomeren altijd even lang blijven, zodat onze cellen langer jong en gezond kunnen blijven?

De voornaamste reden waarom telomeren bestaan is om ons te beschermen tegen kanker. Telomeren zijn een soort beveiligingsmechanisme. Stel dat cellen veranderen in kankercellen, en dus ongebreideld delen. Hierdoor worden hun telomeren al snel te kort (gezien bij elke celdeling de telomeren iets korter worden). Het DNA rafelt uit en de kankercellen vernietigen zichzelf zo automatisch. Dit beveiligingsmechanisme beschermt ons dus continu tegen nieuwe kankercellen in ons lichaam (elke dag ontstaan duizenden kankercellen in ons lichaam, die door onder meer dit mechanisme vernietigd worden). Maar dit mechanisme is niet perfect. Af en toe ontspringt een kankercel de dans door een mutatie (een nieuwe eigenschap), die de kankercel in staat stelt een eiwit aan te maken dat de telomeren automatisch verlengt. Dit eiwit, *telomerase*, voorkomt dat de telomeren na elke deling korter worden. En zorgt ervoor dat kankercellen ongebreideld kunnen blijven delen en onsterfelijk zijn.

Sommige poliepen en wormpjes kunnen ook hun eigen telomerase produceren, waardoor ze niet verouderen en onsterfelijk zijn. Mensen produceren enkel telomerase in de voortplantingscellen, waardoor deze jong blijven (soms wordt telomerase ook tijdelijk geproduceerd in witte bloedcellen wanneer deze veel moeten delen). Zoals we hebben gezien, is het belangrijk dat voortplantingscellen jong blijven, omdat baby's fris en gezond geboren dienen te worden, en niet met alzheimer of hartfalen.

Er bestaan bepaalde erfelijke aandoeningen waarbij mensen met te korte telomeren geboren worden. Dat is heel oneerlijk, gezien je je leven moet beginnen met een klok die je al vanaf het begin minder tijd geeft. Je kan dit vergelijken met een keukenwekker: bij de ene persoon staat die op zestig minuten, bij de andere op veertig of tien minuten. Bij de milde vorm van deze 'telomeer-verkortingsziekte' hebben mensen matig korte telomeren. Deze personen ontwikkelen veelal een ziekte die *pulmonaire fibrose* heet. De longen beginnen te verbindweefselen, waardoor de patiënten kortademig worden en constant hoesten. Naarmate de ziekte voortschrijdt, hebben mensen steeds meer het gevoel niet genoeg adem te hebben of te stikken; ook kunnen ze steeds minder goed inspanningen leveren omdat ze te weinig adem hebben. Deze symptomen worden veroorzaakt omdat de sneldelende cellen in de longen die het longweefsel flexibel houden te snel afsterven door hun te korte telomeren, waardoor de longen hun elasticiteit verliezen. Pulmonaire fibrose door te korte telomeren treedt meestal op wanneer mensen nog maar veertig of vijftig jaar zijn, wat veel te jong is voor aftakelende longen (hierbij moet gezegd worden dat slechts ongeveer 10 procent van de gevallen van pulmonaire fibrose wordt veroorzaakt door te korte telomeren, de overige vormen worden veroorzaakt door bijvoorbeeld auto-immuunziektes of silica-stof).

Pulmonaire fibrose komt voor als je *matig* korte telomeren hebt. Als iemand geboren wordt met nóg kortere telomeren treden extra ziektesymptomen op en dit op jongere leeftijd, vaak op kinderleeftijd. Een voorbeeld is *dyskeratosis congenita*. Kinderen met deze ziekte krijgen op jonge leeftijd grijs haar en worden kaal. Hun huid veroudert sneller, en ook hun longen en lever-verbindweefselen. Ze hebben misvormde nagels die uitvallen (nagels ontstaan uit cellen die vaak moeten delen). Ook hun immuunsysteem takelt snel af – immuuncellen delen zeer veel (elk uur worden er miljarden immuuncellen aangemaakt in het lichaam), waardoor hun kortere telomeren al snel opgebruikt zijn. Immuuncellen zijn witte bloedcellen die circuleren in de bloedbaan om ziektekiemen, zoals bacteriën, virussen en parasieten, op te sporen. Bij elke deling worden de telomeren in de witte bloedcellen korter, en als je al geboren wordt met veel kortere telomeren, breekt al snel het moment aan dat je niet meer voldoende witte bloedcellen kan aanmaken. Daarom hebben deze patiënten vaak op tienjarige leeftijd reeds een slecht functionerend immuunsysteem, waardoor ze veel vatbaarder zijn voor infecties en kanker (het immuunsysteem ruimt immers ook kankercellen op). Bij mensen met gewone telomeren gebeurt dit meestal pas op de leeftijd van zeventig en ouder.

En zoals vaak in de geneeskunde, kan het altijd nog erger. Mensen met de *ziekte van Hoyeraal-Heidarsson* worden geboren met nog kortere telomeren dan het geval is bij dyskeratosis congenita. Bij deze ziekte treden de hierboven besproken symptomen nog eerder op: vaak krijgen kinderen in de eerste levensjaren reeds last van verbindweefseling van de organen, haaruitval, continue infecties door een falend immuunsysteem, nagelproblemen en huidproblemen. Bovendien laten ook de hersenen en oogcellen het afweten. Meestal worden kinderen met dit syndroom niet ouder dan enkele jaren.

Te korte telomeren kunnen dus allerlei symptomen veroorzaken die we ook zien bij 'normale' veroudering, zoals grijs haar of een aftakelend immuunsysteem. Maar sommige wetenschappers zijn er niet van overtuigd dat telomeren een belangrijke rol spelen in het verouderingsproces. Zo zijn er ook cellen die niet of heel weinig delen (zoals spiercellen of zenuwcellen), waardoor hun telomeren nauwelijks korter worden. Toch verouderen spiercellen en zenuwcellen. Er zijn ook dieren met een korte levensduur, zoals muizen, die toch veel langere telomeren hebben dan mensen. Je zou dan verwachten dat de cellen van de muizen met hun langere telomeren veel meer delingen kunnen ondergaan, en dus langer kunnen blijven bestaan. Maar toch worden muizen maar twee jaar oud en mensen tachtig jaar.

Wellicht speelt niet zozeer de lengte van de telomeren een rol (tenzij je heel korte telomeren hebt zoals bij bepaalde ziektes), maar wel het *vermogen* om telomeren te verlengen of te herstellen. Al onze cellen hebben het vermogen om een eiwit te maken dat korte telomeren weer langer kan maken, namelijk telomerase. Dit eiwit is vooral actief in cellen die veel moeten delen, zoals geslachts- of immuuncellen. Maar soms kan telomerase ook (even) actief worden in andere cellen om deze te verjongen. Als muizen telomerase toegediend krijgen, leven ze langer,[115] en als ze een stof toegediend krijgen die telomerase afremt, overlijden ze vroegtijdig aan allerlei verouderingsziektes. Bij Askenazijoden, die heel oud worden, hebben onderzoekers ontdekt dat ze soms een bijzonder actieve vorm van telomerase bezitten, die ervoor zorgt dat hun telomeren meer dan anders verlengd blijven.[116] En sommige wormpjes kunnen onsterfelijk worden wanneer ze telomerase activeren in hun lichaamscellen. Ze doen dit als ze op ongeslachtelijke deling overgaan. Als de wormpjes zich geslachtelijk voortplanten (dus via eicellen en zaadcellen), dan wordt hun lichaam weer sterfelijk omdat het vermogen tot onsterfelijkheid zich dan heeft verplaatst van de lichaamscellen naar enkel de voortplantingscellen.

Kortom, de discussie over de rol van telomeren bij veroudering is nog niet ten einde. In ieder geval kan je er altijd zelf voor zorgen dat je telomeren in goede conditie blijven. Mensen die een gezonder mediterraans dieet volgen, hebben gemiddeld langere telomeren.[117] Ook meer sporten en minder zitten (op onze bureaustoelen, treinzitjes en sofa's) kan ervoor zorgen dat de telomeren gezonder blijven.[118] Een andere studie toonde aan dat een gezonde levensstijl de activiteit van het telomerase-eiwit kan beïnvloeden en het risico op prostaatkanker kan verminderen.[119] Ongezonde voeding zoals frisdranken leidt daarentegen dan weer tot kortere telomeren.[120]

SAMENVATTING

DNA is een zeer lange molecule die de **bouwinstructies** voor de eiwitten bevat.

Telomeren zijn de **uiteinden** van een DNA-streng (telomeren zijn opgebouwd uit DNA). Het zijn de 'kapjes' die ervoor zorgen dat de DNA-streng **niet rafelt**.

Telomeren spelen een rol bij **veroudering**:
- bij elke celdeling worden telomeren korter. Als ze te kort worden, wordt het DNA niet meer beschermd (de kapjes zijn weg) en zal de cel minder goed functioneren (eiwitten worden minder goed aangemaakt). Dit is vooral van belang bij stamcellen, die vaak moeten delen.
- in cellen die heel weinig delen (spier- of zenuwcellen), kunnen telomeren na verloop van tijd toch beschadigd geraken.

Kankercellen, voortplantingscellen en sommige wormpjes kunnen **onsterfelijk** worden door **telomerase** te produceren: dat is een eiwit dat verkorte telomeren weer verlengt.

Gezonde voeding en voldoende **lichaamsbeweging** kunnen het verkorten van de telomeren tegengaan.

Progeria wordt vaak een verouderingsziekte genoemd, maar is geen echte verouderingsziekte. Progeria bootst wel bepaalde symptomen van veroudering na.

Conclusie

Veroudering is een complex proces. We hebben vier belangrijke redenen besproken waardoor we ouder worden: eiwit-opstapeling, een overmaat aan koolhydraten, die IGF en suikercrosslinks creëren, defecte mitochondriën en veranderingen in en rond het DNA zoals verkortende telomeren. Maar er zijn nog andere redenen waarom we verouderen en in de toekomst zullen vast en zeker nog andere verouderingsmechanismen ontdekt worden. Deze vier besproken redenen zijn tot nu toe de bekendste oorzaken. Het zijn de vier ruiters van de dood, en samen vormen ze een formidabele vijand, die naarmate de decennia verstrijken onze gezondheid ondergraaft. Het begint met minder uithoudingvermogen wanneer je achter een trein of bus moet aan rennen, met de eerste grijze haren en kraaienpootjes, en zal zich gaandeweg ontwikkelen tot een wijd spectrum van verouderingsziektes, zoals hart- en vaatziektes en dementie.

Deze vier ruiters van de dood zorgen ervoor dat onze cellen verouderen. Dat zijn niet alleen onze 'gewone' lichaamscellen, maar ook onze *stamcellen*. Die cellen bevinden zich verspreid in ons lichaam en creëren dagelijks miljarden nieuwe cellen. Stamcellen in de darm produceren aan de lopende band nieuwe darmcellen, gezien darmcellen gemiddeld maar vijf dagen meegaan. Stamcellen in het beenmerg creëren elke seconde twee miljoen rode bloedcellen. Stamcellen in de huid vernieuwen de huid elke maand volledig. Stamcellen in de botten vernieuwen ons skelet om de tien jaar. We worden continu heropgebouwd door onze stamcellen. Echter, als onze stamcellen beschadigd geraken door verouderingsprocessen zoals eiwitopstapeling, crosslinks of korte telomeren, verouderen zij ook zelf en sterven uiteindelijk. Op den duur hebben we amper nog stamcellen over, zodat we onze kostbare weefsels niet meer kunnen vernieuwen en aanvullen. We verwelken letterlijk. Onze spiercellen worden niet meer aangevuld en onderhouden, waardoor we dunne armen en benen krijgen ('sarcopenie'). We kunnen minder makkelijk een trap op en vallen sneller waarbij we al dan niet een heup breken. De vetcellen in ons gelaat verminderen, zodat we minder onderhuids vet hebben en een 'benig', oud gezicht krijgen. Onze huid vernieuwt zich steeds minder, waardoor die dunner en brozer wordt. We krijgen grijs haar, omdat de stamcellen rond de haarwortel afsterven die kleurgevende 'melanocyten' aanmaken. Melanocyten zijn cellen die donker pigment aanmaken, zodat haar bruin, zwart of blond kan zijn, afhankelijk van de hoeveelheid kleurstof (melanine) die het haar bevat.

Sommige mensen die heel oud worden, hebben sterke stamcellen die het lang kunnen uithouden. Zoals Hendrikje van Andel-Schipper, een Nederlandse dame die 115 jaar oud is geworden. Onderzoekers ontdekten dat deze dame op het laatste moment in haar leven haar miljarden bloedcellen nog aanmaakte dankzij enkele kranige stamcellen. Een jong persoon heeft ongeveer 1300 actieve bloedstamcellen, die elke dag miljarden bloedcellen aanmaken (rode bloedcellen en witte bloedcellen die het immuunsysteem vormen). Hoe ouder we worden, hoe meer van deze bloedstamcellen door veroudering verdwijnen. Mevrouw Van Andel-Schipper had nog maar een paar kranige stamcellen over, die verantwoordelijk waren voor de productie van al haar bloedcellen.[121]

Nu we beter begrijpen waardoor we verouderen, kunnen we kijken wat de toekomst kan brengen. Naarmate wetenschappers het verouderingsproces steeds beter doorgronden, kunnen ze ook steeds betere manieren ontwikkelen om het te vertragen, en uiteindelijk misschien zelfs om te keren. Daarover gaat het volgende hoofdstuk.

3
Het langer jong-plan

Wat kunnen we doen om veroudering te vertragen? De laatste decennia zijn wetenschappers meer over veroudering te weten gekomen dan in de duizenden jaren ervoor. In een ongekend tempo volgden nieuwe ontdekkingen elkaar op. Om deze nieuwe inzichten en kennis overzichtelijk te maken, en om hun maximum potentieel te kunnen benutten, heb ik een 'plan' geschetst. Dit plan is een methode om langer te kunnen leven en veroudering af te remmen. Dit plan heet het 'langer jong-plan'. Het plan kan weergegeven worden in de vorm van een trap. Deze trap telt momenteel vier tredes. Elke trede omvat een methode die toegepast kan worden om het verouderingsproces te vertragen en langer jong te blijven. De eenvoudigste methode – die wellicht ook het minst effect heeft – bevindt zich onder aan de trap: dit is de onderste trede. Deze methode behelst het aanleveren van stoffen die het lichaam nodig heeft om goed te functioneren, zoals bepaalde vitamines, mineralen of vetten. De tweede trede beschrijft 'hormesis', een proces dat organismen in staat stelt langer te leven. Hoe verder we naar boven gaan, hoe krachtiger en veelbelovender de methodes. De hoogste trede bevat methodes waarvan de meeste vandaag de dag nog niet beschikbaar zijn (of ze worden enkel toegepast om bepaalde zeldzame ziektes te behandelen). Maar zoals we zullen zien, kunnen deze methodes in de toekomst voor iedereen beschikbaar worden. Omdat er momenteel zo veel kennis circuleert over veroudering, wil deze trap niet pretenderen volledig te zijn. Bovendien kan deze trap verder aangevuld worden met nieuwe tredes naarmate nieuwe ontdekkingen worden gedaan.

Laten we beginnen met de eerste trede van het langer jong-plan.

TREDE 4: veroudering omkeren

Via nieuwe therapieën, zoals eiwitsamenklonterings-vaccins, lysosomale eiwittherapie, suiker-crosslink-brekers, mitochondriale herstelling, verjongingsstoffen in het bloed, stamceltherapie of CRISPR.

TREDE 3: groeistimulatie verminderen

Via voeding die minder snelle koolhydraten en dierlijke eiwitten aanlevert. Via calorierestrictie of vasten.

TREDE 2: hormesis stimuleren

Via licht toxische stoffen in voeding (zoals flavonoïden) en sport (bijvoorbeeld HIIT*).

TREDE 1: tekorten vermijden

Voldoende inname van relevante micronutriënten via gezonde voeding en eventueel supplementen.

Het langer jong-plan

Trede 1: Tekorten vermijden

Het is opmerkelijk dat miljoenen mensen overgewicht hebben, maar toch ondervoed zijn. Ze hebben overgewicht omdat ze te veel *macronutriënten* innemen, en zijn ondervoed omdat ze te weinig *micronutriënten* innemen. Macronutriënten zijn koolhydraten (suikers), vetten en eiwitten. Deze stoffen leveren energie. Micronutriënten zijn gezonde voedingsstoffen, zoals vitamines, mineralen, flavonoïden, stilbenen, fenolzuren, lignanen en omega-3-vetzuren. Micronutriënten zijn nodig voor

---

* HIIT: Hoge Intensiteit Interval-Training

een goede werking van het lichaam. Veel voeding die we vandaag de dag eten bestaat vooral uit macronutriënten met zeer weinig micronutriënten. Zulke voeding noemen we ook wel 'lege calorieën': frisdrank, fastfood, brood, pasta, aardappelen, pasta, rijst, chips, koeken. Deze etenswaren leveren vooral veel calorieën en weinig micronutriënten.

Een belangrijke reden hiervoor is de 'industrialisering' van onze voeding. Dankzij recentelijk bedachte industriële processen kunnen enorme hoeveelheden macronutriënten op een heel goedkope manier geproduceerd worden. Via industriële processen worden bieten, mais, zonnebloempitten, koeien en kippen omgezet in bergen van geraffineerde suikers, geëxtraheerde oliën en pakketjes eiwitten. Die worden dan samengevoegd tot nieuwe voedingsmiddelen die nooit eerder bestonden: koeken (opgebouwd uit suikers, vetten en transvetten), hamburgers (goedkoop omega-6-rijk rood vlees afkomstig van graangevoederde megastal-koeien, op smaak gebracht met zout en smaakversterkers) of frisdranken (boordevol glucose- en fructosesiroop, die goedkoop uit mais kan gewonnen worden, aangelengd met kunstmatige zoetstoffen en fosfaten die veroudering versnellen). Sommige artsen spreken van 'Frankenstein-voedsel' omdat deze voeding lijkt op een in het laboratorium bedacht samenraapsel van gedissecteerde onderdelen uit de natuur en geen volwaardige voeding is die er ook echt nog uitziet zoals ze voorkomt in de natuur (zoals noten, groente, fruit of zalm).

Het gevolg van deze industrialisatie van onze voeding is dat we ons vullen met eten en drank die ons vooral dik maken en weinig micronutriënten aanleveren. Een tekort aan bepaalde micronutriënten kan onze gezondheid ondermijnen, zowel op korte als op lange termijn. Op korte termijn uit een tekort zich soms onder de vorm van 'vage klachten', zoals vermoeidheid, concentratiestoornissen ('brain fog'), prikkelbaarheid of spierpijnen. Veel mensen beschouwen deze klachten op den duur als normaal, of als een onafwendbaar onderdeel van het ouder worden. Soms worden deze klachten zo vervelend dat mensen naar de dokter gaan. Die vraagt vervolgens allerlei tests aan om te zien of je geen kanker, diabetes of een ernstige zenuwziekte hebt. In de meeste gevallen wordt dan 'niets' gevonden. Terwijl de patiënt lijdt aan een tekort aan allerlei micronutriënten, zoals omega-3-vetzuren of magnesium (waarvan een tekort via standaard bloedtesten niet goed valt op te sporen).

Maar ook op lange termijn kan een tekort aan micronutriënten onze gezondheid schaden. Een chronisch tekort aan stoffen zoals magnesium, B-vitamines, vitamine K, selenium of kalium kan het risico verhogen op allerlei verouderingsgerelateerde ziekten. Veel eiwitten in ons lichaam hebben deze stoffen immers nodig om goed te kunnen functioneren. Je kan deze eiwitten beschouwen als kleine machines, die pas goed kunnen werken als er ook een bepaald tandwiel is, zoals selenium of magnesium. Deze eiwitten zijn betrokken bij het energiemetabolisme, bloedstolling, detoxificatie of het opruimen van vrije radicalen. Een chronisch tekort aan allerlei micronutriënten kan op lange termijn onze gezondheid ondermijnen.

Er is een hele industrie opgericht rond dit concept: de voedingssupplementen-industrie. Die maant ons aan om continu supplementen te slikken, om ons gezond te houden en te beschermen tegen allerlei ziektes. Maar zo eenvoudig is het niet. Veel grote studies tonen immers aan dat het slikken van voedingssupplementen met mineralen en vitamines de mortaliteit (je kans op sterfte) niet vermindert. Of je nu een supplement met mineralen of vitamines slikt of niet, je leeft er niet langer door.[122-124] Wil dat zeggen dat voedingssupplementen onzin zijn? Nee, het wil enkel zeggen dat studies aantonen dat veel voedingssupplementen met mineralen en vitamines niet werkzaam zijn. Maar eigenlijk hoeft ons dat niet te verbazen...

Om te beginnen bevatten supplementen meestal veel te lage dosissen om een effect te hebben. Een gemiddeld multivitaminesupplement bevat bijvoorbeeld slechts 80 mg magnesium of 50 mg kalium. Terwijl een volwassen persoon dagelijks best 300 à 600 mg magnesium nodig heeft, en dagelijks ongeveer 5400 mg kalium. In de oertijd was de gemiddelde kaliuminname zelfs 11.000 mg! Geen wonder dat veel voedingssupplementen-studies geen duidelijk effect aantonen: ze bevatten vaak te lage dosissen.

Supplementen bevatten daarnaast vaak ook een vorm die slecht door het lichaam wordt opgenomen. Neem bijvoorbeeld koper. Veel voedingssupplementen bevatten koper in de vorm van koperoxide, wat nagenoeg niet geabsorbeerd wordt door de darmen.[125] Idem voor magnesium. Voedingssupplementen bevatten vaak magnesiumoxide, dat minder goed wordt geabsorbeerd dan andere vormen van magnesium, zoals magnesiummalaat.

Bovendien worden stoffen in voedingssupplementen (en wetenschappelijke studies) vaak op een verkeerde manier gecombineerd. Zo was er een langdurige studie die geen effect vond van een voedingssupplement dat verschillende vitamines en mineralen bevatte, waaronder zink. Maar het supplement bevatte geen koper. Als je op lange termijn zink geeft, dien je ook koper bij te geven, omdat de inname van zink ervoor zorgt dat je minder koper kan opnemen. Als je dus jarenlang een supplement slikt met een relatief hoge dosis zink (20 mg) – zoals in deze studie gebeurde – dan kan je op lange termijn een kopertekort krijgen. Een tekort aan koper verhoogt op zijn beurt het risico op hart- en vaatziekten. Een teveel trouwens ook.

En zelfs al bevat het voedingssupplement voldoende van een stof, in een goed absorbeerbare vorm en met de juiste andere stoffen, dan kunnen er nog problemen optreden. Zo bevatten veel supplementen maar één vorm van een stof. Een gekend voorbeeld is vitamine E. Er bestaan acht verschillende vormen van vitamine E. Toch bevatten de meeste supplementen slechts één vorm (alfa-tocoferol). Als je maar één vorm inneemt, dan absorbeer je minder van de andere vormen van vitamine E (zoals bèta-tocoferol, gamma-tocoferol of alfa-tocotrienol). De eiwitten in de darmwand die vitamine E opnemen, worden immers verzadigd met die ene vorm van vitamine E (alfa-tocoferol), zodat je minder van de andere vitamine E-vormen opneemt. Dit geldt ook voor bèta-caroteen. Supplementen die veel bèta-caroteen bevatten, verhinderen de opname van andere carotenen, zodat je risico op kanker zelfs kan toenemen.[126]

Niet alleen de opname van een stof, maar ook de werkzaamheid kan afhangen van de vorm. Neem selenium. Er bestaan talloze verschillende vormen van selenium: seleniummethionine, trifenylfosfineselenide, isoselenocyanaat, fosfineselenide, enzovoort. De ene vorm van selenium kan tot duizend keer actiever kan zijn dan de andere. Zo toonde een studie aan dat selenium*methionine* het risico op kanker niet vermindert,[127] terwijl een andere studie dan weer vond dat mensen die selenium*gist* slikken de helft minder kans hadden om te sterven aan kanker.[128] Sommige onderzoekers geloven dat dit verschil verklaard kan worden door het feit dat seleniumgist naast seleniummethionine nog andere vormen van selenium bevat, vormen die een krachtiger effect op het lichaam hebben dan enkel seleniummethionine.

Ten slotte, nog een andere reden waarom voedingssupplementen in studies vaak geen effect aantonen, is omdat men het synergetische effect niet erkent. Veel stoffen werken samen. Als je ze dus niet allemaal samen in een supplement stopt, zal er geen of veel minder effect optreden. Zo hechten zowel vitamine A, vitamine D als omega-3-vetzuren zich aan één bepaald eiwit, dat dan als een schakelaar de cellen activeert. Als je enkel vitamine A en D inneemt, en te weinig omega-3-vetzuren, dan zal dat eiwit nog steeds niet goed werken. Vergelijk het met een auto, die vier wielen nodig heeft om goed te rijden. Heeft die auto maar drie of twee wielen, dan zal hij niet goed rijden. Daarom hoeft het ook niet te verbazen dat een studie waarbij bijvoorbeeld enkel vitamine A wordt toegediend geen effect heeft als je niet tegelijk ook vitamine D of omega-3-vetzuren en nog andere stoffen inneemt.

Al met al is het niet vreemd dat heel wat voedingssupplementenstudies geen effect aantonen. Er ontstaan hieromtrent dan vaak twee kampen. Enerzijds mensen die meteen zeggen dat alle voedingssupplementen onzin zijn. Maar dat is een te oppervlakkige en overhaaste conclusie. Anderzijds heb je mensen die vasthouden aan voedingssupplementen als middelen tegen allerlei kwaaltjes. Maar dat is een te optimistische instelling. Het is zeer moeilijk om lichamelijke aandoeningen als sneeuw voor de zon te doen verdwijnen met wat supplementen. Daarvoor is het lichaam te complex en bestaan er te veel stoffen die het lichaam nodig heeft en die je niet allemaal in één supplement kan stoppen. Toch tonen studies aan dat *sommige* supplementen nuttig kunnen zijn. Vooral omdat zo veel mensen er een tekort aan hebben, zelfs al eten ze 'gevarieerd'. Of omdat ze in voldoende hoge dosissen toch bepaalde mechanismen in het lichaam positief kunnen beïnvloeden.

Neem bijvoorbeeld B-vitamines. De B-vitamines zijn een familie van vitamines: vitamine B1, B2, B3, B5, B6, B9 (foliumzuur, ook wel vitamine B11 genoemd) en vitamine B12. Veel eiwitten in ons lichaam hebben B-vitamines nodig om goed te kunnen functioneren, zeker eiwitten die bij de stofwisseling betrokken zijn. De B-vitamines hechten zich aan deze eiwitten, waardoor die goed kunnen werken. Het orgaan met de hoogste stofwisseling zijn de hersenen, dus is het geen toeval dat deze veel B-vitamines nodig hebben om goed te kunnen blijven functioneren. Verschillende studies tonen aan dat oudere mensen die weinig B-vitamines in het bloed hebben meer kans lopen op het 'inkrimpen van de hersenen'. Het krimpen van de hersenen is iets wat vaak gezien wordt bij het ouder worden. De hersenen kunnen zelfs zodanig krimpen dat de bloedvaten tussen de hersenen en de schedel op 'spanning' komen te staan, en gemakkelijker kunnen scheuren (bij een val op het hoofd bijvoorbeeld, wat een hersenbloeding kan veroorzaken).

Een studie vond dat bij personen met weinig vitamine B12 in het bloed zes keer meer herseninkrimping voorkwam dan bij mensen met voldoende vitamine B12.[129] Onderzoekers die ouderen gedurende twee jaar hoge dosissen B-vitamines gaven (vitamine B6, foliumzuur en vitamine B12), zagen via hersenscans dat bij de deelnemers zeven keer minder herseninkrimping voorkwam vergeleken met personen die geen supplementen namen.[130] De conclusie van de onderzoekers was dat 'het ziekteproces dat zorgt voor cognitieve achteruitgang aanzienlijk kan afgeremd en misschien zelfs stopgezet kan worden'. Maar een recentere studie waarin deelnemers hoge dosissen van twee soorten B-vitamines kregen (namelijk foliumzuur en vitamine B12), toonde echter géén effect op de cognitie van ouderen.[131] Wil dat nu zeggen dat hoge vitamine B-doses onzin zijn? Volgens Sudha Seshadri, professor en alzheimeronderzoekster, is dat niet het geval: de laatste studie duurde niet lang genoeg, en gebruikte ook veel te ruwe methodes om cognitie te meten. De gebruikte test om cognitie te meten was de Mini-Mental State Examination. Je moet al behoorlijk dement zijn om daar slecht op te scoren (de test is veel te gemakkelijk). Bovendien takelt cognitie niet meteen af. Het is een sluimerend proces dat tientallen jaren kan duren. Om in twee jaar tijd met supplementen dit langdurige ontstaansproces zodanig af te remmen dat je duidelijke verschillen kan zien op heel ongevoelige tests, is wellicht te veel gevraagd. Bovendien tonen andere studies dat hoge dosissen B-vitamines wel de cognitie bij ouderen kunnen verbeteren.[132,133] Ten slotte worden in veel vitamine B-studies slechts één of twee B-vitamines gebruikt (meestal foliumzuur en vitamine B12), terwijl andere B-vitamines ook belangrijk zijn en in tandem samenwerken (zoals vitamine B6, dat een belangrijke rol speelt in allerlei metabolische processen, zoals de suikerhuishouding en het vetmetabolisme).

Kortom, B-vitamines kunnen nut hebben, maar dan vaak in dosissen die hoger liggen dan in de meeste voedingssupplementen. Van B-vitamines kunnen hoge dosissen ingenomen worden, behalve van vitamine B6: dat mag niet meer dan 50 mg per dag zijn, omdat een teveel aan deze vitamine gedurende lange periodes zenuwpijnen kan veroorzaken. Je kan dus een B-vitaminesupplement nemen met enkele verschillende malen de dagelijks aangeraden hoeveelheid B-vitamines, met uitschieters voor bijvoorbeeld vitamine B12, vitamine B5 of vitamine B3 (de vitamine B-dosissen in de eerdergenoemde studies zijn vaak nog hoger). Het beste is om een vitamine B-complex te nemen dat zo veel mogelijk B-vitamines bevat (van vitamine B1 tot vitamine B12), gezien B-vitamines samenwerken om het metabolisme optimaal te laten functioneren. Het is spijtig dat de meeste mensen in het Westen onvoldoende B-vitamines via hun voeding innemen.[134,135]

Magnesium is een ander voorbeeld van een micronutriënt waaraan veel mensen een tekort hebben. Magnesium kleeft aan allerlei eiwitten waardoor deze eiwitten goed kunnen werken. Net zoals B-vitamines is magnesium belangrijk voor het metabolisme, onder andere voor het suikermetabolisme. Magnesium verbetert het vermogen om suikers te verwerken.[136-138] Dat is belangrijk, omdat hoe ouder we worden, hoe minder goed het lichaam suikers kan verwerken, waardoor ons risico verhoogt op allerlei verouderingsziektes zoals diabetes, hart- en vaatziektes en dementie. Magnesium kan ook de bloeddruk verlagen, wat gezond is voor de bloedvaten.[139] Magnesium vermindert de kans op hartritmestoornissen, die een belangrijke doodsoorzaak zijn bij ouderen.[140,141] Hartritmestoornissen kunnen spontaan optreden omdat het hart verouderd is, maar ook na een hartaanval. De hartaanval heeft immers het hart beschadigd, waardoor het vatbaarder is voor ritmestoornissen. Artsen in ziekenhuizen gebruiken al decennia magnesium om de bloeddruk te doen dalen in noodgevallen of in het geval van acute hartritmestoornissen.

Je kan dus magnesiumsupplementen nemen. Maar het beste is om zo veel mogelijk magnesium op te nemen via voeding. Voeding bevat vormen van magnesium die beter geabsorbeerd worden en beter werkzaam zijn dan magnesium in voedingssupplementen. De magnesium in voeding is immers samen verpakt met allerlei *co-factoren*. Dat zijn stoffen die de werking en absorptie van magnesium verbeteren, in tegenstelling tot magnesium in voedingssupplementen die 'naakt' is, en niet die extra co-factoren bevat. Een studie met 60.000 proefpersonen toonde aan dat mensen die veel magnesiumrijke voeding eten 50 procent minder kans lopen op een hartaanval.[142] Voeding die veel magnesium bevat zijn groene bladgroenten zoals kool, salade en spinazie, peulvruchten zoals erwten, bonen en linzen, en noten en zaden.

Een ander voorbeeld van een voedingsstof waar veel westerlingen een tekort aan hebben is selenium. Veel lichaamseigen antioxidant-eiwitten, die duizenden keren beter zijn in het onschadelijk maken van vrije radicalen dan een antioxidanten-supplement, hebben selenium nodig om goed te kunnen functioneren, evenals heel wat eiwitten van het immuunsysteem. Zoals gezegd, kan selenium het risico op kanker verminderen. De meeste Europeanen krijgen te weinig selenium binnen: de bodem in Europa bevat weinig selenium. Je kan hiervoor een voedingssupplement nemen, zoals seleniumgist. Maar je dient wel op te letten: omdat selenium een krachtig middel is, kan te veel ervan al snel toxisch zijn. Als je een supplement neemt, kan dat best niet meer dan 100 microgram selenium bevatten, omdat je ook al selenium binnenkrijgt via je voeding.

Het beste is echter om zo veel mogelijk selenium via voeding in te nemen. Voeding bevat immers verschillende vormen van selenium en co-factoren die maken dat de selenium beter geabsorbeerd wordt en werkt. Voeding afkomstig van de zee, zoals oesters of vis, bevat veel selenium. Ook zaden en noten kunnen veel selenium bevatten. Eén van de meest seleniumrijke voedingsmiddelen zijn paranoten (ook Braziliaanse noten genoemd). Eén paranoot bevat 60 à 90 microgram selenium, wat een heel grote hoeveelheid is. Sommige mensen nemen af en toe een paranoot in plaats van een pilletje selenium. Let wel op: te veel selenium, ook van paranoten, is ongezond. Eet dus niet elke dag een paranoot, maar hoogstens enkele paranoten per week.

Ook aan vitamine D hebben mensen snel een tekort. Vitamine D is nodig om het immuunsysteem goed te laten werken, evenals het metabolisme. Een tekort aan vitamine D gaat gepaard met een hogere kans op een hartaanval, kanker en ziektes zoals multiple sclerose of diabetes.[143,144] Verschillende grote studies (meta-analyses) tonen aan dat vitamine D-supplementen de kans op sterfte of hartziekte kunnen verminderen.[145-147] Sommige andere studies tonen dan weer geen duidelijk effect van vitamine D-supplementen op de gezondheid.[148] Het probleem is echter dat in veel studies te lage hoeveelheden vitamine D werden gebruikt – in de ordegrootte van vier- à achthonderd eenheden per dag: heel wat onderzoekers raden minstens tweeduizend eenheden aan – en dat deze studies niet lang genoeg duurden: om een duidelijk effect op de sterfte te kunnen aantonen, dien je het middel minstens enkele jaren te nemen. Zo bleek uit een groot onderzoek dat enkel wanneer vitamine D langer dan drie jaar wordt ingenomen, er een effect op de sterfte wordt gezien.[147] Een ander probleem met veel studies is dat de verkeerde vorm van vitamine D wordt gegeven, namelijk ergocalciferol (vitamine D2).

Deze vorm van vitamine D werkt minder goed dan cholecalciferol (vitamine D3). Studies tonen aan dat vitamine D2 zelfs de mortaliteit kan verhogen, terwijl vitamine D3 de sterfte net verlaagt.[146] Momenteel worden betere studies ontworpen, waar mensen tweeduizend eenheden vitamine D3 per dag toegediend krijgen en dit gedurende vijf jaar. De eerste resultaten zullen pas rond het jaar 2020 verschijnen.

Dien je nu wel of geen vitamine D-supplementen te nemen? Veel overheden raden vitamine D-supplementen aan, vooral voor ouderen of mensen met een hoofddoek (die hierdoor minder zonlicht krijgen). Of je nu oud bent of een hoofddoek draagt of niet, het beste is om de hoeveelheid vitamine D in je bloed te laten controleren. Als je vitamine D te laag is, dan kan je vitamine D-supplementen bijnemen, en dit in de vorm van vitamine D3 of cholecalciferol. Idealiter zou je minstens 30 ng/ml vitamine D in je bloed dienen te hebben (of 75 nmol/l: dit is een andere eenheid). Je dient ook op te letten dat je niet té veel vitamine D inneemt (zoals meer dan achtduizend eenheden per dag en dit gedurende vele maanden), gezien vitamine D een vetoplosbare vitamine is waarvan een teveel niet zomaar uitgeplast kan worden. In een studie gaf men ouderen zelfs een eenmalige jaarlijkse injectie van 500.000 eenheden vitamine D! Geen wonder dat er een 'iets hoger risico' was op heupfracturen in plaats van een te verwachten lager risico.[149] Te veel van iets goeds kan ook slecht zijn.

Naast het innemen van supplementen zijn er nog andere manieren om je vitamine D-gehalte te verhogen. Bijvoorbeeld via zonlicht. Je lichaam kan immers zelf vitamine D aanmaken via zonlicht dat op de huid valt. Het zonlicht zet stoffen in de huid om in vitamine D. Het probleem is echter dat zonlicht de huid doet verouderen. Bovendien bevinden de meeste (westerse) landen zich te hoog boven de evenaar, zodat het zonlicht schuin invalt en blootstelling aan de zon zelfs in de zomer vaak niet voldoende vitamine D oplevert. Buiten zonlicht kan je ook via voeding je vitamine D-spiegel verhogen. Vitamine D-rijke voeding zijn bijvoorbeeld zalm of paddenstoelen. Uit een studie bleek dat personen die veel vitamine D innamen via voeding 77 procent minder kans hadden op alzheimer.[150] Deze risicovermindering is natuurlijk niet enkel dankzij vitamine D, gezien vitamine D-rijke voeding vaak ook heel wat andere gezonde stoffen voor de hersenen bevat, zoals omega-3-vetzuren in zalm of bepaalde polysachariden in paddenstoelen. De meeste westerse voeding bevat echter geen of zeer weinig vitamine D. Het is voor ons daarom nagenoeg onmogelijk om enkel via voeding voldoende vitamine D binnen te krijgen. Supplementen kunnen hiervoor een oplossing zijn.

In nagenoeg alle studies waarin vitamine D wordt toegediend, gebeurt dit zonder een andere vitamine bij te voegen, namelijk vitamine K. Deze vitamine werkt echter in tandem met vitamine D. Vitamine K wordt ook wel een 'vergeten vitamine' genoemd omdat ze weinig gekend is. Dat is spijtig, want vitamine K zorgt voor stevige botten en gezonde bloedvaten. Twee zaken die belangrijk zijn, gezien bij het ouder worden onze botten verzwakken, wat osteoporose of botontkalking veroorzaakt, en onze bloedvaten verkalken, wat het risico op hartaanvallen en beroertes verhoogt. Zwakke botten en verharde bloedvaten houden ook verband met elkaar: vaak zien artsen patiënten met ernstige botontkalking en tegelijk verkalkte slagaders. Het is alsof de calcium te veel de botten verlaat (wat osteoporose veroorzaakt) en zich afzet in de bloedvatwanden en deze 'calficieert'. Een tekort aan vitamine K kan daar een rol in spelen. Vitamine K zorgt er immers voor dat calcium zich in ons lichaam op de correcte plaats afzet: in de botten en niet in de bloedvatwanden. Daarom dat vitamine K tegelijk het risico kan verminderen op osteoporose en verkalking van de bloedvaten.

Botontkalking is een vaak voorkomend probleem bij het ouder worden, zeker bij vrouwen. Bij sommige ouderen kunnen zelfs spontaan fracturen optreden door osteoporose, zoals een polsfractuur bij het optillen van een kop koffie, omdat de botten zo broos zijn. Of men kan bij een kleine val de heup breken. Een gebroken heup bij een oudere persoon kan het begin van het einde zijn: hierop volgt vaak een zware heupoperatie, een maandenlange revalidatie en immobiliteit, waardoor patiënten veel vatbaarder worden voor hart- en vaatziektes, tromboses en een algemene versnelde achteruitgang. Vitamine K speelt een belangrijke rol in het gezond houden van de botten en kan osteoporose vertragen. Vrouwen die vitamine K-supplementen toegediend kregen, hadden volgens een studie tot 81 procent minder kans op botbreuken.[151]

En terwijl de botten brozer worden, worden de bloedvaten harder bij het ouder worden: ze verkalken. Deze opstapeling van calcium in de bloedvaten maakt dat mensen een hoger risico lopen op een hartaanval. Hoe meer calcificatie, hoe meer kans op een hartaanval. Vitamine K kan deze calcificatie vertragen. Ratten die vitamine K toegediend kregen, hadden minder verkalking van de bloedvaten.[152] Mensen die voeding nemen met veel vitamine K ondervinden minder bloedvatverkalking.[153] Mensen die bloedverdunners (zoals warfarine) nemen die de werking van vitamine K tenietdoen, hebben meer kans op verkalking van de bloedvaten en hartkleppen,[154] een effect dat teniet kan gedaan worden door vitamine K toe te voegen (mensen die warfarine nemen moeten daarom opletten met vitamine K, zie kader verderop).[155] Vitamine K kan trouwens ook het volgende verband verklaren: vaak hebben mensen met (ernstige) osteoporose meer rimpels. Hoe is dat mogelijk? Een chronisch vitamine K-tekort maakt dat minder calcium in de botten terechtkomt (wat meer kans geeft op osteoporose). Het ronddwalende calcium gaat zich dan hechten aan de elastine- en collageeneiwitten in de huid, waardoor de huid starder en rimpeliger wordt (zoals ook het geval is met suiker-crosslinks).

Onze huid, bloedvaten en botten zijn allemaal met elkaar verbonden, en zo zijn rimpels, hart- en vaatziektes en osteoporose niet los van elkaar te zien. Natuurlijk speelt niet enkel vitamine K daar een rol in. En het wil ook niet zeggen dat iedereen met veel rimpels nu osteoporose heeft. Maar zou vitamine K kunnen helpen tegen rimpels? Daar moet nog verder onderzoek aan gedaan worden. Wel weten we dat er mensen zijn met zeldzame ziektes waarbij het vitamine K-metabolisme niet goed werkt. Deze mensen hebben meer rimpels, huidplooien of een verslapte huid.[156]

Daarnaast laat vitamine K de mitochondriën beter werken. Dat is goed, want hoe langer onze mitochondriën gezond blijven, hoe minder snel we verouderen.[157] Dat is ook één van de redenen waarom voldoende inname van vitamine K gepaard gaat met minder risico op typische verouderingsziektes, zoals alzheimer, diabetes en hart- en vaatziekten.[158-160]

Hoe kunnen we nu meer vitamine K innemen? Er bestaan twee vormen van vitamine K: vitamine K1, die teruggevonden wordt in planten (groene bladgroenten zoals kool en spinazie) en vitamine K2, die zich vooral in dierlijke producten bevindt (zoals kaas). De vitamine K2-vorm is de krachtigste vorm. Bacteriën in onze darmen zetten vitamine K1 uit planten om in vitamine K2. Maar ook producten zoals gefermenteerde sojabonen (natto, miso of tempeh) bevatten veel vitamine

K2, omdat bacteriën de sojabonen wat 'voorverteren' (fermenteren) en daarbij vitamine K2 produceren. Er bestaan van elke vorm van vitamine K (vitamine K1 en K2) nog talloze varianten (zoals vitamine K2-7, vitamine K2-8, enzovoort). De meeste voedingssupplementen bevatten maar één vorm van vitamine K, zoals vitamine K2-7. Er zijn echter veel meer vormen van vitamine K dan een supplement kan bevatten. Daarom kan je het best zo veel mogelijk vitamine K uit je voeding halen, door meer gefermenteerde voeding te eten (natto, miso, tempeh, kaas), evenals groene bladgroenten (spinazie, kool, spruitjes, enzovoort) en kruiden als peterselie.

Mensen die voeding eten met veel vitamine K hadden bijna 60 procent minder kans om te sterven aan een hartaanval.[161] De bekende Nurses' Health Study toonde aan dat vrouwen die veel vitamine K via voeding innamen, gemiddeld 30 procent minder kans hadden om een heup te breken.[162] Volgens een Japanse studie hadden vrouwen die veel natto aten minder kans op botontkalking; volgens de onderzoekers omdat natto zo veel vitamine K bevat.[163] Natto is één van de rijkste bronnen van vitamine K2. Spijtig wel dat natto zo verschrikkelijk slecht smaakt. Desondanks wordt het in Japan vaak genuttigd, bijvoorbeeld als ontbijt. Met wat sojasaus en mosterd zou natto al beter te smaken zijn. En je krijg er meteen een flinke dosis vitamine K2 mee binnen.

Vitamine K en bloedverdunners

Sommige patiënten die een bepaalde bloedverdunner gebruiken (zoals warfarine) dienen op te letten. Warfarine remt de werking van vitamine K en omgekeerd remt vitamine K de werking van warfarine. Zoals we hebben gezien, kan vitamine K de kans op verkalking van de bloedvaten verminderen. Kortom, een arts moet afwegen wat het belangrijkst is: het bloed dun houden met warfarine (wat het belangrijkst is wanneer mensen bijvoorbeeld 'voorkamerfibrillatie hebben': dit is een aandoening waarbij het hart onregelmatig samentrekt en zo bloedklonters kan produceren die kunnen doorschieten naar de hersenen en daar een beroerte veroorzaken), of een mogelijk hoger risico op verkalking van de bloedvaten op lange termijn.[154,164] Gelukkig zijn er nu ook andere bloedverdunners dan warfarine ontwikkeld die niet de bijwerkingen hebben van warfarine.

Zoals we hebben gezien, werken voedingssupplementen vaak niet. Eén van de redenen is omdat ze in een te lage dosis toegediend worden. Een voorbeeld hiervan is het mineraal kalium. De meeste voedingssupplementen bevatten slechts rond de 50 milligram kalium. Kalium is echter een belangrijke stof in het lichaam. Dit mineraal kleeft aan eiwitten (en aan onze celwanden) en beïnvloedt zo hun werking. Kalium is in het lichaam tevens de tegenhanger van *natrium*, dat zich vooral in keukenzout bevindt (de wetenschappelijke naam van keukenzout is '*natrium*chloride'). In het Westen eten we te veel natrium (via zout) en te weinig kalium (dat zich vooral in fruit, groente en noten bevindt). In de oertijd (voor de opkomst van de landbouwindustrie) aten onze voorouders gemiddeld 11 gram kalium per dag en slechts 0,7 gram natrium. Nu zijn de verhoudingen omgekeerd: we eten ongeveer 4 gram natrium per dag en slechts 2,5 gram kalium. Dat is funest voor ons lichaam, vooral op lange termijn en vooral voor hart en bloedvaten. Want als de verhouding kalium en natrium scheef zit, verhoog je je kans op allerlei verouderingsziektes. Zoals een hoge bloeddruk, die op zijn beurt drastisch de kans verhoogt op een hartaanval en beroertes. Bij veel primitieve stammen overal ter wereld komt een hoge bloeddruk bijna niet voor. Eén van de redenen is de hoge kalium-inname via hun voeding.

Al jaren wordt ons verteld dat te veel zout niet gezond is, maar dat is maar de helft van het verhaal: ook een tekort aan kalium speelt een rol. Dat verklaart ook waarom het minderen van de natrium-inname (door zout-restrictie) voor slechts een teleurstellende verlaging van de bloeddruk zorgt. Immers, als mensen minder zout (natrium), maar nog steeds te weinig kalium innemen, dan is hun zout-kaliumverhouding nog steeds te veel verstoord.[165] Dit illustreert mooi hoe vaak in studies de zaken te eng benaderd worden: men dient één stofje toe of verbiedt dit juist, in de hoop dat er iets verandert. Als er dan niets gebeurt, interpreteert men dit vaak als dat het stofje niet werkt. Maar een wagen heeft alle vier de wielen nodig om goed te kunnen rijden.

Kalium kan dus de bloeddruk doen dalen.[166] Dat is vooral belangrijk om je kans op een beroerte te verlagen. Een te hoge bloeddruk beschadigt de duizenden kilometers aan haarfijne bloedvaatjes in onze hersenen, een orgaan dat continu een hoge aanvoer van zuurstof en nutriënten nodig heeft en daarom een heel uitgebreid netwerk van bloedvaten heeft. Per gram kalium die we dagelijks extra eten, neemt de kans op een beroerte met 11 procent af.[167] Het is dus belangrijk om meer kalium in te nemen. Maar met voedingssupplementen alleen kom je er niet, omdat deze geen of veel te weinig kalium bevatten. Een goede manier om meer kalium in te nemen is door meer groenten, fruit, peulvruchten en noten te eten.

Je kan ook *kaliumzout* gebruiken in plaats van gewoon keukenzout. Kaliumzout is *kalium*chloride (een kaliumatoom en een chlorideatoom die aan elkaar vasthangen), terwijl 'gewoon' keukenzout *natrium*chloride is. In veel supermarkten kan je dus veel gezonder zout vinden dat een mengeling is van bijvoorbeeld 70 procent kaliumzout en 30 procent natriumzout. Gewoon zout bestaat altijd voor ongeveer 100 procent uit natriumchloride. Laat je niet verleiden door 'Himalaya-zout' of 'zeezout'. Deze zogezegd 'gezondere' zouten bevatten nog altijd meer dan 99 procent gewoon zout (natriumchloride) met een minuscule hoeveelheid andere mineralen. Er is zout dat voor meer dan 90 procent uit kaliumzout bestaat, maar dat smaakt wel redelijk bitter. Sommige onderzoekers geloven dat het vervangen van gewoon zout door kaliumzout een belangrijke interventie was in een bekende studie in Finland, waarin duizenden Finnen aangemaand werden gezonder te eten en daardoor hun kans op een hartaanval met gemiddeld 60 procent verminderden.[168] In ieder geval, door ook kaliumzout te gebruiken kan je veel hogere dosissen aan kalium innemen dan via een voedingssupplement.

De eerste trede van het langer jong-plan omvat het voldoende innemen van micronutriënten. Tekorten aan veel micronutriënten kunnen op lange termijn veroudering versnellen en de gezondheid ondermijnen. Onze hedendaagse geïndustrialiseerde voeding maakt dat we veel 'lege calorieën' eten: voeding die voornamelijk is opgebouwd uit koolhydraten, vetten en eiwitten en die zeer weinig micronutriënten bevat. Er bestaan vele duizenden micronutriënten die belangrijk zijn voor onze gezondheid, en dat zijn er te veel om in één voedingssupplement te stoppen. Voedingssupplementen zijn dus vaak geen oplossing, gezien mensen die een tekort aan één nutriënt hebben, meestal ook een tekort hebben aan nog honderden andere nutriënten. Een gezond gevarieerd voedingspatroon kan deze honderden andere stoffen aanleveren. Gezonde voeding komt dus op de eerste plaats. Maar dat wil niet zeggen dat alle voedingssupplementen onzin zijn. Uit studies blijkt dat sommige voedingssupplementen, wanneer ze voldoende hoog gedoseerd zijn en de juiste vorm hebben, wel nuttig kunnen zijn om de gezondheid te verbeteren of veroudering te vertragen. Dit zijn stoffen als magnesium (in de vorm van magnesiummalaat), selenium (afkomstig van seleniumgist of noten), kalium en vitamine K.

SAMENVATTING

TREDE 1: Het **vermijden van tekorten** van belangrijke micronutriënten kan het verouderingsproces vertragen en het risico op verouderingsziektes verminderen.

De **industrialisering** van onze voeding maakt dat onze voeding veel **lege calorieën** bevat met veel **macronutriënten** (koolhydraten, vetten en eiwitten) en weinig **micronutriënten** (zoals vitamines en mineralen).

Voorbeelden van belangrijke **micronutriënten** zijn:

B-vitamines: verminderen herseninkrimping en spelen een belangrijke rol in het energiemetabolisme.

Voeding met veel B-vitamines:
- zeevoedsel: zalm, mosselen, garnalen;
- havermout;
- groente en fruit;
- noten en zaden;
- kip en eieren.

Supplement: best een supplement dat verschillende B-vitamines bevat die voldoende hoog gedoseerd zijn.

Magnesium: gezond voor hart en bloedvaten, speelt een belangrijke rol in het suiker- en energiemetabolisme.

Voeding met veel magnesium:
- groene bladgroenten: boerenkool, spruitjes, spinazie;
- noten en zaden;
- peulvruchten.

Supplement: het best in de vorm van magnesiummalaat, 300 à 600 mg/dag.

Selenium: onderdeel van eiwitten die vrije radicalen neutraliseren of werkzaam zijn in het immuunsysteem.

Voeding met veel selenium:
- noten: Braziliaanse noten (paranoten) – niet meer dan enkele paranoten per week;
- zaden en pitten;
- zeevoeding: zalm, sardienen, tonijn, krab, oesters, mosselen, inktvis;
- paddenstoelen: portobello, shiitake, crimini.

Supplement: seleniumgist, 100 microgram per dag.

Vitamine D: belangrijk voor het immuunsysteem en het metabolisme, vermindert de kans op osteoporose.

Zonlicht: produceert vitamine D maar doet de huid verouderen.

Supplement: cholecalciferol (vitamine D3), duizend à tweeduizend eenheden per dag (opvolging via bloedopname).

Vitamine K: gaat verharding van de bloedvaten tegen. Vermindert de kans op osteoporose. Werkt samen met vitamine D.

Voeding met veel vitamine K:
- groene bladgroente;
- gefermenteerde voeding: natto, miso, tempeh, kaas;
- kruiden: peterselie, gedroogde basilicum.

Supplement: bijvoorbeeld vitamine K2-7, 45 microgram per dag. Er bestaan supplementen met zowel vitamine K als vitamine D.

Kalium: kan het risico verminderen op hoge bloeddruk en beroertes.

Voeding met veel kalium:
- groene bladgroenten: spinazie, kool, spruitjes;
- peulvruchten: bonen, erwten;
- fruit: abrikozen, perziken, pruimen, rozijnen, avocado, vijgen.

Gebruik kaliumzout in plaats van standaard natriumzout.

Jodium (maximum 200 microgram per dag) kan ook nuttig zijn (regelt de werking van de schildklier en de stofwisseling).

Supplementen bevatten hoogstens enkele micronutriënten. Vele **duizenden andere micronutriënten** worden aangeleverd door een gevarieerd, gezond voedingspatroon. Dit in de vorm van groenten, fruit, noten, zaden, peulvruchten, vis, gevogelte, donkere chocolade, groene thee, koffie, kruiden en paddenstoelen.

Trede 2: Hormesis stimuleren

In *Het schaap*, het vakblad van de professionele schapenhouder, stond op een gegeven moment het volgende bericht: 'Dertig schapen dood door giftig kruid'. De schapen hadden gegeten van een giftige plant die aan de rand van hun weide groeide: *Galega officinalis*, ook wel bekend als 'geitenruit'. Geitenruit is een mooie plant met lilawitte bloemen, en wordt ook als sierplant in de tuin gebruikt. Hoewel de geitenruit op anderhalve dag dertig schapen doodde, heeft deze plant al miljoenen mensenlevens gered. Een bepaalde stof uit geitenruit ligt namelijk aan de basis van het meest voorgeschreven medicijn voor één van de meest voorkomende ziektes in het Westen. Dat medicijn is metformine.

Metformine is het meest gebruikte geneesmiddel om diabetes te behandelen. Reeds in de Middeleeuwen werd geitenruit ingenomen om klachten bij diabetes te verminderen, maar het was pas in de twintigste eeuw dat wetenschappers de werkzame stof uit de plant konden extraheren om er medicatie van te maken. Deze toxische plant ligt dus aan de basis van één van de meest succesvolle medicijnen ter wereld.

Metformine is een bijzonder medicijn, want het is één van de weinige medicijnen die de levensduur kunnen verlengen en veroudering vertragen bij allerlei proefdieren. Muizen die metformine krijgen toegediend leven langer en hebben minder kans op kanker en verouderingsziektes. Bij mensen kan het geneesmiddel niet enkel diabetes voorkomen of het voortschrijden van diabetes vertragen, maar ook het risico op andere verouderingsziektes verminderen, zoals hartaanvallen en de ziekte van Parkinson.[169,170] Een studie vond dat diabetespatiënten die metformine namen 15 procent langer leefden dan gezonde mensen.[171] Dit is des te opmerkelijker gezien diabetes een ziekte is die net de levensduur met verschillende jaren verkort.

Metformine werkt door het lichaam gevoeliger te maken voor insuline, zodat minder insuline nodig is en suikers in het lichaam sneller verwerkt worden. De gezonde en levensverlengende effecten bij proefdieren en mensen maken dat zelfs sommige gezonde mensen metformine slikken om veroudering te vertragen. Maar metformine is een geneesmiddel, wat wil zeggen dat er altijd mogelijke bijwerkingen zijn (al zijn die meestal mild voor metformine; de gevreesde 'lactaatacidose' of verzuring van het lichaam die kan optreden bij hoge dosissen metformine blijkt sterk overroepen te zijn).[172,173]

Geitenruit illustreert een belangrijk principe in de geneeskunde: schadelijke dingen kunnen in kleine dosissen gezond zijn. Dat principe heet 'hormesis'. Die schadelijke dingen kunnen tastbare stoffen zoals toxines zijn, maar ook hitte, koude, radioactieve straling of sport. De metformine van hierboven is licht toxisch voor de mitochondriën, de energiecentrales in onze cellen die ons lichaam doen werken. Hierdoor gaan de mitochondriën zich beter wapenen en repareren, waardoor ze minder snel verouderen. Dit zorgt ervoor dat het lichaam beter insuline en suikers kan blijven verwerken.

Ook sport is een vorm van hormesis. De voornaamste reden waarom sporten gezond is, is omdat sporten het lichaam beschadigt. Een uurtje fietsen of wat baantjes trekken in het zwembad zorgt ervoor dat onze cellen plots veel harder moeten werken dan ze gewoon zijn. Ze raken overwerkt en lichtjes beschadigd (dat wordt elke sporter gewaar als hij de volgende dag wakker wordt met spierpijn). Echter, deze 'schade' zorgt ervoor dat je cellen wakker geschud worden en zich beter gaan repareren en beschermen. Ze gaan meer eiwitten produceren om zichzelf te herstellen en om zich te wapenen tegen de volgende keer dat je weer op je fiets of in het zwembad springt. Als cellen zich door deze schade continu beter wapenen, zijn ze ook beter beschermd tegen andere schade, zoals schade door verouderingsprocessen. Dit verklaart waarom sporten de kans op allerlei verouderingsziektes kan verminderen, zoals hartziektes of dementie.

Sommige sportmethodes zijn erop gericht om op korte tijd zo veel mogelijk schade te creëren. Een voorbeeld is *hoge intensiteit intervaltraining* (*high-intensity interval training*), ook HIIT genoemd. Deze methode bestaat eruit om bijvoorbeeld één minuut alles te geven wat je kan (door heel hard te fietsen of te rennen), om daarna één minuut te bekomen (door rustig te fietsen of te wandelen), en vervolgens weer één minuut alles te geven wat je kan. En dit bijvoorbeeld tien keer achter elkaar. Hierdoor dwing je je mitochondriën (en je cellen) om telkens heel hard te werken, waardoor ze zichzelf ook beschadigen – wat gezond is. In een studie werden 'sedentaire personen' van gemiddeld 45 jaar die minstens een jaar lang niet gesport hadden op een HIIT-regime gezet. Ze moesten drie keer per week twintig minuten aan HIIT doen, buiten nog enkele minuten opwarming. Na reeds twee weken was hun metabolisme drastisch verbeterd en was de insulinegevoeligheid van hun lichaam met 35 procent toegenomen.[174] Hoe hoger de insulinegevoeligheid, hoe beter het lichaam suikers kan verwerken en hoe minder risico je hebt op diabetes, hartaanvallen en dementie. HIIT stimuleert ook de 'mitochondriale biogenese', wat wil zeggen dat het aantal mitochondriën in onze cellen toeneemt, wat heel gezond is.[175] Want hoe meer mitochondriën, hoe meer ze het werk onder elkaar kunnen verdelen, waardoor ze minder snel verouderen. HIIT kan ook interessant zijn voor mensen die weinig tijd hebben: zelfs vijf keer dertig seconden alles geven wat je hebt (met dertig seconden hersteltijd) kan al belangrijke gezondheidseffecten met zich meebrengen, terwijl de totale duur van deze oefening slechts vijf minuten is.

Toch hoeft sporten of bewegen niet altijd zo hevig te zijn als HIIT. Ook gewoon wandelen kan al 'luie' cellen aan het werk zetten en ze licht beschadigen, zeker als je het lang genoeg doet. Wandelen maakt dat de algemene ontsteking in het lichaam vermindert. Deze algemene ontsteking neemt toe bij het ouder worden en kenmerkt zich door 'ontstekingsstofjes' die continu overal in het lichaam circuleren en de cellen beschadigen. Zoals reeds gezegd zorgt lichaamsbeweging er bovendien voor dat de cellen gevoeliger worden voor insuline en beter suikers verwerken. Dit alles heeft gezonde effecten tot zelfs in de hersenen. Onze hersenen zijn immers zeer gevoelig voor te veel suikers en ontstekingsstoffen. Personen van middelbare leeftijd die beginnen te bewegen (bijvoorbeeld een halfuur wandelen), en dit slechts twee keer per week, hebben 62 procent minder kans hebben op de ziekte van Alzheimer.[176] In een andere studie gingen mensen tussen de 55 en 80 jaar drie keer per week veertig minuten wandelen. Na een jaar zagen onderzoekers op hersenscans dat de hippocampus, een belangrijke structuur in de hersenen die verantwoordelijk is voor het opslaan van herinneringen, groter geworden was.[177] Professor Kirk Erickson zegt hierover: 'We dachten altijd dat het inkrimpen van de hippocampus bij het ouder worden nagenoeg onvermijdelijk was. Maar nu hebben we aangetoond dat zelfs matige lichaamsbeweging gedurende één jaar de grootte van deze hersenstructuur kan doen toenemen.'

Meer bewegen kan het risico verminderen op allerlei verouderingsziektes. Een belangrijke redenen hiervoor is dat lichaamsbeweging onze cellen dwingt om harder en langer te werken. De schade die ze hierdoor ondervinden, maakt ze sterker voor de toekomst.

Naast metformine en sport kan ook de omgevingstemperatuur een hormetische werking hebben. Als je fruitvliegjes af en toe kort blootstelt aan een hoge temperatuur, dan leven ze langer.[178] Dat zou ook mede kunnen verklaren waarom af en toe een sauna of een koude douche een gezonde werking kan hebben op het lichaam. Hitte is infraroodstraling, maar er bestaat ook nog een ander soort straling met een mogelijk hormetisch effect: radioactiviteit. Krekels en muizen die lichtjes bestraald worden met radioactieve straling leven langer.[179] Iets gelijkaardigs zou misschien ook kunnen gelden voor mensen. Een rapport van de Atoomenergiecommissie in de VS vond dat inwoners van de zes staten met de *meeste* radioactieve achtergrondstraling net 15 procent *minder* kans hadden om te sterven aan kanker vergeleken met de overige staten.[180] De inwoners van de drie staten met de meeste achtergrondstraling – Idaho, Colorado en New Mexico – hadden zelfs 24 procent minder kans om aan kanker te sterven dan de inwoners van de staten waarvan de radioactieve achtergrondstraling drie keer minder intens was, zoals Mississippi of Louisiana.

Deze radioactieve achtergrondstraling is afkomstig uit de grond, meer bepaald van radium, een natuurlijk voorkomend radioactief element dat zich in rotsen bevindt. Er zijn regio's waar zich meer radium bevindt dan in andere gebieden. Eén van die gebieden waar veel natuurlijke radioactiviteit voorkomt is het Griekse eiland Ikaria. Vreemd genoeg is dit een eiland waar veel oude mensen leven: op Ikaria komen tien keer meer negentigplussers voor dan in de rest van Europa.[181] Daarom verrichtten het Amerikaanse National Institute of Aging (het Nationaal Instituut voor Veroudering) en *National Geographic* op Ikaria onderzoek om uit te zoeken waarom de levensduur ginds zo hoog is. Sommige onderzoekers geloven dat de hoge radioactiviteit van het eiland daarbij een rol speelt, omdat die een hormetisch effect zou hebben. Er is zelfs een waterbron op het eiland die de lokale inwoners 'Onsterfelijk Water' noemen. Deze bron bevat veel radioactief radium, zelfs in die mate dat mensen die ervan drinken het risico lopen op een stralings-overdosis.[182] Een continue blootstelling aan een beetje radioactiviteit kan in theorie gezond zijn, omdat radioactiviteit de cellen lichtjes beschadigt, zodat ze zich beter wapenen en beschermen tegen deze schade, maar tegelijk ook andere schade. Ik wil lezers echter niet aanraden om in de buurt van een kerncentrale te gaan wonen of naar een radioactief Grieks eiland te verhuizen. Er kunnen immers nog veel andere redenen zijn waarom mensen op Ikaria langer leven, zoals een gezond voedingspatroon, minder stress en meer lichaamsbeweging. En omdat radioactiviteit heel gevaarlijk is, kan zelfs een klein beetje te veel al meteen een schadelijk effect hebben. Maar het concept van hormesis toont aan dat de scheiding tussen dingen die gezond en ongezond zijn niet altijd zo eenduidig is. Soms kunnen ongezonde dingen gezond zijn en gezonde dingen ongezond zijn. Dat laatste wordt mooi geïllustreerd door antioxidanten. We denken dat antioxidanten gezond zijn, maar is dat wel zo?

Antioxidanten zijn vitamines zoals vitamine A, vitamine E of bètacaroteen, maar ook stoffen zoals co-enzyme Q10 of acetylcysteïne. Onnoemelijk veel magazines, websites en tv-programma's verkondigen dat antioxidanten veroudering afremmen (en dat je als je twee potten antioxidanten koopt er een derde gratis bij krijgt). De idee hierachter werd geïntroduceerd door de wetenschapper en arts Denham Harman, die rond de jaren 1960 zijn 'oxidatieve theorie van veroudering' introduceerde. Het is één van de meest bekende en populaire theorieën waarom we ouder worden. De theorie gaat als volgt: in onze cellen worden continu vrije radicalen geproduceerd, als bijwerking van het metabolisme (zoals rook een steenkolencentrale verlaat). Vrije radicalen zijn kleine, zeer reactieve moleculen die reageren met eiwitten, DNA en vetten in onze cellen, waardoor deze beschadigd raken. Volgens Harman verouderen we omdat we continu aan vrije radicalen blootgesteld worden, die langzaam maar zeker onze cellen onherroepelijk beschadigen. Een leuke bijkomstigheid van deze theorie is dat als veroudering wordt veroorzaakt door vrije radicalen, antioxidanten ons dan ter hulp kunnen komen. Antioxidanten reageren immers met vrije radicalen en maken ze zo onschadelijk. Ze dweilen die vrije radicalen als het ware op, zodat ze hun schadelijke werk in de cellen niet kunnen aanrichten. Het zijn de bodyguards die de kogels opvangen. Dit klonk natuurlijk als muziek in de oren van voedingssupplementenfabrikanten, die antioxidanten overal gingen promoten als middel tegen vrije radicalen, en dus veroudering.

Toch was dit te mooi om waar te zijn. Wetenschappers hebben de laatste decennia allerlei dosissen en mengsels van antioxidantia aan proefdieren toegediend, maar de proefdieren leefden geen dag langer. Er zijn natuurlijk ook studies die aantonen dat een bepaalde antioxidant proefdieren langer doet leven, maar dat bleken meestal slecht uitgevoerde of kleine studies, of studies met genetisch afwijkende of zieke proefdieren, waarvan de hoopgevende resultaten later in grotere studies weerlegd werden. Idem voor onderzoeken met mensen. Een studie met meer dan 230.000 personen toonde aan dat antioxidanten de levensduur niet verlengen, selenium wellicht uitgezonderd.[122] Sommige antioxidanten zoals vitamine A en vitamine E verhoogden zelfs de sterfte een beetje. Andere studies tonen aan dat wanneer sporters na het sporten antioxidanten nemen (om het 'herstel' te bevorderen), ze de gezonde effecten van het sporten juist tenietdoen.[183]

Weer andere studies toonden aan dat (te veel) antioxidanten zelfs schadelijk kunnen zijn: zo versnellen antioxidanten bijvoorbeeld longkanker bij muizen en bij mensen.[126,184] Dat het nemen van antioxidanten bij kanker niet altijd een goed idee blijkt, is ook logisch: kankercellen groeien in het wilde weg en kunnen hierdoor hun eigen metabolisme niet netjes onderhouden. Hierdoor produceert hun metabolisme veel vrije radicalen, in zulke grote hoeveelheden dat ze de kankercellen kunnen beschadigen. Kankercellen zijn dus juist zeer gebaat bij antioxidanten die voor hen de vrije radicalen opruimen. Vandaar dat het niet altijd aangewezen is om antioxidanten te slikken tijdens een kankerbehandeling, zoals soms aangeraden wordt.

En het kan nog vreemder: studies tonen aan dat blootstelling aan *meer* vrije radicalen proefdieren niet korter, maar net *langer* doet leven. Wormpjes die zodanig genetisch gemanipuleerd zijn dat ze meer vrije radicalen produceren, leefden 32 procent langer dan gewone wormpjes. En als je wormpjes een onkruidverdelger geeft die zorgt voor meer vrijeradicaalproductie in hun cellen, leven ze zelfs 58 procent langer (ik raad echter niemand aan om onkruidverdelger op het ontbijt te strooien).[185]

Hoe is het mogelijk dat de meeste antioxidanten veroudering niet afremmen (en soms zelfs versnellen), en dat vrije radicalen veroudering zelfs kunnen vertragen? Dit kan verklaard worden door hormesis. Vrije radicalen zijn niet altijd slecht. Ze doen allerlei alarmbellen afgaan in de cellen. De cellen gaan als antwoord hierop eiwitten produceren die de cel herstellen, beter onderhouden en de vrije radicalen neutraliseren (deze lichaamseigen antioxidant-eiwitten zijn duizenden malen krachtiger dan een antioxidant-voedingssupplement uit de supermarkt). Hierdoor worden de cellen gezonder. Als je antioxidanten inneemt, doe je net het omgekeerde. Je cellen zullen denken dat er toch genoeg antioxidanten zijn en zullen zich minder gaan beschermen, wat op lange termijn je sterftekans zelfs kan verhogen.

Natuurlijk wil dat niet zeggen dat antioxidanten allemaal onnodig of ongezond zijn. Een tekort aan antioxidanten is immers ook ongezond en kan het lichaam beschadigen op lange termijn. Als je een tekort hebt aan bijvoorbeeld vitamine A of co-enzyme Q10, kan het nuttig zijn om deze stoffen te nemen om dit tekort aan te vullen. Maar *extra* hoge dosissen antioxidanten nemen om veroudering te vertragen werkt spijtig genoeg niet voor de meeste antioxidanten. Desondanks trachten veel mensen veroudering tegen te gaan door hoge dosissen antioxidanten te nemen. Zoals Ray Kurzweil, een rijke Amerikaanse uitvinder en ondernemer, die het leven zo boeiend vindt dat hij helemaal niet dood wil. Naar eigen zeggen neemt hij dagelijks meer dan tweehonderd verschillende soorten antioxidanten en andere stoffen om langer in leven te blijven. Maar een teveel aan bepaalde antioxidanten versnelt net veroudering.

Maar als antioxidanten veroudering niet afremmen, en ook niet je kans verminderen op verouderingsziektes, waarom kan bepaalde voeding dit dan wel, zoals groenten, fruit, koffie of kruiden? Er wordt van deze voeding vaak gezegd dat ze gezond is omdat ze 'antioxidanten' bevat. Maar zoals we net hebben gezien is dit geen goede verklaring. Een belangrijke reden waarom deze voedingsmiddelen gezond zijn, is omdat ze licht toxisch zijn: ze hebben een hormetisch effect op het lichaam.

Neem bijvoorbeeld koffie. Er wordt soms gezegd dat koffie ongezond is, maar studies tonen aan dat koffie het risico kan verminderen op allerlei verouderingsziektes, zoals alzheimer, parkinson, diabetes, een hartaanval en verschillende soorten kanker.[186-189] Natuurlijk kan koffie ook nadelen hebben: het kan het risico verhogen op botontkalking en hartritmestoornissen (als je heel veel koffie drinkt) en maakt het ons vaak moeilijker om in slaap te vallen. Maar koffie heeft duidelijk meer voordelen dan nadelen, en kan dus gezond zijn als je het met mate drinkt (de meeste richtlijnen houden het bij maximum drie à vijf koppen per dag). Eén van de redenen waarom koffie gezond is, is omdat het licht toxische stoffen bevat. Deze stoffen activeren een alarmeiwit in onze cellen: NRF-2. Als NRF-2 de licht toxische plantaardige stoffen in koffie detecteert, reist het naar het DNA in de celkern, waar het de productie in gang zet van lichaamseigen antioxidant-eiwitten en detoxificatie-eiwitten. Het is logisch dat detoxificatie-eiwitten worden geactiveerd, aangezien de cellen zo snel mogelijk van deze licht toxische stoffen willen afgeraken. Vooral de lever gaat meer van deze detoxificatie-eiwitten aanmaken. Hierdoor worden ook stoffen die veel toxischer zijn dan die in koffie mee opgeruimd. Stoffen die anders het lichaam zouden beschadigen, wat onze kans op kanker en verouderingsziektes vergroot.[190] Hierdoor heeft koffie dus ook een 'detoxificerend' effect.

Dit is een interessant gegeven, omdat het concept 'detox' vaak heel wat discussie oproept. Met 'detoxen' wordt 'ontgiften' van het lichaam bedoeld. Tegenstanders ervan vinden detoxen volkomen onzin; de voorstanders zeggen dat detoxen geweldig gezond is, maar hebben vaak geen idee waarover ze praten en denken dat detoxen het 'afvoeren van opgeslagen afvalstoffen' is, of het 'onttrekken van gif uit het lichaam'. Soms worden hiervoor vergezochte behandelingen aangeraden, zoals strenge sapkuren, darmspoelingen, intraveneuze baxters met chelatoren of elektrolyse-voetbaden. Vele van deze behandelingen zijn niet wetenschappelijk onderbouwd en kunnen soms zelfs gevaarlijk zijn.

Maar dat wil niet zeggen dat je het kind met het badwater moet weggieten en beweren dat detoxen onzin is. Detoxen kan wetenschappelijk verklaard worden en een gezond effect hebben. Alleen heb je hiervoor geen kleibad of darmklysma nodig: een kopje koffie of een stukje broccoli volstaat. Het innemen van licht toxische stoffen via gezonde voeding zorgt immers voor extra productie van allerlei detoxificatie-eiwitten in onze cellen, en vooral in de lever (zoals *cytochroom P450 enzymen, glutathione-S-transferases* en UDP-*glucosyltransferases*). Deze detoxificatie-eiwitten zorgen ervoor dat het lichaam sneller allerlei toxische stoffen kan afbreken, zodat deze minder schade aan het lichaam kunnen aanrichten. In studies waarbij deze detoxificatiesystemen in proefdieren meer geactiveerd worden, zien we dat deze proefdieren langer leven. Om een echt gezondheidseffect te bereiken, moet je bovendien continu detoxificeren. Een detoxkuurtje van een week op een exotisch eiland heeft weinig nut als je daarna gewoon weer in je oude, ongezonde eetgewoontes vervalt. Voor een echt blijvend effect dienen we continu gezonde voeding te eten, zodat onze lever en cellen voortdurend hormetisch geprikkeld worden.

Een ander voorbeeld van hormesis zijn groenten. Neem bijvoorbeeld broccoli. Deze groente bevat licht toxische stoffen zoals sulforaphaan, die beschermings- en detoxificatie-eiwitten in het lichaam activeren. Dit kan het risico verminderen op allerlei ziektes, zoals parkinson of kanker. Uit een studie bleek dat de zenuwcellen van fruitvliegjes die sulforaphaan toegediend krijgen beter beschermd zijn tegen de ziekte van Parkinson: hun hersencellen stierven minder snel af.[191] De onderzoekers trokken de volgende conclusie:

> Het is opmerkelijk dat sulforaphaan en allyldisulfide [een stof die zich in knoflook bevindt] het verlies van zenuwcellen sterk verminderden in onze proefdieren met de ziekte van Parkinson. Onze bevindingen doen de mogelijkheid rijzen dat deze en wellicht andere induceerders van het fase II-detoxificatieproces preventieve middelen kunnen zijn tegen de ziekte van Parkinson.

Dit detoxificerend vermogen kan een belangrijke rol spelen in het vertragen van het verouderingsproces. Onderzoekers geloven steeds meer dat niet zozeer vrije radicalen schadelijk zijn, maar vooral de toxische stoffen in ons lichaam, bijvoorbeeld stoffen die als bijproduct van ons metabolisme worden aangemaakt. Hoe beter organismen in staat zijn om deze toxische stoffen op te ruimen, hoe minder snel ze verouderen. Studies waarin het detoxificerend vermogen van proefdieren wordt vergroot (via genetische manipulatie of door ze stofjes te geven uit groente, knoflook of kruiden), tonen aan dat die dieren langer leven en minder snel verouderen.[192-194]

Broccoli is daar een mooi voorbeeld van. De licht toxische stoffen in broccoli zorgen voor de productie van meer detoxificatie-eiwitten in de lever, zodat veel meer toxische stoffen afgebroken worden die anders het DNA in onze cellen doen muteren, waardoor kanker kan ontstaan of sneller kan muteren en evolueren. Ratten met prostaatkanker die broccolipoeder toegediend kregen, hadden 42 procent minder tumorgroei. Als ze ook nog tomatenpoeder toegediend kregen, was de groei zelfs 52 procent minder. De andere ratten, die finasteride kregen (een medicijn dat de productie van een bepaalde vorm van testosteron afremt), verminderden hun tumorgroei amper.[195] Uit een studie die acht jaar lang mannen met blaaskanker volgde, bleek dat mannen die regelmatig broccoli aten 43 procent minder kans hadden om te sterven vergeleken met broccolischuwe mannen.[196] Vrouwen die maandelijks meer dan een kilo broccoli eten, bleken 40 procent minder kans op borstkanker te hebben dan vrouwen die 300 gram of minder eten.[197] Een studie waarin rokers gedurende tien dagen elke dag 250 gram gestoomde broccoli werd gegeven, toonde aan dat hun DNA minder snel muteerde en beschadigd geraakte dan bij de groep rokers die geen broccoli te eten had gekregen.[198] Broccoli en andere groenten kunnen zelfs beschermen tegen zonnebrand. De uv-straling van de zon beschadigt immers het DNA in onze huidcellen (wat zonnebrand veroorzaakt, en maakt dat de huid bruiner wordt als verdediging tegen deze DNA-schade). Stoffen in broccoli kunnen deze DNA-schade verminderen of zelfs voorkomen.[199] Deze en nog talloze andere studies vormen de reden waarom alle grote kankerorganisaties ter wereld een groente- en fruitrijk voedingspatroon aanraden, om zo het risico op kanker te verminderen.

Ook groene thee bevat licht toxische stoffen die gezond zijn. Mensen die drie of meer kopjes groene thee per dag drinken, hadden 21 procent minder kans op een beroerte.[200] Eén van de licht toxische stoffen in groene thee zijn catechines. In een studie werden mannen met prostaatweefselwildgroei (een voorloper van prostaatkanker: 30 procent van de mannen met deze wildgroei in de prostaat zullen na één jaar prostaatkanker ontwikkelen) in twee groepen ingedeeld. Eén groep kreeg catechines uit groene thee en de andere groep kreeg een placebopil (een pil zonder werkzame stof). Na één jaar kreeg 30 procent van de placebogroep prostaatkanker, zoals was te verwachten. In de groep die het groenethee-extract kreeg, kreeg maar één patiënt op de dertig prostaatkanker (3 procent). Mannen die het groenethee-extract kregen, hadden dus tien keer minder kans dat hun prostaatwildgroei verder evolueerde naar een prostaattumor.[201]

Cacao bevat nog meer catechines dan groene thee. Cacao bevindt zich in chocolade. Hoe donkerder de chocolade, hoe meer cacao hij bevat, en hoe gezonder hij is. Een grote studie met 114.000 proefpersonen toonde aan dat mensen die regelmatig een stukje chocolade eten minstens 37 procent minder kans hebben op een hartaanval en 29 procent minder kans op een beroerte.[202] Cacao kan ook hersenveroudering afremmen. Oude personen met 'milde cognitieve achteruitgang' – vaak een voorloper van alzheimer – kregen dagelijks een drankje met cacao-extract erin. Na acht weken presteerden ze aanzienlijk beter op allerlei cognitieve tests en was hun cognitieve aftakeling vertraagd. Ook hun bloeddruk was verbeterd, evenals hun suikermetabolisme.[203] Een studie die meer dan vierhonderd mannen gedurende vijftien jaar volgde, vond dat diegenen die de meeste cacao aten 47 procent minder kans hadden om te sterven dan diegenen die weinig cacao aten.[204] Misschien was het daarom niet zo een goed idee van de dokter van Jeanne Calment (de dame die 122 jaar oud is geworden en regelmatig chocolade at) om zijn patiënte op 119-jarige leeftijd af te raden om nog chocolade te eten. In ieder geval zijn bedrijven momenteel bezig om deze licht toxische stoffen uit cacao te onttrekken en deze in een pil te stoppen om het risico op hart- en vaatziektes of dementie te verminderen. Je hoeft echter geen chocoladepil in te nemen (die waarschijnlijk heel duur zal zijn): gewoon dagelijks 10 gram zwarte chocolade (ongeveer een vijfde van een reep chocolade) is al voldoende om genoeg van deze stoffen binnen te krijgen, die gezond zijn voor hart en bloedvaten en de hersenen. Het is belangrijk dat de zwarte chocolade zo veel mogelijk cacao bevat (minstens 70 procent).

Ook fruit bevat gezonde, licht toxische stoffen. Zo bevatten blauwbessen antocyanidines, stoffen die de bessen hun specifieke blauwe kleur geven. Mensen die drie keer per week deze besjes eten, hebben 26 procent minder kans op diabetes volgens een Harvard-studie met meer dan 186.000 proefpersonen.[205] Personen die regelmatig blauw fruit eten, kunnen hersenveroudering met enkele jaren afremmen.[206] Het hoeft ons dus niet te verbazen dat hoe meer fruit en groente men-

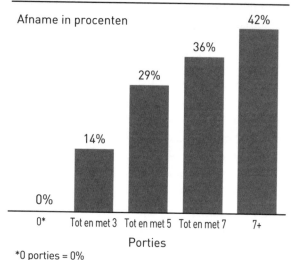

Hoe inname van fruit en groente sterftekans verminderen

Bron: *Journal Epidemiol Community Health*

Mensen die zeven of meer porties fruit en groenten per dag aten, hadden 42 procent minder kans om te sterven gedurende deze studie die 65.000 mensen gemiddeld acht jaar volgde. Groenten bleken het meeste gezondheidsvoordeel te hebben.[207]

sen per dag eten, hoe langer ze leven. Een studie die 65.000 mensen onderzocht, vond dat personen die vijf porties fruit en groente per dag aten 29 procent minder kans hadden om te sterven (gedurende de duur van de studie, die bijna acht jaar bedroeg). Diegenen die zeven of meer porties aten, hadden 42 procent minder kans om te sterven. Groenten bleken nog effectiever dan fruit.[207]

Natuurlijk zijn koffie, broccoli of blauwbessen niet enkel gezond omdat ze licht toxische stoffen bevatten. Ze bevatten bijvoorbeeld ook vezels, die de afgave van suikers kunnen vertragen. Of ze bevatten stoffen die ontsteking afremmen. Maar hun licht toxische stoffen zijn een belangrijke reden waarom gezonde voedingsmiddelen het risico op allerlei verouderingsziektes kunnen verminderen. En waarom antioxidanten eigenlijk overroepen zijn.

Maar als groenten, fruit, groene thee en koffie gezond zijn omwille van hun lichte toxiciteit, is het dan niet gevaarlijk als je er te veel van eet? Krijg je dan niet te veel toxines binnen? Niet echt, omdat deze voedingsmiddelen slechts *licht* toxische stoffen bevatten en dit in kleine hoeveelheden. Als je veel van deze gezonde voedingsmiddelen eet op een gevarieerde manier, dan kan je geen teveel van deze toxische stoffen innemen. We mogen bovendien niet vergeten dat onze gezonde, licht toxische voeding van vandaag veel minder toxisch is dan in de oertijd. Ons lichaam is door de natuur ontworpen om te leven in een omgeving die veel toxischer is dan vandaag de dag. Onze voorouders in de oertijd hadden een voedingspatroon dat grotendeels plantaardig was. Deze plantaardige voeding zat vol met toxines (omdat de meeste planten nu eenmaal niet graag worden opgegeten en zich daarom verdedigen via toxines). Planten in de oertijd bevatten veel grotere hoeveelheden toxines dan nu. Onze groenten in de supermarkt zijn eigenlijk nog maar zeer flauwe versies van de oergroenten die vroeger in de vrije natuur te vinden waren. Een broccoli van nu lijkt in de verste verte niet meer op een wilde broccoli van dertigduizend jaar geleden. Wilde broccoli ziet eruit als een schraal plantje met wat gele bloemen. Uit wilde broccoli zijn onze 'gewone' broccoli, spruitjes en bloemkool gekweekt (de broccolistronken en de witte bloemkool zijn eigenlijk de 'bloemen' van de

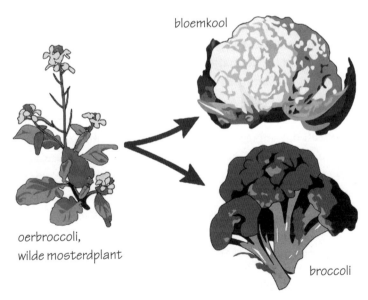

Broccoli, kool, spruitjes, bloemkool en koolrabi stammen allemaal af van de 'oerbroccoli': een schraal wild mosterdplantje.

179

oerplant: als je broccoli of bloemkool eet, eet je eigenlijk bloemen). Al deze groenten zijn dus afkomstig van dezelfde oerplant, maar door langdurige 'plantenveredeling' (selectie van planten met eigenschappen die maken dat ze eetbaarder zijn of beter gekweekt kunnen worden), zijn het aparte variëteiten geworden die er totaal anders uitzien. En die veel minder toxines bevatten.

Hetzelfde gaat op voor worteltjes. Een oerwortel zag eruit als een plantenwortel: klein, dun en wit in plaats van groot, dik en oranje. Een oerwortel smaakte heel bitter omdat hij vol met toxische stoffen zat. Dit geldt ook voor fruit, zoals appels. Een wilde appel is een klein, zuur, verschrompeld dingetje dat er totaal anders uitziet dan de grote glimmende appels in de supermarkt, gekweekt naar smaak en houdbaarheid. Oeramandelen bevatten veel meer cyanide dan de amandelen van nu. Kortom, in de oertijd werd de mens veel meer blootgesteld aan toxines, en ons lichaam is daarop aangepast. Vandaar dat de lever het grootste orgaan is van het lichaam (de huid buiten beschouwing gelaten): de lever is 24 uur per dag in de weer om toxische stoffen af te breken. Nu is hij vooral bezig de overmaat aan suikers af te breken die hem verschillende keren per dag overspoelt in de vorm van frisdranken, koeken, brood of pasta. Vooral dat – en niet een teveel aan toxines – is iets wat hedendaagse levers niet gewoon zijn.

Dat onze hedendaagse gezonde voeding veel minder toxines bevat, proef je ook. Veel hedendaagse groenten en fruit smaken veel minder bitter dan hun oervarianten of wilde varianten. Het zijn immers de toxines in voeding die vaak een bittere smaak hebben. Veel toxines smaken bitter omdat dit een smaak is die veel mensen niet lusten. Dat is geen toeval: ons smaakzintuig is zodanig geëvolueerd dat het toxische stoffen niet lekker vindt, zodat we voeding met (te veel) toxische stoffen niet zouden opeten omdat die te slecht smaakt. Je wilt een giftige plant direct kunnen uitspuwen omdat hij slecht smaakt. Vandaar lusten veel mensen allerlei groenten niet, omdat die ook licht toxische stoffen bevatten. Dit kan ook verklaren waarom sommige mensen met een mutatie die maakt dat hun smaakpapillen anders werken gemiddeld langer leven. Door de mutatie lusten ze de smaak bitter wel graag, zodat ze van nature meer groente eten, met de lichte toxines en al. Mensen die spruitjes lusten leven langer.

We hoeven ons geen zorgen te maken dat groenten, fruit of peulvruchten te veel toxines bevatten. Maar er zijn wel enkele voedingsmiddelen waarvan een teveel toch ongezond kan zijn. Deze voedingsmiddelen zijn niet licht toxisch, maar heel toxisch. Zoals alcohol.

Alcohol is een menselijke uitvinding. Of beter gezegd een toevallige menselijke ontdekking. De eerste alcohol werd wellicht 9000 jaar geleden per ongeluk ontdekt toen honing of bessen te lang bleven liggen en spontaan begonnen te fermenteren: de aanwezige gist zette de suikers in de honing of bessen om in alcohol. Dit bracht mensen op het idee om alcohol zelf in grote hoeveelheden te produceren. Volgens heel wat studies kan alcohol in geringe mate gezond zijn, vooral voor hart en bloedvaten. Een studie met 85.000 vrouwen toonde aan dat vrouwen die één tot drie alcoholconsumpties per week drinken 49 procent minder kans hebben op een hartaanval.[208] Maar wanneer je al een beetje te veel alcohol drinkt, stijgt drastisch je kans op allerlei verouderingsziektes. Dit komt omdat alcohol niet licht toxisch is, maar heel toxisch. Van alle soorten alcohol in de natuur is enkel ethanol nog door mensen drinkbaar – drinken we bijvoorbeeld methanol, dan worden we blind of sterven we. Omdat alcohol zo toxisch is, kan een beetje te veel ervan meteen schadelijk zijn.

Wat is nu te veel alcohol? De aanbevelingen hieromtrent verschillen van land tot land. Vaak wordt maximaal één consumptie per dag voor vrouwen en twee consumpties per dag voor mannen aangeraden. Er wordt ook aangeraden om enkele dagen per week geen alcohol te drinken, zodat de lever voldoende tijd heeft om te herstellen. Wanneer mensen meer drinken dan deze aanbevelingen, stijgt hun kans op kanker, hartziekten en beroertes. De toxiciteit van alcohol leidt er ook toe dat jaarlijks duizenden mensen in het ziekenhuis belanden met een alcoholvergiftiging. Terwijl het zeer zeldzaam is om iemand op de spoeddienst te zien met een acute broccoli-intoxicatie.

Nog een kleine opmerking betreffende alcohol: te veel alcohol kan je ook dik maken. Vaak eten mensen gezond, maar verliezen ze toch weinig gewicht. Dikwijls komt dit omdat ze nog wel te veel alcohol drinken. Mensen vergeten vaak dat alcohol de 'vierde macronutriënt' is, naast suikers, vetten en eiwitten, en dus ook omgezet kan worden in energie of vet.

Net zoals te veel alcohol, kan ook te veel koffie ongezond zijn, zij het in mindere mate. Zoals we hebben gezien, heeft koffie meer voordan nadelen, en kan een matig koffiegebruik (maximum drie à vijf koppen per dag) het risico verminderen op allerlei verouderingsziektes, van diabetes tot alzheimer.

Kortom, mensen die een gevarieerd gezond voedingspatroon hebben, met een matige hoeveelheid alcohol en koffie, hoeven niet bang te zijn dat ze te veel licht toxische stoffen binnenkrijgen. De lever van een oermens moest dagelijks veel harder werken om al die oerbroccoli, toxische bessen en beschimmelde noten te kunnen metaboliseren dan een eenentwintigste-eeuwse mens met zijn glimmende appels en voorgewassen salade uit de supermarkt.

De tweede trede van het langer jong-plan toonde het belang van 'hormesis', en hoe hormetische principes veroudering kunnen vertragen. Laten we nu naar de derde trede kijken, die gaat over 'groeistimulatie' en hoe te veel groei zorgt voor versnelde veroudering.

SAMENVATTING
TREDE 2: hormesis stimuleren

Hormesis is het proces waarbij **lichte schade of toxiciteit** gezonde effecten teweegbrengt, omdat deze de herstel-, beschermings- en detoxificatiemechanismen in de cellen activeert.

Voorbeelden van hormesis zijn:
- licht toxische stoffen in medicatie (metformine) en voeding (flavonoïden, sulforafaan, alcohol);
- langdurige of korte intensieve lichaamsbeweging (wandelen of hoge intensiteit intervaltraining);
- radioactiviteit (vermoedelijk);
- temperatuur (warmte en koude).

Hormesis verklaart ook waarom veel **antioxidanten** veroudering niet afremmen en soms zelfs de levensduur verkorten. De 'antioxidanten' die veroudering wel kunnen afremmen doen dat vaak via hormesis.

Detoxificatie werkt vaak via hormesis.

Voorbeelden van **voeding** die hormetische bestanddelen bevat zijn groene thee, koffie, groenten, zwarte chocolade en fruit.

Trede 3: Groeistimulatie verminderen

Vaak beschouwen mensen veroudering als slijtage. Een klassiek voorbeeld zijn vrije radicalen die onze cellen zouden beschadigen. Maar wat als naast slijtage (die niet onoverkoombaar hoeft te zijn, zoals we in hoofdstuk 1 hebben gezien) een ander proces ook een belangrijke rol speelt in veroudering? Een proces dat veel minder gekend is en dat 'groeistimulatie' heet? Deze groeistimulatie zwengelt veroudering voortdurend aan. Groeistimulatie ontstaat omdat onze cellen gebombardeerd worden met 'stimulerende' of 'groeibevorderende' stoffen, zoals insuline, IGF, groeihormoon, testosteron, glucose en aminozuren. Deze stoffen zetten onze cellen ertoe aan volop energie en eiwitten te produceren. Hierdoor verouderen ze sneller: de eiwitten gaan samenklonteren, de mitochondriën (de energiecentrales) moeten op volle kracht werken en al die suikers zorgen voor crosslinks. Dat verklaart waarom groeibevorderende stoffen, zoals insuline, IGF en groeihormoon, veroudering versnellen. En waarom proefdieren die groter zijn (ze zijn 'flink gegroeid' of gestimuleerd) sneller doodgaan. En waarom dwergen (die minder zijn gegroeid), honderdplussers en proefdieren met minder van deze groeistimulerende stoffen langer leven. Deze groeihormoonachtige stoffen activeren immers allerlei verouderingsschakelaars in de cellen waardoor ze sneller verouderen.

Het probleem is dat in mensen die een westers voedingspatroon volgen deze verouderingsschakelaars continu aanstaan. Ze worden immers voortdurend geactiveerd door onze overmaat aan ongezonde voeding. We consumeren volop voeding met veel snelle suikers, dierlijke aminozuren en ongezonde vetten, die de groeischakelaars in onze cellen aanzetten, ons dikker maken en ons lichaam sneller doen verouderen. Het meest voorkomende en zichtbare gevolg daarvan is overgewicht. Je kan iemand met overgewicht beschouwen als iemand die zijn cellen continu in de 'groeistimulatie-modus' heeft staan, wat de cellen opzweept, met als gevolg overgewicht en ook versnelde veroudering. Dat verklaart waarom mensen met overgewicht een hoger risico hebben op kanker en allerlei verouderingsziektes, zoals diabetes, hart- en vaatziektes en dementie.

Kortom, als je veroudering wilt vertragen, dien je ook groeistimulatie te verminderen. Een gevolg daarvan is dat je automatisch gewicht verliest als je te zwaar bent. En dat is interessant, zeker gezien de huidige epidemie van overgewicht. 50 tot 65 procent van de mensen in het Westen is te dik. Laten we daarom eerst eens kijken waarom zo veel mensen te zwaar zijn, en waarom het officiële advies omtrent overgewicht zo voorbijgestreefd is. We komen er dan automatisch achter wat het beste dieet of voedingspatroon is om af te vallen. Het is geen toeval dat een dergelijk dieet ook veroudering vertraagt.

Afvallen: eenvoudig of niet?
Afvallen lijkt niet eenvoudig. Om te beginnen: welk dieet moet je volgen? Er bestaan honderden diëten, het ene al gekker dan het andere. Je hebt de bekende klassiekers, zoals de hoog-eiwitdiëten (het Atkins-, Dukan- of paleodieet). Hierbij dien je vooral veel eiwitten te eten, afkomstig van vlees, eieren of dure eiwitproducten. Daarnaast zijn er de gebruikelijke vetarme diëten, waarbij je ongezonde – maar spijtig genoeg ook gezonde – voedingsmiddelen die veel vet bevatten moet vermijden. Een andere veelgebruikte methode is het 'caloriebeperkende dieet': gewoon minder eten. Verder heb je nog honderden dieethypes en onzindiëten die je kan volgen, zoals het bloedgroepdieet (eten volgens je bloedgroep), het zevenkleurendieet (je eet elke dag voeding met een andere kleur) of het 'vis-facelift-dieet' (drie keer per dag zalm eten om een 'nutritionele facelift' te krijgen. Werkt vooral goed bij filmsterren die al een facelift hebben gehad.) Je hebt ook gevaarlijke monotone diëten zoals het appeldieet, het soepdieet of het ei-dieet ('s morgens een ei en 's avonds twee eieren). Sommige bekende filmsterren en fotomodellen laten zich zelfs een tijdje via een voedingssonde voeden of drinken enkel maar thee of groentesapjes. Er zijn zelfs mensen die de eitjes van een lintworm inslikken om af te vallen – je eet altijd voor minstens twee: jij en een meterslange lintworm die woont in je darmen.

Het is interessant om te weten dat welk dieet je ook probeert, je meestal zal afvallen. Maar dit is slechts tijdelijk: gedurende de eerste weken of maanden verlies je inderdaad gewicht. Maar daarna komt het gewicht er gewoon weer bij. Meestal omdat je dat gekke of moeilijke voedingsadvies niet kan volhouden, maar ook omdat de meeste diëten op lange termijn niet werken en vaak ongezond zijn.

Niet alleen voor het grote publiek, maar ook voor artsen en diëtisten is het niet makkelijk om het beste dieet te kiezen. Veelgebruikte ziekenhuisdiëten zijn een hoog-eiwitdieet, een vetarm dieet of een caloriebeperkend dieet. Zoals we zullen zien, zijn deze diëten echter maar weinig effectief en op lange termijn soms zelfs ongezond. Je kan ook voedingsadvies halen bij de overheid en officiële instituten. Hun advies is gebaseerd op wat zij zien als dé oorzaak van overgewicht: we 'consumeren te veel calorieën en bewegen te weinig'. Deze verklaring hoor je ook bijna elke gezondheidsexpert in de media verkondigen. Te veel eten en te weinig bewegen zijn volgens de overheid de reden waarom zo veel mensen te zwaar zijn. Zou het echt zo eenvoudig zijn?

Te veel calorieën, te weinig beweging?
Dit is zelfs de officiële verklaring van de Wereldgezondheidsorganisatie (WGO) voor de vraag waarom mensen te dik zijn. Ondanks dit 'grote inzicht' wordt de bevolking steeds zwaarder. Het probleem met deze verklaring is dat ze voorbijgestreefd en overgesimplificeerd is. Laten we beginnen met dat laatste. De 'te veel calorieën erin, te weinig eruit'-uitleg zou volstaan als ons lichaam een stoommachine zou zijn. Je kan dan zoals een ingenieur met wat eenvoudige formules tot op een paar cijfers na de komma berekenen hoeveel calorieën, hitte en beweging er verloren gaan of omgezet worden in ons lichaam. Maar het lichaam is geen stoommachine. Het zit veel complexer in elkaar, zoals we verderop zullen zien. Dat maakt dat deze verklaring voor de huidige epidemie van overgewicht ernstig tekortschiet.

Bovendien is deze verklaring eigenlijk geen echte verklaring op zich. Het is een pseudoverklaring. Laten we overgewicht of het 'opstapelen van calorieën' vergelijken met een kamer die zich vult met mensen. De kamer stelt het lichaam voor en de mensen die zich 'opstapelen' in de kamer zijn de calorieën. Je zou zoals de Wereldgezondheidsorganisatie kunnen zeggen: de kamer loopt vol ('we stapelen calorieën op') omdat er meer mensen de kamer in gaan dan eruit gaan ('we nemen meer calorieën op dan we verbruiken'). Maar deze uitleg verklaart niet waaróm de kamer volloopt; hij beschrijft slechts wat er gebeurt. Maar waarom loopt de kamer zo snel vol? Vult de kamer zich met mensen omdat er iets speciaal te zien is in de kamer, zodat er steeds meer mensen blijven rondhangen? Misschien is de vloer van de kamer beplakt met lijm waardoor mensen niet meer uit de kamer kunnen komen? Of misschien kunnen mensen de kamer niet meer verlaten omdat ze de uitgang niet vinden of omdat de deur te klein is?

Er schort duidelijk heel wat aan deze officiële verklaring voor overgewicht. Het is een oververeenvoudiging en een pseudoverklaring die niet de echte oorzaken van overgewicht verklaart. Ook wetenschappelijke studies tonen aan dat deze verklaring ernstig tekortschiet. Als we immers gewoon maar te dik worden omdat we te veel calorieën eten, dan zouden we gewoon wat minder calorieën moeten eten om gewicht te verliezen. Talloze studies tonen echter aan dat caloriebeperkende diëten (waarbij je dus minder moet eten) bedroevend slecht werken om gewicht te verliezen. Om echt tot een substantieel gewichtsverlies te komen, moet het aantal calorieën zelfs zo drastisch beperkt worden dat deze diëten regelrechte 'uithongeringsdiëten' worden. Een volwassen mens heeft ongeveer 2200 kilocalorieën per dag nodig. Maar zelfs al laat je mensen maandenlang een uithongeringsdieet volgen van 800 à 1000 kilocalorieën per dag, dan nog verliest slechts één op vier deelnemers amper 10 kilo.[209,210] Bovendien kunnen mensen een dergelijk hongerdieet niet lang volhouden. Zodra het dieet 'gedaan is' of ze ermee stoppen, zullen ze gewoon weer meer gaan eten. De eenvoudige reden waarom caloriebeperkende diëten niet goed werken, is dat wanneer je mensen dwingt minder te eten, ze gewoonweg meer honger krijgen. Dit simpele feedbackmechanisme zorgt ervoor dat zelfs wanneer mensen van dat hongerdieet overstappen naar een wat minder strikt caloriebeperkend dieet (dat nog steeds honderden calorieën minder telt dan dat ze dagelijks nodig hebben), ze meteen weer aankomen. Meestal verliezen mensen ongeveer 5 kilo in de eerste zes maanden, maar na een jaar weegt de overgrote meerderheid minstens evenveel als voor het dieet. Minder calorieën eten werkt gewoonweg niet om gewicht te verliezen op lange termijn, iets wat talloze studies keer op keer aantonen.[211]

Er bestaan naast diëten ook bepaalde omstandigheden waarin mensen gedwongen worden minder te eten. Een voorbeeld is armoede. In het verleden viel het artsen al op dat kinderen uit arme gezinnen vaak mager en ondervoed waren (zoals je zou verwachten, aangezien ze minder eten). De moeders daarentegen waren vaak te dik. Waarom hebben zij overgewicht? Niet zozeer omdat ze *te veel* calorieën eten (hun kinderen zijn immers mager, wat aantoont dat er in het gezin te weinig calorieën beschikbaar zijn), maar ook omdat ze de *verkeerde* calorieën eten, namelijk calorieën afkomstig van ongezonde – goedkope – koolhydraten, zoals brood, koeken, sandwiches, chips en frisdrank en verder goedkoop bewerkt rood vlees: de voeding van mensen die het niet breed hebben (of weinig tijd hebben). De kinderen blijven vaak nog mager ondanks deze ongezonde voeding, omdat hun lichaam jong is en hun cellen al deze overmaat aan suikers nog kunnen verwerken. Dit in tegenstelling tot hun moeders, die wanneer ze de dertig gepasseerd zijn met hun verouderde metabolisme vooral dik worden.

Studies en de klinische praktijk tonen aan dat minder eten amper werkt om gewicht te verliezen, zeker op lange termijn. Dat is al één hint dat de 'te veel calorieën erin, te weinig eruit'-hypothese tekortschiet.

Laten we ook eens naar het laatste gedeelte van onze hypothese kijken: de 'te weinig calorieën eruit'-verklaring. Vaak wordt gezegd dat mensen te zwaar zijn omdat ze te weinig bewegen. Als overgewicht slechts een gevolg is van te weinig lichaamsbeweging, dan zou je gewoon meer moeten bewegen (meer calorieën verbranden) om gewicht te verliezen. Maar zo eenvoudig is het niet. Er zijn veel mensen die regelmatig aan sport doen en toch geen gewicht verliezen, of zelfs nog in gewicht bijkomen. Studies tonen aan dat lichaamsbeweging bedroevend slecht is om overgewicht te voorkomen. Een internationaal team van wereldexperts op het vlak van sport en gezondheid besloot dat lichaamsbeweging eigenlijk niet helpt om af te vallen.[212] Een andere analyse toonde aan dat lichaamsbeweging slechts een 'bescheiden' invloed heeft om overgewicht te voorkomen.[213] Volgens een langdurige en grote studie aan de Harvard Universiteit is sporten ontoereikend om verdere gewichtstoename te voorkomen bij mensen met overgewicht.[214] Eens mensen overgewicht hadden, was het eigenlijk volgens de onderzoekers 'te laat' om door te sporten verdere gewichtstoename te voorkomen. Andere onderzoekers vonden dat of je nu veel of weinig sport, je steeds meer in gewicht aankomt naarmate je ouder wordt.[215] Professor Eric Ravussin, die onderzoek doet naar lichaamsbeweging en overgewicht, vat het als volgt samen: 'In het algemeen is lichaamsbeweging tamelijk nutteloos om gewicht te verliezen.'

Interessant is ook dat overgewicht vaak méér voorkomt bij mensen die nu net banen hebben waarbij ze veel bewegen: wegenwerkers, tuiniers, mijnwerkers, fabrieksarbeiders of mensen die op bouwwerven aan de slag zijn. Deze mensen bewegen dagelijks veel meer dan bedienden die vastgeroest achter hun bureau zitten, maar toch hebben deze actieve arbeiders vreemd genoeg vaak meer overgewicht. Zouden ze niet vooral dikker worden door de goedkope, ongezonde voeding die ze eten?

Ondanks deze inzichten en de talloze wetenschappelijke studies, krijgen mensen continu te horen dat ze vooral moeten sporten om gewicht te verliezen. En dat ze 'te dik zijn omdat ze te veel op de bank voor de televisie zitten'. Maar stel nou dat het omgekeerd is: dat ze vaak op de bank zitten juist omdat ze te dik zijn? We komen hier later nog op terug.

Natuurlijk wil dit alles niet zeggen dat sporten niet gezond is. Sporten is heel goed voor het lichaam: het kan helpen om drastisch je kans op chronische ziektes zoals hart- en vaatziektes of dementie te verminderen. Maar om af te vallen of overgewicht te voorkomen, tonen studies aan dat sporten maar een teleurstellend effect heeft. Ergens is dat ook logisch: als je meer gaat sporten, krijg je gewoon meer honger. Iedereen heeft wel gemerkt dat je na een uurtje fitness of joggen gretig grijpt naar een snack, koek of volkorensandwich, zodat je je 'afgesporte calorieën' meteen terugkrijgt. Dit eenvoudige feedbackmechanisme maakt dat sporten maar teleurstellend werkt om gewicht te verliezen.

We hebben gezien dat minder eten en meer sporten nagenoeg niet werkt om op lange termijn gewicht te verliezen. Dat toont al duidelijk aan dat de 'te veel calorieën erin, te weinig eruit'-benadering ontoereikend is. Maar waarin schiet deze verklaring dan tekort? De belangrijkste tekortkoming is dat ze het idee geeft dat alle calorieën hetzelfde zijn. Ze doet mensen geloven dat overgewicht slechts een kwestie is van *te veel* calorieën, en niet de *aard* van de calorieën (meer bepaald de aard van de voeding die deze calorieën aanlevert). Of je nu dagelijks 300 kilocalorieën extra eet in de vorm van hamburgers of 300 kilocalorieën in de vorm van broccoli, je zou evenveel aankomen. Maar dit is niet het geval. Talloze studies tonen aan dat niet alle calorieën hetzelfde zijn.[216] Dit klinkt natuurlijk als heiligschennis in de oren van talloze voedingsexperts, die al decennia kritiekloos 'een calorie is altijd een calorie'-dogma aannemen.

Laten we enkele voorbeelden aanhalen die aantonen dat een calorie niet altijd een calorie is. Neem walnoten. Walnoten zitten boordevol met vetten (twee derde van een walnoot zijn vetten). Vetten bevatten veel calorieën. Daarom denken veel mensen dat ze best niet te veel 'dikmakende' walnoten eten. Maar vrouwen die twee handenvol walnoten per dag extra eten (wat neerkomt op een extra 300 kilocalorieën per dag – van de 2000 kilocalorieën die een vrouw dagelijks nodig heeft), blijken toch niet aan te komen.[217] Verschillende andere studies tonen aan dat ettelijke honderden kilocalorieën per dag aan noten het gewicht niet doen toenemen. In sommige studies verloren mensen zelfs gewicht.[218,219] Onderzoekers noemden dit 'het mysterie van de vermiste calorieën'. Hoe is dit mogelijk als een calorie altijd een calorie is?

Bekeken vanuit de klassieke benadering die zegt dat een calorie altijd een calorie is, is dit inderdaad vreemd. Stel dat je de vetten uit de walnoten zou nemen en deze vetten verbrandt in een laboratoriumpot. Dan komen er per 100 gram walnotenvet 900 kilocalorieën vrij. Dat is inderdaad veel. Dingen verbranden in een laboratoriumpot is de methode om het aantal calorieën in voeding te meten. Voeding wordt verbrand in een pot en er wordt gemeten hoeveel warmte (uitgedrukt in calorieën) er vrijkomt. Voor de wetenschappers onder ons is één kilocalorie de hoeveelheid warmte (energie) die je nodig hebt om een liter water met één graad op te warmen. Een vrouw verbruikt ongeveer 2000 kilocalorieën per dag, een man 2500 kilocalorieën. Zo veel energie heb je nodig om je lichaamstemperatuur op peil en je lichaam draaiende te houden.

Een calorie is altijd een calorie. Voor een laboratoriumpot. Maar het menselijk lichaam is geen laboratoriumpot. Het zit veel complexer in elkaar. Dat verklaart waarom de vrouwen die honderden calorieën extra aan walnoten per dag eten niet zwaarder worden. De vetten uit de walnoten worden in het lichaam immers niet volledig verbrand zoals in een laboratoriumpot. Sommige vetten worden gebruikt om het lichaam op te bouwen (zoals de celwanden, die vooral uit vetten bestaan). Andere vetten uit de walnoot worden niet verbrand tot energie, maar omgezet in stoffen die allerlei processen in het lichaam regelen, zoals ontsteking of celgroei. De vetten in de walnoot kunnen ook allerlei schakelaars in de cellen aan- en uitzetten, waardoor ze talloze processen in het lichaam beïnvloeden, zoals het suikermetabolisme, de hormoonproductie en de vetverbranding.[220] In tegenstelling tot een 'inerte' laboratoriumpot, die gewoon voeding verbrandt, interageert voeding op ontelbaar veel wijzen met het lichaam, vooraleer het al dan niet verbrand wordt. Voeding is dus niet zomaar een hoopje calorieën. Voeding is 'informatie' die het lichaam continu programmeert en beïnvloedt, tot op het niveau van het DNA in onze cellen. In walnoten zitten duizenden stoffen die ons lichaam beïnvloeden en opbouwen, waardoor men toch niet zwaarder wordt, ondanks meer dan 300 kilocalorieën extra per dag.

Het is dus niet omdat een voedingsstof 'calorierijk' is, dat deze ineens ongezond of dikmakend is. Alle vetten in onze voeding bevatten evenveel calorieën (900 kilocalorieën per honderd gram vet). Maar omega-3-vetten zijn gezond, en kunnen zelfs voor gewichtsverlies zorgen, terwijl transvetten je bloedvaten doen dichtslibben en je kans op een hartaanval drastisch verhogen.[221] Glucose en fructose zijn twee soorten suikers die evenveel calorieën bevatten (400 kilocalorieën per honderd gram). Beide zijn ongezond in grote hoeveelheden, maar fructose nog meer dan glucose. Glucose kan door alle organen in het lichaam worden verwerkt, terwijl fructose voornamelijk in de lever wordt verwerkt. Hierdoor verhoogt fructose nog meer de kans op vervetting van de lever, een bierbuikje, meer vetten in je bloed en insulineresistentie. Bovendien creëert fructose nog veel sneller crosslinks met eiwitten dan glucose. Daarnaast stuurt fructose minder verzadigingshormonen naar de hersenen dan glucose, waardoor je er meer van eet en meer aankomt. Kortom, hoewel al deze stoffen evenveel calorieën bevatten, hebben ze totaal verschillende effecten op je metabolisme en gezondheid, zeker op de lange termijn. Professor David Haslam, voorzitter van het Britse Nationale Obesitas Forum, zegt hierover:

> Het is extreem naïef van het grote publiek en medische professionals om te denken dat een calorie afkomstig van brood, een calorie afkomstig van vlees en een calorie afkomstig van alcohol op dezelfde manier verwerkt worden door de complexe machinerie van het lichaam.

En hij gaat nog even verder:

> De veronderstelling werd gedaan dat veel vet in de bloedbaan wordt veroorzaakt door veel verzadigd vet in de voeding, terwijl nieuw wetenschappelijk bewijs aantoont dat geraffineerde koolhydraten en in het bijzonder suiker de eigenlijke boosdoeners zijn.

Er zijn nog heel wat andere redenen waarom een calorie niet altijd een calorie is. Het spijsverteringssysteem is er één van. Niet alle calorieën worden immers door de darm opgenomen, in tegenstelling tot een laboratoriumpot, die altijd alles netjes verbrandt. Sommige voeding wordt niet volledig verteerd, of wordt gewoonweg niet door de darmcellen opgenomen. De manier waarop je voeding verteert en opneemt hangt van heel veel factoren af, van de hoeveelheid spijsverteringsenzymen die je aanmaakt tot je darmlengte. Zo hebben onderzoekers de darmen van Russen vergeleken met die van Polen. Hieruit bleek dat de darmen van sommige Russische bevolkingsgroepen gemiddeld ruim een halve meter (57 centimeter) langer zijn vergeleken met bepaalde bevolkingsgroepen in Polen. De Russen met hun lange darmen zullen uit eenzelfde hoeveelheid calorieën toch meer calorieën onttrekken, omdat hun darmen langer zijn en ze de voeding dus beter kunnen verteren en opnemen. Ze hebben dus meer kans om dik te worden, zelfs al eten ze exact evenveel calorieën.

Daarnaast kost het ook energie om voeding te verteren. Neem bijvoorbeeld eiwitten. 30 procent van de energie die een eiwit kan opbrengen (wanneer je deze volledig in een laboratoriumpot zou verbranden) gaat al verloren om het eiwit te verteren (in stukken te breken in de darm, zodat het door de darm opgenomen kan worden). Als het lichaam dan deze stukken (de aminozuren) wil 'verbranden', dient het lichaam deze eerst nog om te zetten in andere stoffen, wat ook energie kost. Vandaar dat eiwitten eigenlijk maar de helft opbrengen van hun energie (200 kilocalorieën per 100 gram eiwitten in plaats van de standaard 400 kilocalorieën per 100 gram eiwitten). Ook het immuunsysteem van de darm speelt een rol: als je voeding veel bacteriën bevat of vol vreemde stoffen zit die het immuunsysteem in je darmen niet herkent, zal het immuunsysteem deze voedingsbestanddelen gaan bestrijden. Ook dit kost weer energie, en dus calorieën.[216]

Ook je 'darmflora' oftewel de samenstelling van de bacteriën in je darm, beïnvloedt hoeveel calorieën bepaalde voeding nu echt aanlevert. Onze darmen bevatten ongeveer 300.000 miljard bacteriën, minstens tien keer zo veel bacteriën als cellen in ons lichaam. De aard van de bacteriën kan bepalen hoeveel voeding (calorieën) we opnemen. Zo hebben sommige Japanners bacteriën in hun darmen die gespecialiseerd zijn in het afbreken van zeewier. Hierdoor wordt dit zeewier beter opgenomen en zal het meer energie (calorieën) aanleveren dan voor een Europeaan die niet dit soort bacteriën in zijn darmen heeft.

Wetenschappers beginnen nu pas het belang van de darmflora te beseffen bij overgewicht. Onderzoekers hebben muizen grootgebracht die geen bacteriën in hun darmen hadden (ze werden grootgebracht in een volkomen steriele omgeving). Deze muizen wogen weinig en waren mager. Ze hadden 42 procent minder lichaamsvet, hoewel ze 29 procent meer aten dan de controlemuizen met een normale darmflora (wat op zich al aantoont dat overgewicht of ondergewicht niet zomaar een kwestie is van calorieën). De wetenschappers brachten vervolgens bacteriën in de darmen van de steriele muizen in, waarna deze muizen plots veel dikker werden (met een toename van 57 procent lichaamsvet), hoewel ze *evenveel* calorieën per dag te eten kregen als voor de ingreep.[222] Ander onderzoek toont aan dat muizen die een bepaald soort bacterie in hun darmen hebben, meer geneigd zijn dikker te worden. Als deze bacteriën getransplanteerd worden van een dikke muis naar een dunne muis, dan wordt de dunne muis ook dikker. Zoiets zou ook voor mensen kunnen gelden.

Steeds meer onderzoek wijst op het belang van de samenstelling van onze darmbacteriën wat overgewicht en onze gezondheid betreft. Deze samenstelling wordt sterk beïnvloed door hoe gezond of ongezond we eten. De darmflora kan ook beïnvloed worden door medische ingrepen, zoals antibioticagebruik of 'fecale transplantaties'. Zo zou een dame 'dik geworden zijn' omwille van een fecaal transplant. Hierbij wordt de stoelgang van iemand anders in de darmen ingespoten (meestal via een slangetje via de anus), om zo je darmflora te veranderen: de bacteriën in het stoelgang-staal verspreiden zich dan in de darm. Deze behandeling wordt soms uitgevoerd bij mensen die al jarenlang last hebben van chronische diarree, ontstaan door overgroei van een bepaalde slechte darmbacterie. Deze groei is bijvoorbeeld in gang gezet door langdurig gebruik van bepaalde antibiotica, die te veel goede darmbacteriën doodde, zodat één gevaarlijke darmbacterie de overhand kreeg en chronische diarree veroorzaakt. Deze dame, die last had van chronische diarree, kreeg stoelgang van een vrouw die toevallig ook overgewicht had. Voor de ingreep woog de vrouw 68 kilo. Na deze transplantatie nam de vrouw in gewicht toe, 20 kilo in totaal. Het zou kunnen dat ze in gewicht toenam omdat ze geen last meer had van chronische diarree. Maar voor haar diarreeperiode had deze dame een normaal gewicht. Een andere mogelijkheid is dat haar darmbacteriën van samenstelling zijn veranderd, waardoor ze veel sneller dikker werd.[223]

Van walnoten die je niet dikker maken tot bacteriën die voeding voor jou meeverteren: talloze studies tonen aan dat een calorie geen calorie is. Maar eigenlijk heb je geen studies nodig om dit te weten. Iedereen met een basiskennis biochemie weet dat het menselijk lichaam geen laboratoriumpot is. Hoe komt het dan dat toch zo vaak wordt verkondigd dat we dik worden omdat we te veel calorieën innemen en te weinig sporten? Hiervoor zijn verschillende redenen. Eén reden is dat deze uitleg als muziek in de oren klinkt van de voedingsindustrie. Die wil graag dat het dogma blijft bestaan dat een calorie altijd een calorie is. Op die manier bestaat er immers geen ongezonde voeding. Dat je dik of ongezond wordt, is slechts een kwestie van te veel calorieën, en niet van de aard van de voeding. Frisdranken en hamburgers kunnen nog altijd gegeten worden. Je moet er gewoon 'wat minder van eten'. Door dit dogma kan men ook de schuld van overgewicht verschuiven van voeding naar lichaamsbeweging. We worden dik omdat 'we te weinig sporten', niet omdat we veel te veel ongezonde, dikmakende voeding eten. De voedingsindustrie heeft allerlei voedingsexperts en 'key opinion leaders' in dienst die deze boodschap blijven verkondigen aan de pers, aan diëtisten en aan artsen.

Waarom worden we dik?
Als we een antwoord willen geven op de vraag waarom mensen dik worden, moeten we dus niet *enkel* naar calorieën kijken. Je enkel focussen op de hoeveelheid calorieën doet enorm tekort aan de complexiteit van het lichaam en de reden waarom zo veel mensen te dik zijn. Uiteraard speelt een teveel aan calorieën een rol bij overgewicht, maar dit is maar één deel van het verhaal. In het Westen is het natuurlijk bijzonder gemakkelijk om te veel calorieën in te nemen. Een blikje frisdrank telt 330 kilocalorieën en ongeveer tien koffielepels suiker. Als je in de oertijd zo veel suiker had willen binnenkrijgen, diende je één meter suikerriet op te eten. Daar was je wel even zoet mee. Nu kun je in één minuut een blikje cola leegdrinken en evenveel pure suiker binnenkrijgen. We weten allemaal dat calorierijke frisdranken, fastfood, snoep, taart en koeken niet gezond zijn en dat ze je dik maken. Dat is die ene grote olifant in de porseleinwinkel.

Maar de andere grote olifant is minder bekend. Want zelfs als mensen stoppen met frisdranken, fastfood en snoepgoed, en volop volkorenbrood en volkorenpasta eten, verliezen ze vaak geen of bedroevend weinig gewicht. Of komen ze zelfs nog aan. Zeker als ze ouder worden en hun lichaam steeds minder goed in staat is om grote hoeveelheden koolhydraten te verwerken. Met andere woorden, de epidemie van overgewicht ga je niet kunnen indijken door mensen enkel te vragen minder frisdranken, fastfood, koeken en snoep te eten. Ze dienen *ook* minder koolhydraatrijke, zetmeelrijke voeding zoals brood, pasta, aardappelen en rijst te eten. Pas dan bereik je grote effecten wat gewichtsverlies en gezondheidsparameters betreft. We zullen dus meer oog moeten hebben voor die tweede olifant in de porseleinwinkel.

Deze zetmeelproducten hebben immers ook een grote invloed op het metabolisme. Ze kunnen ons metabolisme *herprogrammeren*. En zo komen we aan een andere verklaring voor overgewicht. Een verklaring die verder gaat dan calorieën. En die ook een bekend fenomeen verklaart: de voortdurende honger. Vaak krijgen mensen al snel weer honger nadat ze hebben gegeten. Soms nog geen uur nadat ze een heel bord met aardappelen of pasta hebben binnengespeeld, krijgen ze weer 'een hongertje'. Ze trekken dan de koelkast of koekenkast open om dat knagende gevoel te stillen. Dat maakt dat ze meer eten, en dus aankomen. Hoe is dit mogelijk? Je hebt zonet een heel bord met koolhydraatrijke voeding gegeten, met meer dan voldoende calorieën, en toch heb je wéér honger?

Koolhydraatrijke producten zoals aardappelen, brood, rijst en pasta veroorzaken hoge suikerpieken in het bloed, omdat zetmeel is opgebouwd uit suiker. Daarop volgen hoge insulinepieken. De insuline wil immers al die suikers uit de bloedbaan de cellen in jagen, zodat ze verwerkt kunnen worden. De insuline heeft nog een tweede effect: ze zet de vetcellen ertoe aan om vetten op te slaan. Dat is ook logisch: een hoge insulinepiek wil zeggen dat het lichaam heel wat energie heeft gekregen in de vorm van suikers. Je vetcellen doen er dus goed aan de vetten die ze al hebben bij zich te houden, aangezien er toch meer dan genoeg energie is aangeleverd in de vorm van suikers. In de uren na de maaltijd houden vetcellen hun vetten dus goed bij, en geven ze die niet af aan de bloedbaan. Maar dat wordt een probleem: suikers geven immers slechts voor korte tijd energie (ze worden snel verwerkt door het lichaam). De suikerspiegel daalt dus al in de eerste uren na de maaltijd, omdat de suikers worden verwerkt door het lichaam, vooral door de levercellen, spiercellen en vetcellen. Maar als de suikers in het bloed dalen, en de vetcellen geen vetten in de bloedbaan afscheiden (omdat ze zo geprogrammeerd zijn door de insuline-pieken), dan krijgt het lichaam een energietekort: het kan noch suikers, noch voldoende vetten gebruiken als energie.

Onze cellen hebben daardoor niet voldoende energie om te werken. Hierdoor krijgen we een zeer sterk hongergevoel. Vooral een sterke drang naar koolhydraten, omdat dit de snelste energiebron is. En zo komen we in een vicieuze cirkel terecht. Na een koolhydraatrijke maaltijd krijgen mensen al snel weer honger. En hebben ze een sterke drang om nog meer koolhydraatrijke producten te eten, waardoor hun vetcellen nog meer vet blijven bijhouden (want de insulinepieken programmeren de vetcellen om vet op te slaan), waardoor we steeds hongeriger worden (gezien we in de uren na de maaltijd veel minder kunnen terugvallen op vetten als energie) en dikker worden (omdat de

Voeding met een overmaat aan koolhydraten
(brood, pasta, aardappelen, rijst) en snelle suikers
(frisdranken, koeken, gebak, ...)
↓
Hoge suikerpieken
↓
Hoge insulinepieken
↓
Vetcellen worden door insuline geprogrammeerd
om vetten op te slaan
↓
Bloedsuikerspiegel daalt na enkele uren na de maaltijd
↓
Vetcellen geven te weinig vet(zuren) af aan de bloedbaan
↓
Sterke honger en moeheid (door tekort aan zowel koolhydraten als vetten)
↓
Meer eten, vooral snelle koolhydraten, door de honger en minder
lichaamsbeweging, door de moeheid
↓
Overgewicht

vetcellen steeds meer vetten opslaan). Onze insuline-producerende voeding herprogrammeert ons lichaam, zodat we steeds meer honger hebben en dikker worden.[112,224-226] Dit is een uitleg die al veel meer verklaart dan 'je wordt dik omdat je te veel calorieën eet'.

Dit model zet de klassieke verklaring voor overgewicht op zijn kop. Volgens de klassieke verklaring is de oorzaak van overgewicht te veel eten en te weinig lichaamsbeweging. Maar de bovenstaande verklaring draait de rollen om. Te veel eten en te weinig bewegen zijn niet zozeer de *oorzaak*, maar een *gevolg* van een *verkeerd* voedingspatroon. Je kan dus niet langer zomaar beweren dat mensen dik worden louter omdat ze te veel eten. Ze eten ook te veel omdat ze dik zijn. Ze zijn immers dik omdat hun lichaam geherprogrammeerd is door de continue insulinepieken, waardoor ze vaker honger hebben. Bovendien, hoe dikker je bent, hoe meer calorieën je per dag nodig hebt. Je torst immers ettelijke kilo's extra lichaamsgewicht mee, en al die extra kilo's lichaamsweefsel (vooral vetweefsel) hebben ook energie nodig om in leven te blijven. Zwaarlijvige mensen moeten dus veel meer eten, omdat ze dagelijks veel meer calorieën verbruiken dan magere mensen.

Er wordt ook vaak gezegd dat mensen steeds dikker worden omdat de porties steeds groter zijn geworden: rond de jaren 1960 woog een hamburger gemiddeld 50 gram en bevatte een frisdrank in een fastfoodrestaurant gemiddeld 210 milliliter. Nu wegen hamburgers 240 gram en bevatten frisdrankbekers een liter. Maar we vragen ons te weinig af waarom mensen steeds meer *drang* hebben naar zulke grote porties. We dienen ons niet enkel af te vragen waarom porties 'supersize' zijn geworden, maar ook waarom de eetlust van mensen 'supersize' is geworden. Dat blijkt ook te komen door de *aard* van de calorieën, in plaats van enkel het *aantal* calorieën. De aard van de calorieën herprogrammeert ons metabolisme zodanig dat we een steeds grote drang hebben naar reuzenporties.[226] Het is daarom dat porties verkleinen zo een pover resultaat heeft. Veel gezondheidsexperts raden aan om kleinere porties te eten. Een half bord frietjes in plaats van een heel bord dus. Maar het blijven frietjes, die hoge suikerpieken veroorzaken en je vetcellen programmeren om vet op te slaan. Het gevolg is dat je gewoon sneller weer honger krijgt na een half bord frietjes gegeten te hebben. En dat je steeds meer naar grotere porties verlangt.

En alsof dat nog niet genoeg is, maakt onze hedendaagse voeding ons ook heel moe. De hoge insulinepieken zorgen ervoor dat suikers snel worden verwerkt en vetten worden opgeslagen, zodat we te weinig energie hebben om ons lichaam draaiende te houden. Mensen worden daarom moe en loom na een bord aardappeltjes of pasta gegeten te hebben. Geen wonder dat ze nog maar weinig zin hebben om te gaan sporten. Dat is dus een andere verklaring dan dat je gewoonweg 'te lui bent' of 'niet genoeg wilskracht hebt' om je calorieën eraf te sporten.

We zien ook vaak dat wanneer mensen minder frisdranken en koeken, maar ook minder brood, aardappelen, rijst en pasta eten, ze na de maaltijd veel minder moe zijn. En ja, dat geldt ook voor volkorenbrood. Veel mensen klagen niet voor niets over een 'namiddag-dipje' dat volgt na het eten van hun volkorenbroodje met sla en tomaat. Een andere oorzaak waarom we vaak moe worden na een maaltijd, is omdat westerse maaltijden zo suiker-, vet-, en eiwitrijk zijn dat het veel energie kost voor het spijsverteringsysteem om dat allemaal te verteren.

Sommige onderzoekers merken zelfs op dat mensen die veel sporten en slank zijn niet zozeer slank zijn omdat ze sporten, maar vooral sporten omdat ze slank zijn: hun goede metabolisme maakt dat ze genoeg energie hebben om continu aan sport te doen. Het is dan gemakkelijk voor een gespierde fitnessgoeroe om tegen een persoon met overgewicht te zeggen: 'Kom gewoon toch wat meer van de bank!' Maar het metabolisme van de fitnessfanaat werkt zodanig dat hij gewoonweg veel meer energie en zin heeft om te sporten, terwijl het metabolisme van mensen met overgewicht zodanig werkt dat ze in een vicieuze cirkel van moeheid en honger gevangenzitten.

De hedendaagse benadering van overgewicht maakt bovendien dat mensen vaak onterecht opgezadeld worden met een schuldgevoel. Want als overgewicht slechts een kwestie is van te veel calorieën en te weinig sport, dan is het vooral je eigen schuld dat je te dik bent. Je hebt niet genoeg wilskracht om minder te eten en om meer te sporten. Dit is natuurlijk stroop op de mond van de voedingsindustrie. Of om het met de woorden van Harvard-professor David Ludwig te zeggen:

> De voedingsindustrie zou niets liever willen dan obesitas te verklaren als een probleem van eigen persoonlijke verantwoordelijkheid, omdat het zo de bewijslast tegen hen wegneemt.

Maar wat als moderne voeding onze wilskracht continu ondergraaft, omdat ze ons metabolisme zo programmeert dat we snel honger hebben? Hierdoor hebben we continu honger en snakken we vooral naar snelle koolhydraten. En zijn we vaak te moe om die extra calorieën eraf te sporten.

Buiten het feit dat hedendaagse voeding ons metabolisme programmeert om veel vet op te slaan en ons hongerig en moe maakt, is moderne voeding ook verslavend. Als je je blindstaart op de invloed van calorieën, dan verlies je het verslavende aspect van moderne voeding uit het oog, die maakt dat we steeds meer calorieën eten. Voedingsfabrikanten doen hun uiterste best om onze voeding zo samen te stellen dat deze uitermate verslavend werkt: ze smaakt heerlijk, prikkelt verslavingsregio's in de hersenen en verzadigt weinig, zodat je ervan blijft eten. Wie aan een zak chips begint, kan er bijna niet mee stoppen. Chips, koekjes, frietjes, pizza's, maar ook brood (vaak met toegevoegd zout en suiker) spelen in op oeroude mechanismen in onze hersenen. Onze hersenen zijn geprogrammeerd om suiker, vet en zout bijzonder lekker te vinden. Suiker en vet leveren immers energie aan het lichaam, wat in de oertijd altijd meer dan welkom was: voeding lag er toen niet voor het rapen. Zout speelt een belangrijke rol in het lichaam (het regelt onder meer de waterbalans en zorgt ervoor dat cellen signalen kunnen versturen). In de oersavanne kwam je heel weinig suiker, vet en zout tegen. Laat staan deze drie stoffen tegelijk. Maar nu is het mogelijk om deze drie voedingsmiddelen in één hap binnen te krijgen, in de vorm van een taartje, pak chips of een snoepreep. Dit zijn totaal nieuwe uitvindingen, die onze voorouders honderdduizenden jaren lang nooit zijn tegengekomen. Deze voeding is daarom bijzonder krachtig in het omzeilen van de verzadigingsmechanismen in onze hersenen. Iedereen heeft dit wel eens meegemaakt. In een restaurant of op een familiefeestje zit je op het einde helemaal vol met gebraad, kroketten of friet. Er kan geen hap meer bij. Maar dan komen op een dienblad de desserts aangezweefd vanuit de keuken. De kans is groot dat er toch nog plots een 'gaatje' vrij is voor deze toetjes, die na honderden jaren verfijnde keukenkunsten tot een hoogtepunt van culinair genot zijn verheven, en zonder problemen de verzadigingssystemen in onze hersenen kunnen overmeesteren. Dit komt omdat de natuur nooit had voorzien dat we ooit zoiets als toetjes zouden uitvinden.

Moderne voeding kan zelfs zodanig de genotscentra stimuleren dat ze verslavend kan zijn. Studies tonen aan dat suikerrijke voeding een verslavend effect kan hebben, zoals cocaïne en heroïne. En dat er zelfs ontwenningsverschijnselen kunnen optreden. Als je bijvoorbeeld om vier uur in de namiddag een stukje marsepein eet en je doet dat enkele dagen na elkaar, dan kan je de klok erop gelijk zetten dat je de volgende dag om vier uur begint te watertanden en aan marsepein begint te denken. Waarschijnlijk doe je dat nu al.

Onderzoekers van de Universiteit van Yale hebben daarom een 'verslavingsschaal voor voedsel' gecreëerd.[227] Hoe vaker je 'ja' antwoordt op deze vragenlijst, hoe meer kans je hebt om verslaafd te zijn aan voeding. Dit zijn enkele voorbeelden van hun vragen: 'Ik merk dat wanneer ik bepaalde voedingsmiddelen eet, ik er veel meer van eet dan ik had gepland', 'Ik voel me vaak sloom of lethargisch wanneer ik te veel van bepaalde voeding gegeten heb', 'Na verloop van tijd dien ik meer te eten van bepaalde voeding om een bepaald effect te bereiken, zoals minder negatieve emoties of meer plezier hebben', 'Ik heb ontwenningsverschijnselen gehad wanneer ik bepaalde voeding minder of ermee stop, zoals me prikkelbaar of angstig voelen'. Heb je vaak 'ja' geantwoord? Dan bestaat er een kans dat je verslaafd bent aan voeding. En dat zullen nagenoeg nooit broccoli of appels zijn, maar eerder iets in een felgekleurde verpakking.

Een andere factor die een rol speelt in de epidemie van overgewicht is een slechte verhouding tussen de macronutriënten. Macronutriënten zijn koolhydraten, eiwitten en vetten. De verhouding tussen deze macronutriënten is in het Westen ongezond: we eten te veel koolhydraten, en daardoor automatisch te weinig vetten. En dat is spijtig, omdat vetten belangrijk zijn voor onze gezondheid. Een belangrijke reden waarom deze verhouding tussen koolhydraten en vetten scheefgetrokken werd, is weer het 'te veel calorieën erin, te weinig eruit'-dogma. Dat droeg ertoe bij dat vetten decennialang als dé voornaamste reden voor overgewicht werden beschouwd. Als je overgewicht immers gaat benaderen vanuit een calorie-standpunt, ben je snel geneigd om vetten af te raden: die bevatten immers veel calorieën. Overal ter wereld werden miljoenen mensen aangemaand om 'minder vetten te eten' en op vetarme diëten gezet. Maar ook de vetarme diëten zijn een teleurstelling qua gewichtsverlies. Een studie met twintigduizend vrouwen die acht jaar lang een vetarm dieet volgden dat gemiddeld 360 kilocalorieën minder per dag telde (met veel vezelrijke koolhydraten zoals volkorenbrood...), zorgde na acht jaar voor een gewichtsverlies van amper 0,4 kilogram. Bovendien hadden deze vrouwen gemiddeld gezien een dikkere buikomtrek gekregen, wat erop wijst dat ze eigenlijk vooral spiermassa verloren en buikvet in de plaats gekregen hadden.[228] Ook hadden de vrouwen geen lager risico op hartaanvallen, kanker of andere ziekten.

In een ander onderzoek werden drie soorten diëten vergeleken die alle drie evenveel calorieën telden (1600 kilocalorieën per dag): een vetarm dieet, een laag glycemische indexdieet (een dieet met voeding die een lage glycemische index (GI) heeft en dus minder hoge suikerpieken veroorzaakt) en een laag-koolhydraatdieet (een dieet dat heel weinig koolhydraten bevat). Het laag GI- en laag-koolhydraatdieet zorgden voor veel gezondere lichaamsparameters dan het vetarme dieet. De vetten in het bloed, de gevoeligheid voor insuline, de bloeddruk: deze parameters waren het best voor de diëten die het aantal (snelle) suikers verminderden en het minst voor het vetarme dieet. Het is tegenintuïtief dat een dieet dat het best je vetten in je bloed doet dalen geen vetarm dieet is, maar een dieet met minder suiker(pieken). Deze studie toonde ook aan dat een calorie niet altijd een calorie is. Hoewel alle drie diëten evenveel calorieën telden, verbrandden de personen op het laag GI- en laag-koolhydraatdieet 125 tot 325 kilocalorieën meer per dag dan de personen op het vetarme dieet, en waren hun bloedvaten en metabolisme veel gezonder.[112]

Een andere grote studie (een meta-analyse) die verschillende soorten diëten vergeleek, vond dat het beste en gezondste dieet geen vetarm dieet is, maar een dieet met een lage glycemische index of lading (een dieet dat dus minder hoge suikerpieken geeft of minder koolhydraten bevat).[229] De conclusie van de onderzoekers was dat 'een voedingspatroon met een lagere glycemische lading een efficiënte methode is om gewicht te verliezen en de vetten in het bloed te verlagen, en die eenvoudig in iemands levensstijl geïntegreerd kan worden'. Opvallend in deze analyse was dat de mensen die een laag glycemische indexdieet volgden toch nog steeds zoveel mochten eten als ze wilden, en desondanks meer afvielen dan degenen die vetarme diëten volgden waarbij ze ook minder moesten eten.

Deze conclusie hoeft ons overigens niet te verbazen in het licht van veroudering. En eigenlijk ook al niet in het licht van de tijd. Reeds in 1956 verscheen in het bekende medische tijdschrift *The Lancet* een studie waarin proefpersonen op drie soorten diëten werden geplaatst: een dieet dat voor 90 procent uit vetten, voor 90 procent uit eiwitten of voor 90 procent uit koolhydraten bestond. De personen met het vetrijke dieet vielen het meest af (!), gevolgd door het eiwitrijke dieet, terwijl verschillende personen op het koolhydraatrijke dieet net bijkwamen.[230] Dat je van te veel koolhydraten snel dik kan worden, weten dierenverzorgers al lang: hun dieren krijgen vaak diabetes of vervette levers wanneer ze voeding met veel en snelle koolhydraten krijgen voorgeschoteld, of het nu gorilla's in de dierentuin zijn of huiskatten. En wat is de beste manier om ganzen vet te mesten, zodat ze een vetrijke foie gras-lever krijgen? Niet door ze vetten te voeren, maar door ze te voeden met een koolhydraatrijk dieet (zetmeel vooral) dat in een mum van tijd hun lever vervet. Leververvetting is trouwens ook één van de meest voorkomende 'beschavingsziektes' in het Westen: 30 procent van de bevolking heeft er last van, en het percentage neemt steeds verder toe. Als deze vervetting van de lever verder toeneemt, kan de lever zelfs continu ontsteken. Eigenlijk verschillen we op dat vlak niet veel van foie gras-ganzen.

De gezondste en meest effectieve diëten zijn diëten die minder koolhydraten en meer vetten bevatten. Dat zijn voedingspatronen die een betere macronutriënten-verhouding hebben.

We hebben nu enkele oorzaken van overgewicht besproken. Natuurlijk zijn er nog talloze andere oorzaken die een rol spelen. Zoals bijvoorbeeld slaaptekort (mensen die te weinig slapen, worden sneller dikker), warmte (hoe hoger je thermostaat thuis staat, hoe meer kans op overgewicht), je opvoeding (regelmatig fastfood op tafel) of het feit dat we leven in een 'obesogene omgeving' (overal reclame voor voeding, fastfoodrestaurants en snackautomaten). Maar al deze factoren dragen niet evenveel bij. Er zijn belangrijke en minder belangrijke oorzaken. Er is die ene grote olifant (suikerrijke voeding zoals frisdranken, fastfood en snoep), maar ook die andere, minder bekende olifant (te veel koolhydraatrijke zetmeelproducten zoals brood, aardappelen, pasta en rijst). Deze koolhydraatrijke producten herprogrammeren ons metabolisme zodat we vaak honger hebben, ze zijn weinig verzadigend maar wel verslavend, bevatten weinig gezonde micronutriënten en zorgen ervoor dat we minder van andere gezonde macronutriënten eten (zoals gezonde vetten of plantaardige eiwitten).

Maar hoe komt het dan dat we nog altijd te horen krijgen dat we vooral dik worden door 'te veel calorieën en te weinig lichaamsbeweging'? Hoe komt het dat veel landen in hun voedingsmodellen (hun voedingsdriehoeken of voedingsschijven) nog steeds koolhydraten zoals brood en aardappelen als de basis van een 'gezond voedingspatroon' beschouwen, in plaats van groenten, fruit, peulvruchten of paddenstoelen? Zoals gezegd, is het belangrijk voor de voedingsindustrie dat de boodschap verkondigd wordt dat overgewicht vooral ontstaat door te veel calorieën en te weinig beweging. Zo bestaat er geen ongezonde voeding en kan je de schuld van overgewicht schuiven op te weinig sport en te veel eten. Je kan zo ook gemakkelijk de schuld leggen bij de mensen zelf: we zijn te dik omdat we te weinig wilskracht hebben om minder te eten en meer te sporten (en niet omwille van voeding die onze smaakpapillen, hersenchemie en metabolisme herprogrammeert zodat we continu hongerig, moe en verslaafd zijn). Het is belangrijk dat dit dogma blijft bestaan, zodat de schuld niet gelegd kan worden bij frisdranken, brood, hotdogs en ontbijtgranen.

Dit oude dogma kan blijven bestaan omwille van verschillende redenen. Die dragen ertoe bij dat het grote publiek in het ongewisse blijft van wat nu belangrijke oorzaken zijn van de overgewichtepidemie. Er worden vaak verouderde inzichten of weinig efficiënt advies gegeven, of er wordt twijfel gezaaid. Twijfel zaaien is dezelfde strategie die de tabaksindustrie decennialang heeft gebruikt. Studies die aantonen dat suiker, frisdranken of rood vlees ongezond zijn worden al tientallen jaren gebagatelliseerd, weggewuifd of bekritiseerd, evenals hun onderzoekers. Er wordt twijfel gezaaid door te zeggen dat 'alles ongezond kan zijn als je er te veel van consumeert' (dat zei een directeur van het tabaksbedrijf Philip Morris ook tegen een overheidscomité).

Een andere tactiek is gezondheidsorganisaties of verenigingen van artsen en diëtisten te sponsoren, om zo eigen meningen over voeding en gezondheid door te drukken. Niet zo lang geleden organiseerde een nationale diëtistenorganisatie een grote 'pro-suiker'-campagne, met advertenties waarin stond: 'Suiker kan deel uitmaken van een gezond eetpatroon. Een gezonde voeding en genieten zijn perfect te combineren! Suiker of sacharose heeft een aangename smaak en levert energie.' Achteraf bleek dat deze campagne gesponsord werd door een grote frisdrankfabrikant. Dergelijke campagnes geven een verwarrende en dubbelzinnige boodschap aan het grote publiek. De voedingsindustrie kan zelfs met officiële gezondheidsorganisaties samenwerken. Voedingsbedrijven betalen jaarlijks 7000 dollar aan de American Heart Association in ruil voor een stickertje op hun voedingsmiddel met het American Heart Association-logo. Dat logo vertelt aan de consument dat het voedingsmiddel 'goedgekeurd is' omdat het weinig vetten, verzadigde vetten of cholesterol bevat. Ondanks studies die al jaren lang aantonen dat vetten, verzadigde vetten en cholesterol *geen* rol spelen in het risico op een hartaanval. De voedingsindustrie kan er ten slotte voor zorgen dat haar mensen zetelen in adviesraden voor de overheid en officiële instanties, om zo voor haar belangen te ijveren en gezondheidsadvies af te zwakken.

Daarnaast kan de voedingsindustrie heel direct, open en bloot, protesteren tegen nieuwe gezondheidsrichtlijnen en voedingsadviezen. Zoals tegen een gezondheidsrapport van de Wereldgezondheidsorganisatie dat door een panel van dertig experts uit 22 landen was samengesteld. De conclusies van dat panel waren redelijk voor de hand liggend: veel suiker en fastfood zijn niet gezond, en reclame voor ongezonde voeding voor kinderen is geen goede zaak. Ondanks dit vanzelfsprekende advies kwam er gigantisch veel protest van de voedingsindustrie. Er volgden boze brieven en acties, zowel aan het panel als aan de overheid gericht, afkomstig van de Snack Food Association (Snackvoeding-vereniging), Wheat Foods Council (de Graanproducten Raad), Corn Refiner's Association (Vereniging van Maisrafineerders), International Dairy Foods Association (Internationale Zuivel-associatie), de Sugar Association (Suikervereniging), enzovoort. Hierin stelden zij dat dit rapport maar 'rommel' was en niet gebaseerd op de 'wetenschappelijke consensus'. Dit is een veelgebruikte tactiek: verwijzen naar de 'wetenschappelijke consensus' (die enkel maar bereikt kan worden als er te veel toegegeven wordt) en 'wetenschappelijke studies' die in hun eigen straatje passen of door de voedingsindustrie zijn gesponsord. Er werd zelfs opgeroepen om de financiële steun van de vs aan de Wereldgezondheidsorganisatie stop te zetten. Ontwikkelingslanden werden gemaand om tegen dit rapport te protesteren. Wat ze ook deden, gezien veel ontwikkelingslanden suiker en oliën produceren. Uiteindelijk zorgde al deze controverse ervoor dat de directeur van de Wereldgezondheidsorganisatie, Gro Harlem Brundtland, zich moest terugtrekken voor haar herverkiezing, volgens Brundtland omdat haar beleid te veel inging tegen de belangen van de voedings- en tabaksindustrie.[231]

Maar meestal is de invloed van de voedingsindustrie veel subtieler en minder rechtstreeks. Bijvoorbeeld via onderzoek. Dit kan door onderzoek te sponsoren aan universiteiten en onderzoeksdepartementen. Er zijn universiteiten waarvan een groot deel van de inkomsten rechtstreeks afkomstig is van de voedingsindustrie. Soms worden hele universitaire departementen of leerstoelen opgericht door voedingsbedrijven. Een andere manier is door allerlei wetenschappelijke onderzoekscentra met mooie namen op te richten, zoals de 'Nutrition Foundation' ('Stichting Voeding') in de Verenigde Staten, die gecreeerd werd door de National Biscuit Company (het Nationale Koekjesbedrijf), de Corn Products Refining Corporation (Maisproducten Refineercorporatie) en General Foods (Algemene Voeding). Op zich is het goed dat er onderzoek naar voeding wordt verricht. Maar bij dit soort onderzoek spreken we van een grote belangenverstrengeling, gezien de industrie die dit onderzoek betaalt natuurlijk ook geld verdient met de producten die onderzocht worden. We mogen daar niet naïef in zijn. Uit onderzoek blijkt dat wanneer een studie betaald of gesponsord wordt door de voedingsindustrie, er acht keer meer kans is dat de uitkomst positief is voor de voedingsindustrie.[232] Een andere studie vond dat wanneer wetenschappers die banden hebben met de voedingsindustrie een grote meta-analyse verrichten (ze analyseren duizenden studies om tot een bepaald inzicht of consensus te komen), ze vijf keer meer geneigd zijn om een voor de voedingsindustrie positief verdict te geven (bijvoorbeeld dat er geen verband is tussen het drinken van frisdrank en gewichtstoename).[233] Bovendien kan je altijd een onderzoek laten doen dat je voedingsmiddel in een goed daglicht plaatst, hoe ongezond het ook mag zijn. Zo kan je altijd zeggen dat je voedingsmiddel gezond is door het te vergelijken met iets *nog* ongezonders. Of je kan bevindingen negeren die niet in je kraam passen of je data op zo een manier analyseren dat deze toch nog een positief effect vertonen, ook wel 'torturing the data' of 'de data martelen' genoemd.

Bij deze instituten en centra die gesponsord worden door de voedingsindustrie werken en worden wetenschappers opgeleid, die dan vaak later in de media opgevoerd worden als 'voedingsexperts'. Deze experts beïnvloeden dan artsen, voedingswetenschappers, diëtisten en het grote publiek. Vaak geloven deze experts ook echt wat ze zeggen. Dat is niet moeilijk als je in een omgeving werkt waarin constant verteld wordt dat mensen te dik worden omdat ze gewoonweg 'te veel eten en te weinig sporten'. Of dat 'suiker wel oké is als je het met mate eet' – uiteraard! – maar wat is 'met mate'? Of dat eigenlijk alles wel oké is zolang je maar 'gevarieerd eet' – nog zo een open deur waar mensen niets mee kunnen aanvangen. Of dat 'ongezonde voeding eigenlijk niet bestaat, aangezien het allemaal een kwestie is van hoeveelheid'. Of dat 'een calorie altijd een calorie is', of het nu van een hamburger komt of van een boerenkool. Als je jarenlang met deze verouderde ideeën en dit halfslachtige en inefficiënte advies om de oren wordt geslagen, is het vrij logisch dat je uiteindelijk zelf begint te geloven dat 'minder eten' en een 'gevarieerd voedingspatroon' voldoende zijn om mensen gezond te houden.

En als je het niet zelf begint te geloven, dan is de voedingsindustrie er altijd bij om je een handje te helpen. Ze organiseert lezingen en congressen, waar professoren deze 'inzichten' en dogma's blijven verkondigen. Zo kreeg ik ooit een uitnodiging te zien waarin diëtisten werden uitgenodigd voor een 'wetenschappelijke namiddag' met lezingen over voeding en gezondheid bij een groot voedingsbedrijf, gegeven door een professor. Eén van de lezingen had als onderwerp: 'Hoe een begrijpelijk voedingsverhaal communiceren naar het grote publiek.' Kortom, de voedingsindustrie ging eens aan diëtisten uitleggen wat ze tegen mensen moeten zeggen over gezonde voeding! De bijeenkomst werd beëindigd met een 'bezoek aan de fabriek' en een 'gezellige workshop margarine maken', gevolgd door een 'borrel met gezonde hapjes en smoothies'. Op het laatste heb ik overigens niets tegen.

Natuurlijk is het ook niet zo dat voedingsexperts gehersenspoeld worden door de voedingsindustrie. Dat hoeft meestal niet, omdat voeding een heel complex en uitgebreid vakgebied is. Er zijn weinig voedingswetenschappers die een brede kijk op voeding en gezondheid hebben, en voeding benaderen vanuit andere vakgebieden dan enkel de voedingswetenschap, zoals veroudering, evolutie, geneeskunde, pathologie (ziekteleer), biochemie, nutrigenetica, neurologie, psychologie, enzovoort. Bovendien zijn veel voedingswetenschappers biochemici of biologen, die nog nooit een patiënt van dichtbij hebben gezien en geen idee hebben wat een ongezond voedingspatroon in het lichaam kan aanrichten. Hun kennis hebben ze hoofdzakelijk uit de wetenschappelijke literatuur en studies, die meestal heel wat tekortkomingen hebben. Zoals een professor en arts me ooit zei is er een zeer groot verschil tussen wetenschappelijke studies en de praktijk. Veel voedingsexperts hebben nog nooit diabetespatiënten gezien of behandeld die blind worden door hun diabetes of van wie de voet geamputeerd dient te worden. Deze experts zouden beter twee keer nadenken alvorens met stelligheid voor het grote publiek te verkondigen dat 'gevarieerd eten voldoende is', of dat zeven sneden volkorenbrood goed is voor diabetespatiënten. Met dit soort advies ga je diabetes niet kunnen omkeren, terwijl er veel beter advies bestaat dat diabetespatiënten van blindheid of een amputatie kan redden. Patiënten hebben het recht om dit te weten.

Natuurlijk zijn er ook veel experts die een brede en gezonde kijk op voeding hebben. Maar voor hen is het moeilijk om krachtdadige stellingen omtrent voeding te verkondigen. Wanneer een professor zegt dat we beter wat 'minder aardappelen zouden eten' of 'wat minder melk zouden drinken', krijgt hij meteen de wind van voren – niet alleen van de voedingsindustrie, maar ook van andere professoren.

Uiteindelijk komt het erop neer dat de voedingsindustrie altijd haar experts (professoren, diëtisten en woordvoerders) naar voren kan schuiven, die twijfel blijven zaaien, die blijven hameren op het oude 'te veel calorieën'-dogma, en die de zoveelste studie nuanceren die aantoont dat bepaalde voeding ongezond is. Tot het absurde toe. Charles Baker, biochemicus en de wetenschappelijk directeur van de Sugar Association, zei over nieuw advies om minder suiker te eten dat dit 'niet praktisch, onrealistisch en niet wetenschappelijk gefundeerd is'. Ondertussen heeft de Wereldgezondheidsorganisatie deze adviezen omtrent suikers nog veel strenger gemaakt. Of neem dr. Richard Kahn, die als wetenschappelijk en medisch directeur van de officiële Amerikaanse Diabetes Associatie zei: 'Er is geen greintje bewijs dat suiker op zich iets te maken heeft met het krijgen van suikerziekte.'(!) Volgens dr. Kahn is ook 'preventie van diabetes geldverspilling'. Ondertussen verkondigen professoren van topuniversiteiten zoals Harvard en Yale dat '90 procent van het risico op diabetes te voorkomen is' – vooral via gezondere voeding. En tonen studies aan dat je diabetes zelfs in enkele weken tijd kan omkeren via gezonde voeding.[48]

We dienen dus kritisch te zijn voor het voedingsadvies dat we te horen krijgen. Dr. Richard Smith, redacteur bij *The British Medical*

Journal en één van de leiders van de Cochrane Collaboration (het befaamde instituut dat duizenden wetenschappelijke artikelen onderzoekt om er conclusies uit te trekken), schreef een bekend artikel met de titel: 'Zijn sommige voedingspatronen massamoord?' In dit artikel verwijst hij naar de verschillende dwalingen van de overheid en officiële instellingen wat voedingsadvies betreft. Onder meer omdat deze officiële organisaties zich te veel hebben gebaseerd op slechte wetenschap en beïnvloed worden door de voedingsindustrie en andere belangenpartijen. Dr. Smith schrijft: 'Samengevat, drastische gezondheidsrichtlijnen werden gebaseerd op fragiele wetenschap, en de langetermijngevolgen kunnen verschrikkelijk zijn. [...] Het is dringend tijd voor betere wetenschap en meer nederigheid onder experts.'

Natuurlijk is het niet allemaal de schuld van de voedingsindustrie. Het zou maar al te gemakkelijk zijn om alle schuld daarop af te schuiven. Sommige bedrijven zijn oprecht begaan met de volksgezondheid, of willen hun assortiment gezonder maken, wat een goede zaak is. Voor die bedrijven is het heel frustrerend dat ze zich hiervoor aan zeer conservatieve overheidsrichtlijnen dienen te houden. Bedrijven mogen niet zeggen dat hun broccoli de kans op kanker kan verminderen, of dat hun groene thee de kans op een beroerte kan verkleinen, of dat boerenkool het ontstaan van maculaire degeneratie (een oogziekte die blindheid veroorzaakt) kan vertragen. De overheid werkt nog volgens verouderde principes: elke gezondheidsclaim betreffende voeding dient nagenoeg even streng wetenschappelijk onderbouwd te zijn als de claims omtrent medicatie. Als je een gezondheidsclaim voor broccoli wilt, dan moet je een 'klinische gerandomiseerde placebo-gecontroleerde' studie opzetten, waarin je twintigduizend man tien jaar broccoli laat eten, en een andere groep van twintigduizend man even lang 'placebo-broccoli' laat eten, en dan ziet of in de broccoli-groep minder kanker voorkomt. Zulk onderzoek is nagenoeg onmogelijk om uit te voeren (hoe moet je in hemelsnaam 'placebo-broccoli' maken?) en zou vele tientallen miljoenen euro's kosten. Farmabedrijven kunnen nog net zulke studies betalen omdat ze miljarden kunnen verdienen met hun gepatenteerde medicijn, maar voor broccoli-telers is dit onmogelijk. Dus zit de consument met een overheid die amper toelaat om iets te zeggen over gezonde voeding.

Daarnaast werkt de overheid vaak met verouderde richtlijnen waarvan wereldwijd bekende voedingswetenschappers al jarenlang zeggen dat ze achterhaald zijn. Het duurt vaak heel lang voordat nieuwe wetenschappelijke inzichten doordringen tot in de overheidsrichtlijnen. Zo weten we al sinds de jaren 1980 dat transvetten ongezond zijn, maar het duurde tot 2003 voordat Denemarken ze begon te verbieden, en de vs waren nog steeds tien jaar later een transvettenban aan het overwegen. Hoeveel honderdduizenden doden konden niet voorkomen worden als deze inzichten veel sneller zouden zijn aangenomen?[234]

Veel richtlijnen van de overheid kunnen beter en gezonder, net als die van veel 'officiële instituten'. Dat tonen studies keer op keer aan. Zo werd een studie verricht waarin deelnemers twee soorten voedingsadvies konden volgen: het officiële voedingsadvies van de Amerikaanse Hartliga (die een klassiek vetarm dieet aanraden) of een onofficieel mediterraans dieet, met groenten, fruit, noten, gezonde vetten en wit vlees. Na tweeënhalf jaar bleek dat de personen die het mediterraanse dieet volgden 70 procent minder kans hadden om te sterven vergeleken met personen die het officiële vetarme dieet van de Amerikaanse Hartliga volgden, een organisatie die allerlei gezondheidsrichtlijnen uitvaardigt.[235] De studie werd vroegtijdig stopgezet omdat het onethisch zou zijn om de mensen het dieet van de Amerikaanse Hartliga verder te laten volgen.

Officiële adviezen zijn niet alleen vaak verouderd, maar ook te vereenvoudigd. 'Goede en slechte vetten? Dat kan het publiek moeilijk begrijpen, laten we daarom maar zeggen dat alle vetten geminderd moeten worden.' Zo ook voor suikers. 'De glycemische index en lading is voor mensen veel te moeilijk om te begrijpen, dus laten we deze maar achterwege.' Veel officiële adviezen zijn bovendien gebaseerd op sterk afgezwakte consensuswetenschap: als je enkel stellingen aanvaardt waarover iedereen het eens is, blijven er nagenoeg geen stellingen meer over. Veel adviezen zijn daarom ook te braaf: er wordt een knieval gemaakt naar de eisen van de voedingsindustrie en de culturele voedingsgewoontes van een land – 'je kan de mensen hun aardappeltjes toch niet afnemen?' Bovendien moet de overheid twee heren dienen: de mensen en de industrie. Een overheid die aanraadt om minder vlees, zuivel of graanproducten te eten, schaadt ook haar eigen economie.

Wat ook niet helpt, is dat geneeskundestudenten amper opgeleid worden op het vlak van voeding, gezondheid en preventieve geneeskunde. Hun opleiding is vooral gericht op 'genezen' (voor zover dat mogelijk is) en niet op 'voorkomen'. Artsen worden vooral getraind om in te grijpen wanneer het al te laat is: wanneer je bloedvaten dichtgeslibd zijn en je een hartaanval krijgt, of wanneer je tumor doorgebroken is en je nu bloed in je urine of stoelgang vindt. Artsen zouden veel kunnen betekenen in het debat rond gezonde voeding. Ze hebben een degelijke wetenschappelijke achtergrond, kunnen onafhankelijker zijn (ze hebben hun eigen praktijk en zijn dus niet gebonden aan een universiteit of bedrijf. Ze kunnen dus een grotere mond opzetten). Bovendien zijn ze praktisch ingesteld en leven ze niet in een ivoren torentje, maar komen ze dagelijks in contact met patiënten en hun chronische welvaartsziekten.

Ten slotte mogen we ook de rol van de media niet vergeten. Veel journalisten werken voortdurend tegen deadlines aan, en hebben daarom niet veel tijd om grondig onderzoek te verrichten en aanvaarden soms kritiekloos de meningen van 'experts'.

We leven dus in een soort van 'vacuüm' wat gezondheidsadvies betreft. Het is een complex samenspel van de voedingsindustrie, experts, de overheid, artsen en journalisten. Dit maakt dat we al jaren met verouderde, zwakke en weinig efficiënte voedingsadviezen te kampen hebben. Het is belangrijk dat we dit als maatschappij realiseren. De macht ligt uiteindelijk bij de consument. We dienen als consument kritisch te zijn. Kritisch ten opzichte van voedingsexperts, de industrie, gezondheidsgoeroes en de overheid. Patiënten hebben het recht om te weten dat veel advies nog veel gezonder kan, zeker als ze blind dreigen te raken door diabetes of als hun kransslagaders al voor meer dan 80 procent dichtgeslibd zijn. Maar hoe kunnen we door de bomen nog het bos zien, met al die tegenstrijdige adviezen? We kunnen ons baseren op grote, goed uitgevoerde, onafhankelijke wetenschappelijke studies. En op opinies van internationaal erkende voedingsexperts die geen banden hebben met de voedingsindustrie en het lef hebben om hun bevindingen te verkondigen, al gaan ze daarmee tegen allerlei economische belangen in. Vaak werken deze experts aan buitenlandse topuniversiteiten, hebben ze een zeer brede kijk op voeding en benaderen ze het onderwerp vanuit verschillende vakgebieden. We kunnen ons ook baseren op adviezen van nieuwe verenigingen. Steeds meer verenigingen scheuren zich af van de officiële instanties (zoals bepaalde diabetes- of diëtistenverenigingen), om zelf meer onafhankelijk advies te kunnen geven. Het enige probleem is dat wanneer deze verenigingen te groot worden, ze automatisch weer in het vizier van de voedingsindustrie komen, en bijvoorbeeld kunnen rekenen op 'sponsoring'. Ze zullen dan ook meer hun woorden en daden moeten wikken en wegen en compromissen moeten sluiten. Idealiter zou een vereniging opgericht dienen te worden met artsen, diëtisten en wetenschappers die een zeer brede achtergrond hebben, die onafhankelijk zijn van de voedingsindustrie of niet komen van universiteiten of departementen die gesponsord worden door de industrie, en die voeding benaderen vanuit verschillende invalshoeken, zoals veroudering, evolutie, geneeskunde, biochemie en psychologie. Het best komen deze voedingsexperts ook van buiten de landsgrenzen, om zo de wereldwijde topexperts erbij te kunnen halen en niet enkel de landelijke experts, wat nu meestal gebeurt (de overheid laat zich vooral adviseren door wetenschappers binnen de landsgrenzen). Onafhankelijke topexperts die de duizenden internationale studies over voeding kunnen interpreteren en de grote verbanden ertussen zien zijn immers zeldzaam. Ook zouden artsen meer opgeleid dienen te worden op het vlak van gezonde voeding en preventie. Artsen zijn meestal de eerste medische professionals die mensen raadplegen. In een ideale toekomst zullen artsen niet enkel medicatie, maar ook specifieke voeding voorschrijven voor mensen met overgewicht, prostaatkanker of diabetes. Belangrijk is dat artsen zich hiervoor niet baseren op verouderde, oververeenvoudigde of afgewaterde officiële gezondheidsrichtlijnen. Sommige universiteiten in de vs bieden al cursussen 'nutritionele' of 'culinaire geneeskunde' aan.

SAMENVATTING

Het **algemene advies** om gewicht te verliezen en overgewicht te voorkomen, namelijk '**minder eten** en **meer sporten**', werkt bedroevend slecht.

Een **calorie is niet altijd een calorie**, omdat:
- niet alle voedingsstoffen die we eten of drinken volledig door de darm opgenomen worden;
- sommige voedingsstoffen niet omgezet worden in calorieën, maar gebruikt worden om het lichaam op te bouwen;
- de bacteriën in onze darm ook voedingsstoffen verbruiken of net meer vrijstellen;

- het ook energie kost om voedingsstoffen te verteren en transformeren alvorens ze verbrand kunnen worden;
- veel voedingsstoffen het metabolisme kunnen beïnvloeden.

Betreffende **overgewicht** zijn er twee belangrijke oorzaken of grote 'olifanten in de porseleinwinkel':

Olifant 1 (zeer bekend): een overmaat aan snelle suikers, in de vorm van frisdranken, snoep, chips, koeken en fastfood.

Olifant 2 (minder bekend): een overmaat aan koolhydraten, in de vorm van zetmeelrijke producten als brood, aardappelen, pasta en rijst.

Deze voedingsmiddelen:
- veroorzaken hoge **suiker- en insulinepieken** die het metabolisme herprogrammeren, waardoor we snel weer honger krijgen en sneller moe zijn (hierdoor eten we meer en sporten we minder);
- zijn **verslavend** en weinig **verzadigend**;
- zorgen ervoor dat we **minder** andere **macronutriënten** eten (zoals gezonde vetten en plantaardige eiwitten);
- zijn lege calorieën: ze bevatten zeer **weinig** gezonde **micronutriënten** (vitamines, mineralen, flavonoïden, omega-3-vetzuren, enzovoort).

Andere olifanten zijn:
- te veel **dierlijke eiwitten** (vooral in rood bewerkt vlees);
- **te veel ongezonde vetten**, zoals transvetten in industrieel bereid gebak en omega-6-rijke oliën, zoals maisolie en zonnebloemolie.

Verder ook van belang:
- een **overaanbod** aan (vaak koolhydraatrijke) producten en een **gebrek** aan gezonde alternatieven (bijvoorbeeld in automaten of in het restaurant);
- **te weinig tijd** om gezond, lekker eten klaar te maken;
- ongezonde voeding is vaak **goedkoper**;
- veel **marketing** voor ongezonde voeding, zelfs gericht aan jonge kinderen ('gezonde' volkoren ontbijtgranen of koeken die 75 procent koolhydraten bevatten);
- **gebrek aan kennis** over het belang van gezonde voeding;

- verstoring slaap en dag- en nachtritme (nachtwerk of onregelmatige shifts verhogen de kans op overgewicht en diabetes), temperatuur (hoe warmer, hoe gemakkelijker je aankomt), emoties (stress, angst of ongelukkig zijn kunnen leiden tot overeten) of ongezonde voeding tijdens zwangerschap (programmeert het metabolisme van de foetus zodat deze later meer kans heeft op overgewicht).

Verouderd, afgezwakt en weinig effectief **gezondheidsadvies** zorgt ervoor dat het voor veel mensen **zeer moeilijk** is **gewicht te verliezen**.

Groeistimulatie verminderen met specifieke voeding
We hebben besproken waarom zo veel mensen in onze maatschappij te kampen hebben met overgewicht. Het is geen toeval dat mensen die te zwaar zijn meer risico lopen op allerlei verouderingsziektes, zoals hartaanvallen, diabetes, dementie of beroertes. Dit is omdat zowel versnelde veroudering als overgewicht een gevolg is van 'groeistimulatie', oftewel een continu bombardement van groeisignalen in de vorm van suikers, aminozuren en ongezonde vetten. Er bestaan gelukkig ook voedingswijzen en voedingsstoffen die deze groei kunnen afremmen – evenals de gevolgen daarvan, zoals die vervelende eiwitsamenklontering, die een belangrijke rol speelt bij veroudering.

Het eerste advies hieromtrent is al ruimschoots aan bod gekomen: minder (snelle) koolhydraten, zoals frisdrank, snoep, koeken, brood, pasta, rijst en aardappelen. Hierdoor heb je minder stimulatie van verouderingsschakelaars zoals insuline en IGF, evenals minder suikercrosslinking. Ook minder vlees eten (dierlijke eiwitten) en dierlijke eiwitten meer vervangen door plantaardige eiwitten (afkomstig van noten, peulvruchten, tofoe of paddenstoelen) is gezond. Hierdoor heb je minder activatie van groei- en verouderingsschakelaars,[236] die bijvoorbeeld de eiwitproductie in gang zetten. Wat dus ook minder eiwitsamenklontering geeft.

Het is geen toeval dat gezonde voedingspatronen nu net dit allemaal aanbevelen. Deze voedingspatronen hebben met elkaar gemeen dat ze vooral plantaardig zijn. Ze bevatten veel groenten, peulvruchten, noten en paddenstoelen: allemaal voedingsmiddelen die nu net allemaal weinig snelle suikers, dierlijke eiwitten of andere groei-inducerende stoffen bevatten. Daarnaast leveren deze voedingspatronen allerlei stoffen aan die specifieke groei-inducerende verouderingsschakelaars afremmen.

Zoals quercetine, een stof die zich bevindt in groente, fruit (vooral appels) en kappertjes. Quercetine kan atherosclerose (het dichtslibben van de bloedvaten) en het risico op kanker verminderen.[237] Dranken zoals groene thee en koffie bevatten stoffen, zoals EGCG (epigallocatechinegallaat) en cafeïne, die belangrijke groei- en verouderingsschakelaars afremmen.[238,239] Een studie die 82.000 Japanners tussen de 45 en 74 jaar oud gedurende gemiddeld dertien jaar volgde, vond dat diegenen die enkele koppen thee per dag dronken tot 35 procent minder kans hadden op een hersenbloeding.[240] Een andere studie die 21 jaar lang 1400 mensen volgde, toonde aan dat personen die drie tot vijf koppen koffie per dag drinken 65 procent minder kans hadden op de ziekte van Alzheimer.[186] Het is onder meer de cafeïne in koffie die de eiwitsamenklontering kan afremmen, die mede veroudering veroorzaakt.[241] Je kan dus best gewone koffie drinken in plaats van decafé. Sommige mensen moeten wel opletten dat ze niet te veel koffie of thee drinken, aangezien deze dranken het maag- en darmslijmvlies kunnen irriteren, wat spijsverteringsproblemen kan opleveren.

Er zijn natuurlijk nog heel wat andere stoffen die eiwitsamenklontering kunnen vertragen. Zoals curcumine, een stofje dat in geelwortel (kurkuma) zit.[242,243] Curcumine is verantwoordelijk voor de typische knalgele kleur van kerriesaus, die vaak wordt gegeten in Aziatische landen. Muizen die curcumine kregen toegediend, bleken 43 procent minder eiwitsamenklontering te hebben, die leidt tot de ziekte van Alzheimer.[244] Sommige onderzoekers speculeren dat er minder alzheimer voorkomt bij ouderen in Azië omdat ze daar veel kurkumarijke voeding eten.[245]

Olijfolie is een ander product dat vaak in gezonde diëten wordt gebruikt, vooral in landen rond de Middellandse Zee. Olijfolie bevat oleocanthal, een stof die de kenmerkende bittere smaak geeft van olijfolie. Studies tonen aan dat ook oleocanthal eiwitsamenklontering kan afremmen.[246,247] Dit kan één van de redenen zijn waarom olijfolierijke diëten beschermen tegen verouderingsziektes zoals alzheimer. Ook kaneel bevat stoffen die specifiek de eiwitsamenklontering kunnen afremmen. Kaneelextracten remmen de cognitieve achteruitgang in muizen met alzheimer en verbeteren de bloedsuikerspiegels bij diabetespatiënten.[248,249]

Gezonde voedingspatronen bevatten ook veel vezels, vetten en zure voedingsmiddelen zoals azijn of citroensap (bijvoorbeeld voor salades). Deze stoffen zorgen voor minder hoge suikerpieken, die veroudering versnellen. Vezels verpakken immers de suikers, zodat die trager aan de bloedbaan worden afgegeven. Vetten en azijn remmen ook maaglediging af, zodat de voeding minder snel in de darm gedumpt wordt, waardoor je ook minder hoge suikerpieken krijgt. Azijnthee was in de Middeleeuwen één van de behandelingen voor diabetespatiënten. Het innemen van azijn voor de maaltijd, bijvoorbeeld één lepel in een half tot een heel glas water, kan zorgen voor minder hoge suikerpieken en zelfs gewichtsverlies.[250,251] Het is hierbij wel belangrijk dat je niet te veel azijn inneemt, omdat dit in grote hoeveelheden osteoporose kan geven (veel azijn kan voor te veel verzuring zorgen, wat de botten aantast).

Opvallend is ook dat in gebieden waar mensen gemiddeld langer leven, mensen vaak opzettelijk minder eten. Minder eten is een uitstekende manier om al die groeibevorderende schakelaars in onze cellen af te zetten. Neem Okinawa, een eiland voor de Japanse kust waar vijf keer meer honderdjarigen voorkomen dan in het Westen. Daar is het de gewoonte om te stoppen met eten voordat men echt verzadigd is, ongeveer als men voor 80 procent 'vol zit'.

Calorierestrictie gaat nog een stap verder. Hierbij eet men ongeveer een kwart minder dan men nodig heeft. Heel wat onderzoeken tonen aan dat calorierestrictie allerlei gezonde effecten teweegbrengt bij mensen: ze hebben gezondere bloedvaten, minder atherosclerose en een hart dat veel elastischer en soepeler is.[252-254] Ook vasten is een soort van calorierestrictie. Hierbij eet men één of meerdere dagen niets of heel weinig (natuurlijk is het wel van belang te blijven drinken). Dit zet even de groeischakelaars in onze cellen af. Over vasten wordt steeds meer onderzoek gedaan, en het lijkt erop dat vasten allerlei gezondheidsvoordelen heeft, zoals het verbeteren van de insulinegevoeligheid van het lichaam.[255,256]

Groenten, fruit, peulvruchten, paddenstoelen, olijfolie, kruiden, koffie, thee en azijn en je niet voortdurend volschransen: er zijn heel wat redenen waarom deze zaken deel uitmaken van een gezond voedingspatroon. Dankzij kennis over het verouderingsproces weten we steeds beter waarom zulke voedingsmiddelen gezond zijn. Ze remmen groeistimulatie van onze cellen af, of vertragen de eiwitsamenklontering, of hebben een hormetische functie.

Om deze kennis samen te vatten en toepasbaar te maken, heb ik een model gecreëerd dat ik *de voedselzandloper* noem. De voedselzandloper bestaat uit twee driehoeken: een bovenste driehoek die voeding bevat die minder gezond is en waarvan we beter minder eten, en een onderste driehoek die gezonde voeding bevat waarvan we beter meer eten. De twee driehoeken zijn elkaars tegenpolen. Dat wil zeggen dat je meteen kan zien hoe je minder gezonde voedingsmiddelen uit de bovenste driehoek kan vervangen door gezondere alternatieven uit de onderste. Zo kan je rood vlees in de bovenste rode laag vervangen door gezondere alternatieven in de onderste rode laag: namelijk door vette vis, wit vlees (gevogelte), tofoe of quorn. De voedselzandloper draait om zeven eenvoudige principes:

1. Eet veel minder brood, aardappelen, pasta en rijst.
2. Havermoutpap (gemaakt met plantaardige melk) kan dienen als broodvervanger. Aardappelen, pasta en rijst worden vervangen door (extra) groenten, peulvruchten, paddenstoelen, tofoe of quorn.
3. Geen dierlijke melk of yoghurt. Vervang deze door plantaardige melk (zoals sojamelk) en sojayoghurt of sojapap. Kaas en eieren mogen.*
4. Weinig rood vlees (varken, rund, schaap, paard), en meer vette vis (zalm, makreel, haring, ansjovis en sardines), gevogelte (kip, kalkoen), tofoe of quorn.
5. Groenten zijn de basis van de voedselzandloper. Fruit, peulvruchten, paddenstoelen en quinoa vormen een gezonde aanvulling hierop.
6. Veel water, enkele koppen groene of witte thee per dag en één glas versgeperst vruchten- of groentesap (met vezels). Koffie en alcohol mogen met mate.
7. Het innemen van 'intelligente' voedingssupplementen (zoals seleniumgist, magnesiummalaat of vitamine D).

Het doel van de voedselzandloper is om het risico op verouderingsziektes te verminderen. Het model is gebaseerd op de laatste nieuwe inzichten over veroudering. De voedselzandloper werd voorgelegd aan verschillende professoren, zoals professor Walter Willett van de Harvard Universiteit, de tweede meest geciteerde voedingsexpert ter wereld. Volgens professor Willett is de voedselzandloper 'in overeenstemming met de huidige wetenschappelijke inzichten'. De voedselzandloper ligt

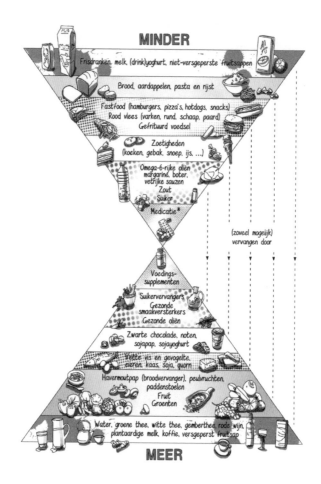

Slimme voedingssupplementen: vitamine D, jodium, magnesium, selenium, B-vitamines.

Gezonde suikervervangers: stevia, tagatose, erythritol, appelmoes, bananenmoes.
Gezonde smaakversterkers: kruiden (kurkuma, peterselie, tijm, rozemarijn, basilicum, oregano, marjolijn of munt), knoflook, ajuin, citroensap, azijn (balsamico, frambozenazijn, tomatenazijn), kalium.
Gezonde oliën: olijfolie, lijnzaadolie, walnootolie, Canola-koolzaadolie, sojaolie, perillaolie.
Omega-6-rijke oliën: maïsolie, zonnebloemolie, palmolie, sesamzaadolie.

Vette vis: zalm, makreel, haring, ansjovis, sardines.
Vleesvervangers: soja (tofoe, miso, natto, tempeh) en quorn (afkomstig van een fungus).
Biologisch vlees en zuivelproducten (afkomstig van runderen en kippen die gras als voedsel krijgen).

Peulvruchten: bonen, erwten, linzen, sojabonen.

Water kan op smaak worden gebracht met citroen, salie of tijm.
Plantaardige melk: sojamelk, amandelmelk, rijstmelk, kokosmelk, ...
Alcohol: maximaal 2 consumpties per dag voor mannen en 1 voor vrouwen.
Koffie: maximaal 3 consumpties per dag.

Calorierestrictie: 30 % minder eten verlengt de levensduur met 30 %.
Beweging: niet de intensiteit is van belang, maar wel de regelmaat.
Relaxatie: meditatie, yoga, zelfhypnose, ademhalingscursussen.
Sociale contacten: besteed tijd aan familie, vrienden, verenigingen, vrijwilligerswerk.

* Medicatiewijzigingen altijd overleggen met een arts.

De voedselzandloper (een afbeelding in kleur is beschikbaar op www.voedselzandloper.com).

Enkele verduidelijkingen:

* Waarom kan kaas wel en melk niet, aangezien kaas toch gemaakt is van melk? Hiervoor zijn verschillende redenen. Kaas is een soort van supergefermenteerde versie van melk, waardoor deze producten niet te vergelijken zijn. Zo bevat kaas in tegenstelling tot melk veel vitamine K. Studies tonen inderdaad aan dat niet alle zuivelproducten even gezond zijn, en dat kaas gezonder is dan melk.[160,257] Ondertussen waarschuwen steeds meer wetenschappers voor de langetermijneffecten van melk.[258] Melk bevat immers veel groei-inducerende stoffen om kalveren zo snel mogelijk te laten groeien. Maar zoals we hebben gezien versnellen zulke groei-inducerende stoffen ook veroudering. Het hoeft ons dus niet te verbazen dat verschillende studies wijzen op een verhoogd risico op kanker, verouderingsziektes en sterfte bij het drinken van melk.[259-262]

Natuurlijk bevatten kaas en eieren ook dierlijke eiwitten, zodat men ook niet te veel van deze producten dient te eten.

In de voedselzandloper bevindt boter zich nog steeds in het 'te minderen gedeelte', hoewel we hebben gezien dat verzadigde vetten, zoals die in boter, toch niet zo ongezond waren als eerder gedacht. Boter kan gegeten worden in kleine hoeveelheden, zoals in combinatie met groenten. Er bestaan echter nog gezondere alternatieven voor boter, zoals olijfolie, lijnzaadolie of walnootolie (voor koude gerechten) of avocado-olie en hittebestendige olijfolie (voor warme gerechten).

ook aan de basis van een nieuw wetenschappelijk vakgebied dat ik heb geïntroduceerd: de 'nutrigerontologie'.[263] De nutrigerontologie is de wetenschappelijke discipline die de rol van voeding in veroudering bestudeert. Meer specifiek onderzoekt de nutrigerontologie hoe bepaalde voedingsstoffen, voedingsmiddelen, diëten en voedingspatronen het verouderingsproces kunnen vertragen of versnellen, en het risico beïnvloeden op verouderingsziektes zoals hartziekte, diabetes of dementie. Hoe beter we weten waarom we verouderen, hoe beter het voedingsadvies dat we kunnen geven, omdat de meeste ziektes die het Westen plagen verouderingsziektes zijn.

Door veroudering te bestuderen kunnen we ook beter langetermijnadvies geven en veel voedingsmythes doorprikken. Veel voedingsadvies is immers gebaseerd op kortetermijnstudies en effecten, zoals gewichtsverlies of het dalen van de cholesterol. Er zijn heel veel diëten die dit teweeg kunnen brengen, maar op lange termijn beschouwd zijn deze diëten toch niet gezond. Dankzij onderzoek naar veroudering weten we bijvoorbeeld dat eiwitsamenklontering een rol speelt in veroudering en allerlei verouderingsziektes. Hieruit kunnen we dan al voorspellen dat hoog-eiwitdiëten niet gezond zijn. En dat tonen steeds meer studies aan, hoewel eerdere studies aantoonden dat hoog-eiwitdiëten gezond zijn. Dit zijn echter meestal studies die slechts enkele weken of hoogstens enkele jaren duren en die dus enkel kijken naar kortetermijneffecten. De nutrigerontologie kan ook zeer nuttig zijn op het vlak van preventie van verouderingsziektes, aangezien ze zich focust op de ontstaansmechanismen van veroudering. Mensen die meer willen weten over de voedselzandloper en over de invloed van specifieke voedingsmiddelen op het verouderingsproces, kunnen het boek *De voedselzandloper* lezen.

Laten we nu naar de volgende trede gaan. Dat is meteen ook de laatste trede. In deze trede bevinden zich nog krachtigere methoden om het verouderingsproces af te remmen. Het gaat hierbij om nieuwe technologieën die in de toekomst zowel ouderdom als de mens zullen veranderen.

SAMENVATTING
TREDE 3: groeistimulatie verminderen.

Groeistimulatie wordt veroorzaakt door groei-inducerende stoffen zoals glucose, aminozuren, insuline, IGF, groeihormoon en testosteron, die:
- verouderingsmechanismen en -schakelaars in de cel activeren;
- herstel-, beschermings- en onderhoudsmechanismen in de cel afzetten.

Dit leidt tot meer eiwitsamenklontering, vorming van suiker-crosslinks, mitochondriale schade, enzovoort.

Groeistimulatie kan verminderd worden door:

- minder **koolhydraten** te eten, zowel snelle (frisdrank, snoep, chips, koeken, winkelfruitsappen) als tragere koolhydraten (brood, aardappelen, rijst, pasta);
- minder **dierlijke proteïnen** in te nemen;
- de **maaglediging** en **afgifte van suikers** aan de bloedbaan te **vertragen** via:
  - vezels (in groente, fruit, paddenstoelen, ...);
  - gezonde vetten (olijfolie, koolzaadolie, walnootolie, olijven, avocado's, noten, ...);
  - azijn (of andere zure voedingsmiddelen, zoals citroensap);
- **specifieke stoffen** die groeistimulatie afremmen (zoals flavonoïden, curcumine, ...) in appels, kappertjes, kurkuma, blauwbessen, koffie, thee, broccoli, ...;
- na de maaltijd aan **lichaamsbeweging** te doen (fietsen op de hometrainer, gewichten heffen, gaan wandelen), wat de suikerpieken afvlakt;
- **calorierestrictie**: ongeveer één vierde minder eten dan wat je nodig hebt;
- (gedeeltelijk) **vasten**: bijvoorbeeld 2 à 3 dagen op het einde van elk seizoen.

De **voedselzandloper** is een voedingsmodel dat deze inzichten integreert.

Trede 4: Veroudering omkeren

Wat als we veroudering konden omkeren? Dus niet gewoon veroudering afremmen, maar echt omkeren. Zodat mensen weer jonger worden. Zodat een rimpelige huid weer strak en stralend wordt. En een verzwakt hart weer krachtig bloed kan rondpompen door elastische bloedvaten. En alzheimerpatiënten weer alles even helder en scherp kunnen onthouden als toen ze twintigers waren. Het omkeren van het verouderingsproces zou een ultieme doorbraak kunnen zijn voor de geneeskunde. Niet enkel zouden we langer leven, maar we zouden niet meer geplaagd worden door verouderingsziektes en veel langer gezond blijven. Is dit mogelijk?

Sommige onderzoekers geloven van wel. Daarom is deze vierde trede bijzonder. Waar de vorige tredes vooral veroudering willen *afremmen*, gaat deze trede nog een stap verder: de methodes hier beschreven willen veroudering *omkeren*. Ik haal opzettelijk methodes aan die al redelijk concreet en vergevorderd zijn. En die dus niet enkel op papier staan of een vergezochte fantasie zijn van een dagdromende sciencefictionschrijver. Sommige methodes werden al succesvol op dieren uitgetest. Andere worden al in klinische studies getest op mensen, en hebben reeds miljarden euro's gekost om te ontwikkelen. Weer andere worden reeds toegepast bij mensen, zij het omwille van andere redenen, zoals het bestrijden van bepaalde dodelijke ziektes. Allemaal hebben ze het potentieel om mensen jonger te kunnen maken. Laten we enkele van deze methodes bespreken.

De eiwittroep opruimen
Zoals eerder aan bod kwam, is eiwitopstapeling in en rond onze cellen een belangrijke reden waarom we ouder worden. Deze eiwittroep verstikt onze cellen, zodat ze minder goed kunnen functioneren en hierdoor zelfs afsterven, zoals bij de ziekte van Alzheimer, een typische verouderingsziekte. Als we deze eiwittroep zouden kunnen opruimen, dan zouden onze cellen als het ware kunnen verjongen. Hoe kan dit gebeuren? Eén methode is via vaccins.

Meestal worden vaccins ontwikkeld tegen virussen, die mazelen of de griep veroorzaken, of bacteriën die zorgen voor kinkhoest of tuberculose. Het principe van vaccins is eigenlijk heel eenvoudig, maar zeer doeltreffend: een vaccin bevat een onwerkzaam gemaakt virus of bacterie, of een stukje ervan, dat wordt gespoten in het lichaam. Het immuunsysteem zal deze virus- of bacteriedeeltjes aanvallen. Op die manier 'leert' het immuunsysteem deze virussen en bacteriën te herkennen. Zodat wanneer we in de toekomst besmet worden door het echte, volledige virus of de levende bacterie het immuunsysteem deze meteen kan aanvallen en vernietigen, nog voor we ziek worden.

Dit 'aanvallen' gebeurt via 'antistoffen'. Antistoffen zijn eiwitten die geproduceerd worden door de witte bloedcellen, die onderdeel vormen van het immuunsysteem. Deze eiwitten hebben een specifieke vorm, waardoor ze enkel kleven aan het virus of de bacterie die het immuunsysteem wil opruimen. Als een bacterie volkleeft met antistoffen kan ze minder goed functioneren en valt ze uit elkaar. Of wordt ze opgeruimd door de witte bloedcellen: de antistoffen werken als een soort vishaken of anker voor de witte bloedcellen. Een vaccin zorgt er dus voor dat het lichaam antistoffen aanmaakt tegen een virus of bacterie, zodat deze ziektekiemen aangevallen en opgeruimd kunnen worden.

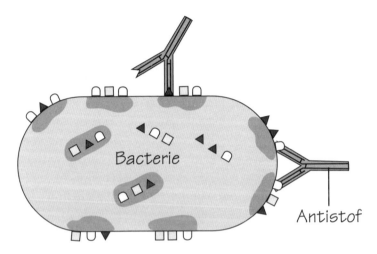

Antistoffen (eiwitten) hechten zich aan een bacterie. Hierdoor beschadigen en hinderen ze de bacterie.

Vaccins zijn één van de grootste medische doorbraken ooit: ze hebben vele honderden miljoenen mensenlevens gered. Zoals het poliovaccin. Polio werd veroorzaakt door een virus dat kinderen ernstig ziek maakte en in sommige gevallen een lichaamsdeel kon verlammen. Of het hele lichaam, waardoor mensen levenslang in een rolstoel of in een 'ijzeren long' zaten (omdat hun ademhalingsspieren verlamd waren). In 1952 werd het poliovaccin uitgevonden, en sindsdien is deze ziekte in het Westen nagenoeg volledig verdwenen. Maar het grootste succesverhaal is het uitroeien van de pokken. De pokken hebben de mensheid duizenden jaren geplaagd en was een verschrikkelijke ziekte. Als je de pokken kreeg, had je één kans op drie om te sterven. Nog in de twintigste eeuw doodden de pokken 350 miljoen mensen. Diegenen die de infectie overleefden, hadden vaak lelijke littekens in het gezicht of op het lichaam omwille van de pokkenblaasjes. Of ze waren jarenlang na hun ziekte vermoeid en verzwakt. Een wereldwijde intensieve vaccinatiecampagne zorgde ervoor dat vanaf 1978 de pokken volledig uitgeroeid waren (de laatste dode door de pokken was een Britse wetenschapster die besmet werd omdat ze werkte boven het lab waar nog pokken werden onderzocht, die via de ventilatieschacht het hogergelegen lab bereikten; het diensthoofd van de overleden onderzoekster pleegde hierom zelfmoord).

Vaccins hebben dus een zeer belangrijke rol gespeeld in de geneeskunde. Zouden ze dit nu ook weer kunnen doen wat veroudering betreft, die laatste, ultieme aandoening met 100 procent sterftekans?

Wetenschappers zijn bezig vaccins te ontwikkelen tegen veroudering. Het is namelijk mogelijk vaccins te ontwikkelen tegen de eiwitten die zich opstapelen in het lichaam en veroudering veroorzaken. Een dergelijk vaccin bevat een bepaald eiwit (dat zich opstapelt in het lichaam bij het ouder worden), of stukken ervan. Als je dit goedje dan inspuit in het lichaam, gaat het immuunsysteem antistoffen aanmaken tegen dit 'verouderingseiwit', net zoals tegen een virus of een bacterie. Deze antistoffen kleven dan aan het verouderingseiwit, waardoor de witte bloedcellen van het immuunsysteem deze eiwitten herkennen en 'opeten', zodat ze zich niet kunnen opstapelen in het lichaam.

Verschillende grote farmaceutische bedrijven zijn momenteel druk bezig zulke vaccins te ontwikkelen. Onder meer om de ziekte van Alzheimer te behandelen. Sommige van deze vaccins kunnen daadwerkelijk de eiwitten opruimen die zich bij de ziekte van Alzheimer opstapelen in de hersenen. Personen die voldoende antistoffen hadden aangemaakt tegen deze alzheimereiwitten, hadden in de jaren na hun vaccinatie minder cognitieve achteruitgang.[264] Toch lopen deze studies niet van een leien dakje. In een bepaalde studie begonnen bij één op de vijftien patiënten de hersenen te veel te ontsteken nadat ze het vaccin toegediend kregen, door een massieve overactivatie van het immuunsysteem (wat 'encephalitis' of hersenontsteking veroorzaakt). Het is dus van belang om vaccins te ontwikkelen die niet te sterk reageren op de eiwittroep en daarbij de hersenen beschadigen.

Sommige studies tonen helaas aan dat hun alzheimervaccins niet goed werken. Ze verbeteren de cognitie niet genoeg bij alzheimerpatiënten. Volgens sommige onderzoekers is dit omdat deze vaccins zich op slechts één eiwit richten dat zich opstapelt *rondom* de hersencellen, terwijl alzheimer ook veroorzaakt wordt door een ander soort eiwit dat zich opstapelt *in* de hersencellen en waartegen deze vaccins niet werken. Een andere mogelijke reden is dat deze vaccins te laat worden toegediend – wanneer al miljarden hersencellen beschadigd of afgestorven zijn. Het zou dan beter zijn om deze vaccins tientallen jaren op voorhand toe te dienen, zodat de eiwitten nooit de kans krijgen om zich op te stapelen.

In elk geval tonen deze studies aan dat het mogelijk is om vaccins te ontwikkelen die eiwittroep kunnen opruimen. Momenteel investeren farmaceutische bedrijven miljarden euro's in dergelijk onderzoek. Ze willen niet enkel vaccins ontwikkelen tegen alzheimer, maar ook tegen andere verouderingsziektes, zoals de ziekte van Parkinson en tegen het *transthyretine*-eiwit dat zich in het lichaam opstapelt en zorgt voor algemene eiwitsamenklontering overal in het lichaam, een proces dat zelfs de taaiste eeuwelingen velt. Deze anti-verouderingsvaccins kunnen het lichaam ontdoen van eiwit-afval, en het zo weer jonger maken. Zo krijgen mensen in de toekomst misschien om de tien jaar een anti-verouderingsvaccin, dat de eiwittroep in hun bloedvaten, hersenen en andere organen opruimt, zodat ze jong kunnen blijven.

Maar met amyloid-vaccins alleen kom je er niet. Er stapelen zich immers ook eiwitten op *in* onze cellen (niet enkel rondom de cellen). Die zijn moeilijker om op te ruimen, omdat de antistoffen meestal niet de cel in geraken; ze circuleren vooral buiten de cellen. Hiervoor kan echter een tweede methode gebruikt worden: 'lysosomale eiwittherapie'.

De lysosomen kwamen al eerder ter sprake in dit boek. Lysosomen zijn kleine blaasjes die ronddrijven in onze cellen. Het zijn de 'afvalverbrandingsovens' van de cel. In de lysosomen wordt afval afgebroken of verteerd. 'Afbreken' of 'verteren' wil zeggen dat de stof in kleinere stukjes wordt gesplitst. Het afval dat wordt afgebroken zijn eiwitten, vetten en soms hele celonderdelen, zoals de mitochondriën. Het probleem is echter dat hoe ouder we worden, hoe minder goed onze lysosomen werken. Ze raken immers zelf ook volgepropt met eiwitten en andere afvalstoffen die ze zelf niet meer kunnen afbreken. Hierdoor gaan zich steeds meer eiwitten en andere afvalstoffen opstapelen in de lysosomen en zo ook in de cellen, waardoor die verouderen. We zouden dus manieren dienen te vinden om oude lysosomen een handje te helpen. En dat kan: je kan mensen inspuiten met 'lysosomale eiwitten':

dit zijn specifieke eiwitten die gespecialiseerd zijn in het 'verteren' van andere eiwitten of stoffen. Ingespoten lysosomale eiwitten reizen automatisch naar de lysosomen, waar ze de lysosomen helpen met het afbreken van opgestapelde afvalstoffen. Of nog beter: we kunnen eiwitten de lysosomen binnensmokkelen die er oorspronkelijk niet in voorkwamen, en die heel moeilijk te verteren afvalstoffen kunnen afbreken, zodat de lysosomen niet volgepropt raken.

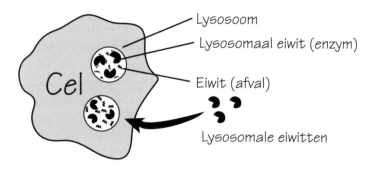

Extra of beter werkende lysosomale eiwitten worden in de bloedbaan ingespoten en vinden hun weg naar de lysosomen, waar ze moeilijk te verteren afval in de lysosomen (zoals eiwitklonters) afbreken en zo de lysosomen en cellen verjongen.

Dit is minder vergezocht dan het lijkt. Onderzoekers hebben zulke eiwitten gevonden. En dit op soms heel vreemde plaatsen, zoals kerkhoven. Immers, als iemand van ouderdom doodgaat, dan bevatten de lysosomen van het gestorven lichaam veel onverteerbare afvalstoffen die zich decennialang in het lichaam hebben opgestapeld en mede veroudering en de dood veroorzaakten. Dat lichaam komt op een kerkhof terecht en ontbindt. Dan rijst de vraag: wat gebeurt er met de 'onverteerbare' lysosomale afvalstoffen in de natuur? In de natuur wordt immers bijna niets onbenut gelaten. Er moeten dus ergens bacteriën zijn die ook deze lysosomale afvalstoffen kunnen afbreken. En deze bacteriën zou je dus vooral kunnen vinden in een kerkhof, waar zich veel lysosoomafval van dode lichamen bevindt. Dus zijn wetenschappers met spades en schoppen gaan graven op kerkhoven in de hoop deze bacteriën te vinden. En inderdaad, na wat graven vonden ze bacteriën die unieke eiwitten bevatten die zelfs de taaiste lysosomale afvalstoffen konden afbreken (en omzetten in voeding voor zichzelf). Dit toont hoe vindingrijk de natuur is. Meestal is de natuur ons al miljoenen jaren voor met het vinden van oplossingen voor bepaalde problemen.

Het enige wat nog verder diende te gebeuren, was een manier vinden om deze bacteriële eiwitten in menselijke lysosomen te krijgen. En dat is mogelijk: aan deze eiwitten kan men een klein molecule hangen (een soort van 'tag' of vlaggetje), waardoor deze eiwitten automatisch getransporteerd worden naar de lysosomen. Daar aangekomen kunnen ze zelfs de taaiste 'onafbreekbare' eiwitten en andere afvalstoffen helpen afbreken. Stoffen die zich anders opstapelen in het lichaam en zorgen voor veroudering. Op die manier kan je niet enkel veroudering vertragen, maar zelfs omkeren. Je kan het afval uit de cellen halen, waardoor ze verjongen. Zo kunnen de doden – en de bacterierijke grond op kerkhoven – de levenden helpen om de dood uit te stellen.

'Lysosomale eiwittherapie' lijkt een vergezochte behandeling, die misschien ooit werkelijkheid kan worden in een verre toekomst. Maar dat is niet het geval. Net zoals met de eiwitvaccins worden deze therapieën al toegepast op mensen. Sommige lysosomale eiwitten worden momenteel reeds gebruikt om bepaalde stofwisselingsziektes te behandelen. Er bestaan immers ziektes waarbij de lysosomen niet goed werken. Zulke ziektes worden 'lysosomale stapelingsziektes' genoemd. Deze ziektes ontstaan omdat afvalstoffen zich opstapelen in de lysosomen. Dit komt omdat bepaalde lysosomale eiwitten niet goed werken of afwezig zijn. Een bekend voorbeeld is de ziekte van Gaucher. Hierbij werkt een bepaald lysosomaal eiwit niet goed. Dat eiwit breekt normaal gesproken een specifieke stof in de lysosomen af. Omdat dit niet goed gebeurt, stapelt deze stof zich op in de lysosomen, en zo ook in de cellen. Hierdoor worden vooral de cellen aangetast die veel van deze stof produceren, zoals de lever, milt, botten, ogen, hersenen en longen. Deze cellen gaan steeds minder goed functioneren. Dit veroorzaakt erge botpijnen, bloedingsproblemen (aangezien de lever stollingseiwitten aanmaakt), een opgezwollen buik (omdat de slecht functionerende lever opzwelt), meer risico's op infectieziektes (omdat de milt en het beenmerg niet goed meer werken, de plaatsen waar witte bloedcellen aangemaakt en getraind worden) of epileptische aanvallen (omdat de hersencellen door de afvalopstapeling niet goed meer functioneren).

Deze ziekte was tot voor kort altijd dodelijk. Maar wetenschappers slaagden erin om het defecte lysosomale eiwit in het labo aan te maken. Deze eiwitten worden ingespoten in de bloedbaan van de patiënt, zodat ze automatisch naar de lysosomen reizen, waar ze dan het stofje kunnen afbreken. Deze 'lysosomale eiwittherapie' toont dus aan dat defecte lysosomen hersteld kunnen worden.

Een probleem is wel dat deze therapie nog zeer duur is. Eén ampoule met deze lysosomale eiwitten kost 1400 euro. Een Gaucher-patiënt heeft om de twee weken een dosis van twaalf ampoules nodig, wat neerkomt op ongeveer 400.000 euro per jaar. De patiënt heeft deze eiwitten levenslang nodig, anders sterft hij. Een behandeling van twintig jaar kost ongeveer 8 miljoen euro per patiënt. Maar in de toekomst zal de prijs van deze behandeling sterk dalen, vanwege nieuwe, goedkopere productiemethodes en het verstrijken van de patenten. Zoals gebeurde met de antibiotica. Het eerste antibioticum werd ontwikkeld rond 1942 en was zo kostbaar en moeilijk aan te maken, dat de eerste patiënt die er in eerste instantie succesvol op reageerde toch nog overleed omdat het medicijn niet meer voorhanden was. Dokters vingen de urine op van hun eerste antibiotica-patiënten om uit de urine nog antibiotica te zuiveren die weer toegediend konden worden. Nu worden antibiotica met tonnen aangemaakt en kosten ze nagenoeg niets.

In de toekomst kan het dus mogelijk zijn dat je om het jaar een infuus krijgt met lysosomale eiwitten, die naar de lysosomen reizen om daar dat vervelende cellulaire afval te verteren, waardoor onze cellen verjongen. Nu wordt een infuus overigens nog aangelegd door in een ader te prikken, maar in de toekomst zullen onaangename infuusnaalden vervangen worden door bijvoorbeeld injectiepleisters met flinterdunne minuscule naalden, zodat je geen pijn gewaar wordt. Je kleeft dan gewoon een verjongingspleister op je arm voor je met je zelf-rijdende wagen naar het werk vertrekt.

Crosslink-brekers: weg met die suikertroep
Eerder in dit boek kwam uitvoerig aan bod hoe ook suikers het verouderingsproces versnellen. Eén van de manieren waarop suikers veroudering versnellen, is door de vorming van crosslinks. Crosslinks zijn suikerverbindingen die de eiwitten waaruit ons lichaam is opgebouwd aan elkaar doen kleven, zodat onze weefsels steeds meer star en stijf worden, wat rimpels veroorzaakt, evenals hardere bloedvaten (en een

hoge bloeddruk), minder elastische longen (en dus meer kans op een dodelijke longontsteking op je tachtigste), stroeve gewrichten (door crosslinking van het kraakbeen) of staar (door crosslinking van de eiwitten in de ooglens waardoor die troebeler wordt). De vorming van deze crosslinks lijkt onvermijdelijk, omdat we nu eenmaal suiker nodig hebben als brandstof. Maar toch is deze crosslink-vorming niet per se onvermijdelijk. Vogels zijn hier een mooi voorbeeld van. In hun bloedbaan circuleert enorm veel suiker: ze hebben immers veel energie nodig om te kunnen vliegen. De hoeveelheid suiker in hun bloed is viermaal hoger dan bij mensen en zou al snel dodelijk zijn voor een mens. Toch leven vogels gemiddeld drie keer langer dan je zou verwachten voor hun grootte. Ze hebben dus manieren ontwikkeld om crosslinking drastisch af te remmen. De bloedsuikerspiegels in vogels is maar één voorbeeld hoe de natuur veroudering te slim af kan zijn als zij dat nodig vindt.

Hoe kan je deze crosslinks ongedaan maken? Dat kan door 'crosslink-brekers' te ontwikkelen. Dat zijn stoffen die de crosslinks breken of 'doorknippen'. Hierdoor komen de eiwitten die ons weefsel opbouwen weer losser van elkaar te liggen, waardoor onze weefsels minder stijf en star worden. Rimpels verdwijnen, de longen worden weer elastisch, evenals het hart en de bloedvaten. Eén van de eerste crosslinkbrekers die ontwikkeld werden, was een stofje met de welluidende naam *phenactylthiazoliumbromide* (PTB). In knaagdieren die deze stof toegediend kregen, werden de crosslinks stukgeknipt. Hun verouderde bloedvaten werden weer elastisch, verstijfde hartkamers werden soepel en het hart kon het bloed beter rondpompen. Wat onderzoekers het meest verbaasde, was dat PTB dus niet enkel veroudering afremde, maar zelfs omkeerde: het hart en de bloedvaten verjongden.

Het probleem echter was dat PTB niet goed bij mensen werkte: het menselijk lichaam brak deze stof te snel af. Daarom werd een variant van deze stof ontwikkeld. Die variant heet *alagebrium* (ook wel ALT-711) genoemd. Alagebrium bleek bij proefdieren nog beter te werken dan PTB en verjongde niet enkel hart en bloedvaten, maar ook de nieren, waarin zich eveneens crosslinks hadden gevormd. Van honden die alagebrium toegediend kregen werd het hart 40 procent flexibeler, waardoor het veel beter bloed kon rondpompen. Het hart van deze honden werd nagenoeg weer zo elastisch als toen ze jong waren.[265] Bij resusapen die enkele weken met alagebrium werden behandeld, waren de resultaten nog spectaculairder dan bij honden. De apenharten en bloedvaten verjongden en werden tot 60 procent flexibeler.[266] Wetenschappers waren door het dolle heen omwille van deze resultaten. Ze waren er voor het eerst in geslaagd veroudering om te keren in proefdieren.

Het duurde dan ook niet lang alvorens de eerste experimenten met mensen werden verricht. Honderden patiënten kregen alagebrium toegediend en de resultaten waren... vrij teleurstellend. De bloedvaten van patiënten die alagebrium toegediend kregen werden maar een klein beetje soepeler. Hun bloeddruk daalde niet en hun hartfunctie verbeterde amper. In de beste gevallen lieten de experimenten een lichte verbetering zien, maar de resultaten waren veel minder indrukwekkend dan de experimenten bij ratten, honden en apen.[267,268] Hoe is dit mogelijk? Een mogelijke verklaring is dat mensen een ander soort crosslinks hebben dan honden of apen. Er bestaan immers verschillende soorten crosslinks. Zo hebben apen vooral *alfa-diketon*-crosslinks, terwijl mensen meer *pentosidine*- en *glucosepaan*-crosslinks hebben. Vooral glucosepaan stapelt zich bij mensen op, en deze crosslink is een bijzonder hardnekkige om te breken. Waarschijnlijk hebben mensen andere crosslinks dan de meeste dieren omdat mensen zo lang leven. Aangezien mensen tachtig jaar en ouder kunnen worden, heeft ons lichaam veel meer tijd om hardnekkige crosslinks te vormen die moeilijker te breken zijn dan de crosslinks in dieren waarvan de levensduur maar enkele jaren (muizen) of een decennium is (honden).

Wat de voorgaande experimenten echter aantoonden, was dat crosslinks verbroken kunnen worden. We kunnen de ketenen van veroudering breken. Oude dieren kunnen hierdoor 'verjongd' worden. Hun harten pompten weer krachtig, de nierfunctie verbeterde en hun bloedvaten werden elastischer. Momenteel zijn wetenschappers op zoek naar stoffen die de hardnekkige menselijke glucosepaan-crosslinks kunnen breken. Recentelijk zijn onderzoekers erin geslaagd om glucosepaan in het lab te produceren. Dat is een belangrijke stap vooruit, want als je zo veel glucosepaancrosslinks kan maken als je wilt, dan kan je hierop allerlei stoffen testen en zien welke stoffen het best in staat zijn om deze crosslinks te breken. Volgens sommige onderzoekers is het een kwestie van tijd alvorens de eerste werkzame crosslink-brekers voor mensen ontwikkeld zijn. We kunnen die dan innemen als een pil, of ingespoten krijgen in de bloedbaan. Deze medicatie zou bijna onmiddellijk een effect hebben en het lichaam verjongen: bloedvaten en longen worden weer elastisch, kraakbeen wordt soepel, lenzen met staar worden weer doorzichtig en rimpels verdwijnen. Dat zou wat anders zijn dan de zoveelste schoonheidscrème die eigenlijk niet werkt.

Onze energiecentrales herstellen
Een andere belangrijke reden waarom we ouder worden, is omdat onze mitochondriën, de energiecentrales van onze cellen, beschadigd geraken. Dit proces werd eerder in dit boek uitgebreid besproken: het DNA in de mitochondriën (dat de bouwinstructies bevat om de mitochondriën te bouwen) krijgt het hard te verduren. Dat DNA wordt onder meer beschadigd door de vrije radicalen, die continu als bijproduct van ons energiemetabolisme in de mitochondriën geproduceerd worden. Hierdoor kunnen de mitochondriën zich niet goed onderhouden en raken ze beschadigd. Ze produceren steeds minder energie, wat allerlei verouderingssymptomen veroorzaakt, zoals vermoeidheid, concentratiestoornissen of spierzwakte.

Hoe kunnen we ervoor zorgen dat onze mitochondriën gezond blijven? Vaak worden hiervoor antioxidanten voorgesteld. Antioxidanten zijn stofjes (zoals vitamine E of vitamine A) die vrije radicalen neutraliseren. Maar studies tonen aan dat de meeste antioxidanten niet werken: ze verlengen de levensduur van proefdieren niet, idem voor mensen. Eén van de redenen is omdat deze antioxidanten niet in voldoende grote hoeveelheden in de mitochondriën geraken, op de plek waar ze net het meest nodig zijn. Wetenschappers hebben daarom getracht om de hoeveelheid antioxidanteiwitten (dat zijn lichaamseigen eiwitten die vrije radicalen opruimen) in de mitochondriën te verhogen, zodat de vrije radicalen daar ter plekke beter opgeruimd worden. De resultaten zijn echter tegenstrijdig. Soms leven proefdieren langer, soms ook niet. Bovendien zouden deze interventies veroudering enkel afremmen, en niet omkeren. Om veroudering om te keren, zou het beschadigde DNA in de mitochondriën hersteld moeten worden.

Daarom hebben sommige onderzoekers besloten om het over een andere boeg te gooien. In plaats van schade proberen te voorkomen met slecht werkende antioxidanten, willen ze de beschadigde mitochondriën ineens kunnen herstellen en dus verjongen. Dat is mogelijk door het verouderde beschadigde mitochondriaal DNA te vervangen door fris nieuw mitochondriaal DNA. Dit gebeurt door stukjes mitochondriaal DNA in de bloedbaan in te spuiten, samen met een 'markerstofje' dat dit DNA naar de mitochondriën leidt. Het DNA kan dan daar het beschadigde DNA vervangen en zo de mitochondriën verjongen. Op deze manier waren onderzoekers in staat verouderde cellen met de ziekte van Parkinson weer gezond te maken.[269]

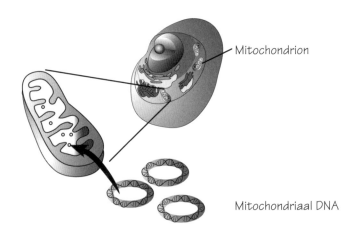

Het mitochondriale DNA (de cirkeltjes) bevat instructies om de mitochondriën op te bouwen en raakt steeds meer beschadigd naarmate we ouder worden. Mitochondriaal DNA kan ingebracht worden in de mitochondriën, zodat ze verjongen.

Een andere methode is om het mitochondriale DNA te verplaatsen naar de meer veilige en rustige celkern. Zoals we hebben gezien, wordt het mitochondriaal DNA beschadigd juist omdat het zich in de mitochondriën bevindt. Daar wordt het immers continu blootgesteld aan de schadelijke vrije radicalen die als bijproduct in de mitochondriën worden gecreëerd. Dit probleem kan opgelost worden door mitochondriaal DNA in te spuiten dat niet naar de mitochondriën reist (waar vrije radicalen het beschadigen), maar dat zich nestelt in de veilige celkernen. Onze cellen krijgen dus een 'back-up' van mitochondriaal DNA dat zich dan bevindt in de veilige celkernen van onze cellen.

Dit klinkt misschien vergezocht en onmogelijk, maar onderzoekers zijn hierin reeds geslaagd. Ze hebben cellen op deze manier genezen van 'ongeneesbare' mitochondriale ziektes. Zoals een ziekte met de naam *Lebers erfelijke optische neuropathie*. Deze ziekte veroorzaakt blindheid bij jonge mensen en kan verder zorgen voor bewegingsstoornissen omdat ook de hersenen beschadigd worden. De ziekte ontstaat omdat een bepaald eiwit in de mitochondriën niet goed werkt. Onderzoekers hebben mitochondriaal DNA (dat de bouwinstructies voor het mitochondriaal eiwit bevat) kunnen inbrengen in de celkern van cellen. De mitochondriale eiwitten worden dan gewoon aangemaakt vanuit de celkern en reizen dan automatisch naar de mitochondriën, waar ze de defecte eiwitten kunnen vervangen. Het resultaat was dat de mitochondriën van de cellen verschillende malen beter werkten dan voorheen.[270] De onderzoekers concludeerden dat ze op die manier de mitochondriën konden verjongen. Op een gelijkaardige manier slaagden onderzoekers erin om ratten met Lebers erfelijke optische neuropathie te genezen.[271]

Deze en andere onderzoeken tonen aan dat verouderde mitochondriën verjongd kunnen worden. In de toekomst kunnen mensen behandelingen krijgen waarbij mitochondriaal DNA of andere stoffen ingespoten worden die de mitochondriën verjongen.[272] Dan krijg je deze stoffen om de zo veel tijd toegediend, zodat je mitochondriën weer werken zoals toen je jong was: je kan weer als een kind urenlang rondlopen zonder uitgeput te zijn, je concentratievermogen en denksnelheid zijn optimaal en je zicht en gehoor blijven haarscherp.

Andere methodes
We hebben verschillende manieren besproken om veroudering om te keren. Deze methodes zijn geen verre toekomstmuziek, maar worden momenteel al ontwikkeld en getest. Sommige worden al standaard gebruikt voor de behandeling van bepaalde ziektes die vroeger dodelijk of ongeneselijk waren. Momenteel zijn wetenschappers overal ter wereld bezig met het ontwikkelen van nog meer methodes om veroudering te vertragen of om te keren. Een methode die al heel veel media-aandacht heeft gekregen is stamceltherapie.

Stamcellen kwamen al eerder aan bod in dit boek. Het zijn cellen die andere cellen maken. Stamcellen splitsen zich in tweeën bij het delen: één cel blijft een stamcel, de andere cel wordt een gespecialiseerde cel, zoals een huidcel, witte bloedcel of darmcel. Stamcellen vernieuwen dus continu de cellen in onze weefsels en onderhouden zo onze weefsels. Net zoals de meeste cellen in ons lichaam verouderen ook stamcellen (door eiwit-opstapeling, mitochondriale achteruitgang, het korter worden van de telomeren, enzovoort). En dat is een groot probleem. Als onze stamcellen minder goed werken, dan 'verwelken' we als het ware: er worden niet voldoende gezonde huidcellen geproduceerd, waardoor de huid rimpelig en verzwakt wordt. Er worden niet genoeg gezonde witte bloedcellen geproduceerd, waardoor het immuunsysteem verzwakt, idem voor onze spieren omdat ook spierstamcellen nodig zijn om onze spiercellen jong te houden.

Je zou dus bij mensen jonge, gezonde stamcellen kunnen inspuiten, die zich dan nestelen in onze weefsels en daar weer gezonde cellen produceren. Het probleem is echter dat onderzoekers niet gemakkelijk aan stamcellen kunnen komen. In het lichaam zijn ze heel moeilijk te vinden, omdat vaak maar één op tienduizenden cellen een stamcel is, die ook nog eens heel sterk op andere cellen lijkt. Vroeger kon je stamcellen uit een jong embryo halen, waarbij het embryo verloren ging. Dat stuitte op allerlei ethische bezwaren: embryo's werden immers opgeofferd voor stamcellen. Bovendien zijn deze stamcellen afkomstig van een ander embryo en dus niet van jezelf, waardoor deze lichaamsvreemde stamcellen afgestoten kunnen worden door je eigen lichaam. Gelukkig vond de Japanse wetenschapper Shinya Yamanaka hiervoor een oplossing. Hij ontdekte een methode om gewone lichaamscellen om te toveren in stamcellen. Dit was een fenomenale doorbraak. Je kan bijvoorbeeld een huidcel nemen van een persoon, vier stofjes toedienen aan deze huidcel, en de huidcel verandert in een stamcel, die dan hartspiercellen, hersencellen of maagcellen kan creëren. Bovendien worden deze stamcellen niet afgestoten, omdat ze gemaakt worden uit je eigen lichaamscellen. Geen wonder dat Yamanaka al snel voor zijn ontdekking de Nobelprijs kreeg (sommige wetenschappers moeten er vijftig jaar op wachten).

Yamanaka zorgde ervoor dat stamcellen dus veel gemakkelijker gemaakt kunnen worden en geen embryo's meer nodig zijn om aan stamcellen te komen. Zulke gemakkelijk verkrijgbare stamcellen kunnen dan gebruikt worden om nieuwe weefsels en organen op te bouwen, zowel in het lichaam (door ze in te spuiten), als in het laboratorium. Zo zijn onderzoekers erin geslaagd een volledig hart te laten groeien in een lab met behulp van stamcellen. Ze namen hiervoor een muizenhart en ontdeden dat van alle cellen, waardoor enkel het 'raamwerk' overbleef, dat vooral bestaat uit collageeneiwitten. Je kan dit vergelijken met een betonnen flatgebouw (het raamwerk) waaruit je alle mensen (levende cellen) verwijdert. Vervolgens bestrooiden ze dit raamwerk met stamcellen. De stamcellen gingen dan aan het raamwerk kleven en begonnen automatisch hartspiercellen aan te maken, die samen een hart vormden. Op die manier ontstond opnieuw een kloppend hart.[273]

In de toekomst zou een varkenshart genomen kunnen worden (want dat lijkt veel op een mensenhart) en ontdaan worden van de varkenshartcellen. Vervolgens wordt het 'raamwerk' dan bezaaid met je eigen stamcellen (die gemaakt werden door enkele van je huidcellen om te toveren in stamcellen). Vervolgens kan je nieuwe hart groeien in het laboratorium, om later bij jou te worden ingeplant. Het grote voordeel is dat dit hart niet afgestoten zal worden door je immuunsysteem (zoals wel gebeurt met een transplantatiehart van iemand anders en al zeker met dat van een varken), omdat het hart afkomstig is van je eigen (stam)cellen. Op die manier kunnen hele organen gecreëerd worden in laboratoria om je versleten en verouderde organen en weefsels te vervangen. Ook kunnen jonge stamcellen ingespoten worden, waarna ze zich nestelen in je weefsels en zo weer volop nieuwe, gezonde cellen aanmaken die je weefsels opbouwen en onderhouden. Krakende knieen? De huisarts kan stamcellen in de knie inspuiten die kraakbeen aanmaken. Last van je geheugen? Stamcellen kunnen in het ruggenmerg ingespoten worden die in de hersenen nieuwe hersencellen aanmaken. Een kleine hartaanval gehad? Stamcellen kunnen in het beschadigde gebied ingespoten worden en daar de hartspier herstellen.

Een andere veelbelovende techniek zijn CRISPR-eiwitten. De meeste mensen hebben hier nog nooit van gehoord, maar wetenschappers doen een vreugdedansje wanneer ze het woord CRISPR horen. CRISPR is een recente ontdekking die onderzoekers in staat stelt om genen (stukjes DNA die de bouwinstructies bevatten voor eiwitten) te herschrijven. Je kan via deze methode dus ogenblikkelijk het DNA van mensen veranderen. Vroeger (lees: tot enkele jaren geleden) was dit een heel omslachtig en tijdrovend proces. Zo moest in het laboratorium een bepaald gen worden aangemaakt (een stukje DNA dat een ziekte kan genezen die is ontstaan door een tekort aan dat gen of door een slecht functionerend gen). Je moest dan dat gen in een virus inbrengen. Dat virus werd dan bij mensen ingespoten. Het virus infecteerde dan cellen en plantte het gen ergens willekeurig in je DNA. Omdat dit een volkomen willekeurig proces is, kan dit bijvoorbeeld kanker veroorzaken wanneer het gen zich inplant in een DNA-gebied dat de groei van de cellen regelt (een ongecontroleerde groei kan kanker veroorzaken).

Maar via CRISPR-eiwitten kan dit nu allemaal zeer snel en precies gebeuren. CRISPR-eiwitten zijn zodanig ontworpen dat ze specifieke genen in het DNA kunnen opzoeken en herschrijven. Wetenschappers zijn erin geslaagd om muizen te genezen van een genetische stofwisselingsziekte door CRISPR-eiwitten gewoon in de staart te injecteren. Deze CRISPR-eiwitten herschreven het DNA van de muizen zodat ze geen last meer hadden van hun genetische ziekte.

In de toekomst zouden allerlei genen herschreven kunnen worden die een rol spelen bij veroudering. Sommige mensen zullen opwerpen dat dit zeer moeilijk is, gezien vele duizenden genen betrokken zijn bij veroudering. Je kan moeilijk al deze genen tegelijk veranderen. Maar dat hoeft niet het geval te zijn. Vaak hoeft maar één gen veranderd te worden om de levensduur te verlengen, zoals talloze experimenten met proefdieren aantonen. Het veranderen van slechts één gen, zoals het gen dat de insuline-huishouding regelt, kan een muis al bijvoorbeeld 50 procent langer laten leven. Deze genen zijn vaak 'meester-genen', die de activiteit van vele honderden andere genen kunnen beïnvloeden. Je hoeft dus enkel deze meester-genen te veranderen. Professor David Gems, die al heel zijn leven veroudering onderzoekt, zegt hierover:

> Eén van de meest opzienbarende ontdekkingen in de biologie van de laatste decennia is een ontdekking waarvan verrassend weinig mensen op de hoogte zijn: het is mogelijk om veroudering in laboratoriumdieren te vertragen. Het is zelfs makkelijk.

CRISPR-eiwitten en gelijksoortige 'DNA-herschrijvings-methoden' kunnen een belangrijke rol spelen in het herschrijven of herprogrammeren van het lichaam, zodat we minder snel verouderen. Er breekt een heel nieuw tijdperk aan, waarin we de code voor ons eigen lichaam kunnen herschrijven, zoals we dat nu al met computers kunnen. En die code herschrijven lijkt zelfs betrekkelijk eenvoudig te zijn, omdat we al belangrijke meester-genen hebben geïdentificeerd die de levensduur verlengen. Ten slotte, voor de nieuwsgierige lezer die zich afvraagt waarvoor CRISPR staat: *Clustered Regularly Interspaced Short Palindromic*

Repeats (dat is een omschrijving van het DNA dat bacteriën al miljoenen jaren gebruiken om ongewenst viraal DNA te herkennen en via CRISPR-eiwitten aan te vallen).

Er zijn nog andere interessante methoden om veroudering om te keren. Zoals een methode die wat weg heeft van een goedkope vampierenfilm, namelijk door oude mensen jong bloed te geven. Wetenschappers hebben namelijk ontdekt dat als oude muizen jong bloed krijgen, ze verjongen.[274] Dat jonge bloed kan een oude muis krijgen door de oude muis aan een jonge muis te naaien, zodat ze hun bloedvaatstelsel delen: hun bloed stroomt door elkaars bloedvaten.

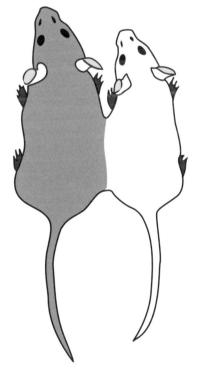

'Heterochrone parabiose' is het aan elkaar naaien van een jonge en een oude muis, meestal gedurende enkele weken, zodat ze elkaars bloed delen. De oude muis wordt jonger, en de jonge muis wordt spijtig genoeg ouder.

Na enkele weken aan elkaar genaaid te zijn, hebben de weefsels in de oude muis zich verjongd. Spieren en organen zoals het hart, de hersenen en de lever kunnen zich weer sneller vernieuwen en herstellen.[275] Spiercellen genezen zichzelf weer even goed als bij jonge muizen, en levercellen konden zich in hetzelfde tempo vermenigvuldigen als toen ze jong waren. Het omgekeerde blijkt ook te gelden: de jongere muis, die blootgesteld werd aan het bloed van de oudere muis, verouderde sneller. De cellen van de jonge muis waren minder goed in staat om zich te vernieuwen en herstellen.

Deze experimenten tonen aan dat er bij jonge dieren bepaalde stoffen in het bloed circuleren die oude cellen kunnen 'herprogrammeren', zodat ze weer jonger worden. Hieruit blijkt weer eens dat veroudering niet onafwendbaar is en dat reeds aangerichte 'slijtage' weer ongedaan gemaakt kan worden. Het ironische is dat al eeuwenlang sjamanen, kwakzalvers en illustere artsen hun patiënten hebben geadviseerd om te baden in bloed of om bloed te drinken van jongere personen (bij voorkeur mooie jonge maagden) om zo zichzelf te verjongen. Allerlei legendes zijn ontstaan uit dit vermeende verjongende effect van bloed, zoals vampieren die elke nacht een dosis mensenbloed moeten drinken om jong te blijven. Natuurlijk werken zulke methodes niet, omdat het bloed van een jong persoon niet in je eigen bloedcirculatie komt als je erin baadt of het opdrinkt – de stoffen erin worden afgebroken in het spijsverteringsstelsel.

Momenteel zijn er experimenten gaande waarin mensen met alzheimer wekelijks een infuus met jong bloed toegediend krijgen om te zien wat er dan gebeurt. De vraag is of deze vampierachtige experimenten een effect zullen hebben. De blootstelling aan het jonge bloed is immers maar zeer kort. In de muizenstudies werden de oude muizen 24 uur per dag blootgesteld aan het bloed van jongere muizen en dit weken aan een stuk omdat ze aan elkaar genaaid waren. In de experimenten met mensen wordt slechts éénmaal per week een 'shot' jong bloed gegeven, en dit slechts vier keer in totaal. Gelukkig hebben andere wetenschappers ondertussen al enkele van de verjongende stoffen in jong bloed geïdentificeerd. Als je zulke stoffen inspuit bij muizen, dan verjongen hun weefsels zoals het hart en de hersenen.

Wat deze studies aantonen, is dat cellen in het lichaam verjongd kunnen worden door ze bloot te stellen aan een jong 'milieu' (zoals jong bloed). In de toekomst zouden mensen om de zo veel tijd een infuus kunnen krijgen met jong bloed, of met specifieke verjongende bloedstoffen, zodat ons lichaam jong en gezond blijft. Het voordeel is dat deze stoffen het hele lichaam kunnen verjongen, en niet telkens maar één specifiek orgaan. Of om het met de woorden van professor

Amy Wagers te zeggen: 'In plaats van medicijnen te nemen voor je hart en medicijnen voor je spieren en medicijnen voor je hersenen, kan je iets toedienen wat deze allemaal beïnvloedt.'

> **SAMENVATTING**
> Experimenten bij dieren en medicijnen voor mensen tonen aan dat het mogelijk is om niet enkel **veroudering** af te remmen, maar ook **om te keren**.
>
> Mensen verjongen kan gebeuren via:
>
> - **vaccins** tegen eiwitsamenklontering;
> - **lysosomale eiwitten** die de lysosomen helpen het afval in de cellen te verteren;
> - **crosslink-brekers** die de crosslinks verbreken zodat onze weefsels weer flexibel worden;
> - **stukjes mitochondriaal** DNA die het beschadigde mitochondriale DNA vervangen en de mitochondriën zo verjongen;
> - **stamcellen** die oude of verdwenen stamcellen vervangen;
> - **CRISPR-eiwitten** die DNA nauwkeurig kunnen herstellen of herprogrammeren;
> - transfusies met jong **bloed** of specifieke **bloedstoffen** die het lichaam verjongen;
> - ...

Conclusie

We hebben enkele methodes besproken die veel verder gaan dan enkel veroudering vertragen: ze kunnen veroudering ook omkeren. Deze methodes lijken veelbelovend. Maar er is een probleem. Het zal nog vele jaren duren alvorens ze voor iedereen beschikbaar zijn. Tot nu toe wordt geen enkele van deze methodes gebruikt om bij gezonde mensen veroudering te vertragen.

Dat maakt dat het krachtigste instrument dat we momenteel tot onze beschikking hebben om veroudering te vertragen onze levensstijl is. Voeding is hierin de krachtigste manier om veroudering af te remmen. Ook lichaamsbeweging is belangrijk, en andere gezonde levensstijlgewoontes, zoals niet roken en een positieve instelling hebben.

Een gezonde levensstijl is de beste manier om veroudering te vertragen, en dat zal nog vele jaren zo blijven. Hoe krachtig de invloed van onze levensstijl op onze levensduur is, komt in talloze studies naar voren. Een studie die meer dan 20.000 mannen elf jaar lang volgde, vond dat mannen die letten op vijf eenvoudige zaken (gezond eten, geen bierbuikje hebben, niet te veel alcohol drinken, niet roken en regelmatig sporten) 86 procent minder kans op een hartaanval hadden vergeleken met mannen die die dit niet deden.[276] Professor Agneta Akesson, die het onderzoek leidde, zei over deze resultaten: 'Het is niet verrassend dat gezonde levensstijl-keuzes leiden tot minder kans op een hartaanval. Maar wat wel verrassend is, is hoe drastisch de kans kan dalen door deze keuzes.'

Bekende professoren zoals professor Walter Willett en professor David Katz zeggen al jaren dat 80 procent van het risico op een hartaanval en 90 procent van het risico op diabetes te voorkomen is. De EPIC-studie, die 23.000 personen gemiddeld acht jaar lang volgde, ontdekte dat mensen die zich hielden aan vier eenvoudige zaken – niet roken, minstens 3,5 uur per week sporten, een gezond voedingspatroon (fruit, groente, bonen, noten, zaden, niet te veel vlees, enzovoort) en geen overgewicht – 93 procent minder kans hadden op diabetes, 81 procent minder kans op een hartaanval, 50 procent minder kans op een beroerte en 36 procent minder kans op kanker vergeleken met mensen die dit niet deden.[277]

Een andere bekende studie is de NHANESIII-studie, die meer dan 16.000 personen gedurende gemiddeld achttien jaar volgde. Daaruit bleek dat personen die gezond leefden (niet roken, gezond eten, genoeg bewegen, alcohol met mate drinken) 63 procent minder kans hadden om te sterven gedurende de achttien jaar die de studie duurde.[278] De conclusie van de onderzoekers was dat 'zich houden aan vier eenvoudige levensstijl-factoren een sterke invloed heeft op het voorkomen van chronische ziektes'. En voor wie nog steeds niet overtuigd is, is er de INTERHEART-studie, die 30.000 deelnemers telde. Volgens deze studie zijn levensstijl-factoren voor minstens 90 procent verantwoordelijk voor het risico op een hartaanval.[279] Een gelijkaardige studie die 81.000 vrouwen 26 jaar lang volgde, vond dat vrouwen die geen overgewicht hadden, niet rookten, regelmatig sportten en gezond aten, 92 procent minder kans op een hartaanval hadden dan vrouwen die dit niet deden.²⁸⁰ Deze en andere studies maken dat sommige wetenschappers geloven dat elke hartaanval of beroerte die plaatsvindt voor de leeftijd van tachtig jaar in principe vermeden had kunnen worden (bij iedereen die niet – ernstig – genetisch belast is).

Nu, als je gezond leeft, zal je echter nog altijd sterven aan een hartaanval, kanker, dementie of een beroerte... Maar het grote verschil is dat dit pas zal gebeuren op een veel latere leeftijd. Een gezonde levensstijl zorgt ervoor dat je niet op je 64ste al een eerste hartaanval krijgt, maar pas als je 82 bent. Gezond leven zorgt er bovendien niet enkel voor dat je vele jaren langer leeft, maar ook dat je ook veel langer gezond blijft. De periode dat je chronisch ziek bent wordt veel korter. Wetenschappers noemen dit fenomeen *compressie van morbiditeit* ('morbiditeit' betekent ziekte, 'mortaliteit' is sterfte). Mensen in het Westen zijn al 'chronisch ziek' wanneer ze begin in de veertig zijn. 'Chronisch ziek' hoeft niet te betekenen dat je in een rolstoel zit of aan een infuus gekluisterd bent. Onder 'chronisch ziek' worden ook symptomen verstaan die veel mensen niet opmerken, zoals een hoge bloeddruk, (pre-)diabetes, dichtslibbende halsbloedvaten, hartproblemen of longfibrose.

Het inzicht dat mensen meestal al chronisch ziek worden wanneer ze in de veertig zijn is belangrijk. Want een klassiek argument tegen een gezonde levensstijl is 'dat we toch steeds langer leven ondanks onze ongezonde voeding'. Inderdaad, de laatste honderd jaar is de levensverwachting nagenoeg verdubbeld, van veertig tot tachtig jaar. Maar deze toename hebben we vooral te danken aan een betere hygiene, geen hongersnoden meer, betere behuizing, minder zware jobs, de uitvinding van antibiotica en vaccins die de kans op infectieziektes en kindersterfte drastisch verminderden. Een verdere toename in de levensverwachting werd bekomen door medische ontwikkelingen, zoals hartchirurgie en medicatie (aspirine, bloeddrukverlagers en chemotherapeutica), die mensen die anders zouden sterven toch nog door het oog van de naald trekken.

We leven dus wel langer, maar we zijn minder lang gezond. Vijfentwintig jaar geleden werden mensen pas chronisch ziek als ze in de vijftig waren: tien jaar later dan nu. We worden dus steeds ouder maar zijn steeds langer ziek. Volgens professoren zoals Daniel Lieberman van de Universiteit van Harvard komt dit vooral door onze talloze 'beschavingsziektes', die ontstaan door onze ongezonde voeding en levensgewoontes en eigenlijk geen plaats hebben in het normale verouderingsproces. In die zin dat ze niet al tientallen jaren mogen optreden voor we sterven. Dat zijn ziektes zoals diabetes, het vernauwen van de bloedvaten, bepaalde kankers, een vervette lever, de ziekte van Alzheimer, hoge bloeddruk, hemorroïden, osteoporose, constipatie, longemfyseem ('rokerslong') of het metabolisch syndroom. En dit is nog maar een beknopte opsomming.

Volgens professor Lieberman worden niet alleen ouderen, maar ook steeds meer kinderen en jongeren door beschavingsziektes getroffen. Dat zijn dan ziektes als platvoeten, rugklachten, brandend maagzuur, depressie, astma, inflammatoire darmziektes (Crohn, colitis ulcerosa), slapeloosheid, jicht, het prikkelbare darmsyndroom, hamertenen, lactose-intolerantie, malocclusie en misgroeide verstandskiezen. Dit zijn ziektes die we inmiddels als vanzelfsprekend beschouwen omdat ze zoveel voorkomen. Maar vroeger, voor de opkomst van de industrialisering van onze voeding, en nog veel eerder, voor de opkomst van de landbouw, was dat veel minder het geval. Een mooi voorbeeld zijn tandproblemen zoals wijsheidstanden en malocclusie. Bij malocclusie passen de boventanden niet goed op de ondertanden. Veel jongeren dragen hiervoor een beugel. Of ze moeten hun verstandskiezen laten trekken, omdat deze tanden niet genoeg plek hebben om te groeien. We vinden beugels en het laten trekken van verstandskiezen vanzelfsprekend, maar in de oertijd zou zoiets onmogelijk geweest zijn. Daar zou een verstandskies die niet kan doorgroeien je doodsvonnis betekenen, omdat die bijvoorbeeld tot een tandabces leidt, dat dan uitbreidt naar de hersenen, zodat je sterft aan een hersenvliesontsteking. In de oertijd kwamen problemen met verstandskiezen en malocclusie amper voor. Maar nu worden zo veel beugels geplaatst en verstandskiezen getrokken omdat de kaakbeenderen van jongeren gekrompen zijn. Dit komt omdat ze tijdens hun jeugd te veel 'zachte' voeding eten die te weinig vezels bevat. Op witte boterhammen met choco, koeken en suikerrijke ontbijtgranen moet je nooit hard kauwen, waardoor de kaakbeenderen zich minder goed ontwikkelen – en tandartsen en kaakchirurgen werk te over hebben.

In ieder geval, al deze verouderings- en beschavingsziektes, die zowel ouderen als jongeren treffen, zijn geen elegante manier om oud te worden. Idealiter zijn mensen zelfredzaam en gezond tot ze in de tachtig zijn, om dan na een korte periode van minder zelfredzaamheid en ziekte – die meestal minder dan één à twee jaar duurt – te overlijden. Niet alleen worden mensen steeds sneller 'chronisch ziek': in bepaalde welvarende regio's neemt zelfs de levensduur voor het eerst in eeuwen af. Onderzoeken tonen aan dat kinderen in verschillende gebieden in de VS minder oud zullen worden dan hun ouders. Het is niet verbazingwekkend dat dit in de VS gebeurt, een land met één van de ongezondste voedingspatronen ter wereld.

Met andere woorden: het argument dat ongezonde voeding toch niet zo belangrijk is omdat we steeds langer leven, houdt geen stand. We leven wel langer, maar we zijn ook langer ziek, en dat geldt vooral voor mensen met een ongezonde levensstijl.

Een ander argument tegen gezonder leven – meestal geuit door mensen die graag blijven roken of hun regelmatige portie fastfood niet willen opgeven – is dat er toch veel honderdjarigen zijn die volop roken, frisdrank drinken en hotdogs eten en desondanks ouder dan honderd worden. Zulke honderdjarigen bestaan inderdaad. Zoals Elizabeth Sullivan, die op 104-jarige leeftijd nog steeds dagelijks enkele blikjes Dr. Pepper (een frisdrank) dronk. Op haar 104de verjaardag kreeg ze van Dr. Pepper hiervoor zelfs een verjaardagstaart in de vorm van een frisdrankblikje en een grote voorraad frisdrank. Maar het is gevaarlijk om je als gewone sterveling te meten met honderdjarigen. Honderdjarigen beschikken immers meestal over uitzonderlijke genen die maken dat ze zo oud kunnen worden, ondanks het feit of ze al dan niet gezond leven (natuurlijk, als ze ook nog eens gezond leefden, zouden ze *nog* ouder zijn geworden). De meeste mensen met een normale, gemiddelde levensduur hebben deze beschermende genen niet. Uit onderzoek blijkt dat onze levensduur voor 75 procent bepaald wordt door onze levensstijl en voor 25 procent genetisch bepaald is.[281] Maar dat geldt niet voor die zeldzame honderdplussers. Hun hoge levensduur is vooral genetisch bepaald. Dit verklaart waarom nabije familieleden van honderdplussers (die dus veel genetisch materiaal gemeen hebben), twaalf keer meer kans hebben om ook honderd jaar te worden. Of om het met de woorden van professor Steven Austed te zeggen, die onderzoek doet naar veroudering: 'Als je een gezonde tachtigjarige wilt worden, dan dien je een gezonde levensstijl te hebben. Als je een gezonde honderdjarige wil worden, dan moet je de juiste genen geërfd hebben.' Tenzij je een moeder of vader hebt die net hun 100ste verjaardag hebben gevierd, doe je er dus goed aan gezond te eten, voldoende te sporten en niet te roken.

Een gezonde levensstijl is momenteel ons krachtigste instrument om minder ziek te zijn en langer te kunnen leven. Dat laatste kan belangrijk zijn om te kunnen profiteren van LEV. Deze afkorting staat voor 'Longevity Escape Velocity' ('Ontsnappingssnelheid voor een Lang Leven'). LEV houdt in dat je telkens lang genoeg blijft leven om van nieuwe technologieën te profiteren die je weer langer kunnen laten leven. Stel dat gezonde voeding je tien jaar langer kan doen leven. Dat is hopelijk lang genoeg om te genieten van een eerste therapie die je levensduur met vijftien jaar verlengt, bijvoorbeeld een nieuwe crosslinkbreker of lysosomale eiwittherapie. Dat is dan misschien lang genoeg om van de volgende nieuwe therapie te kunnen profiteren die je levensduur met tien jaar kan verlengen. Enzovoort. Kortom, heel wat mensen die nu nog leven, rond het begin van de eenentwintigste eeuw, kunnen dankzij LEV in de toekomst misschien nog profiteren van de grote doorbraken die de komende honderd jaar zullen plaatsvinden. Ze kunnen telkens net lang genoeg blijven leven om te profiteren van een nieuwe doorbraak, om zo uiteindelijk de 'ontsnappingssnelheid' te bereiken, een snelheid die ze voortstuwt naar een heel lang leven.

Er zullen natuurlijk ook mensen zijn die sterven voordat deze nieuwe technologieën ter beschikking komen. Volgens sommige onderzoekers geldt dat voor iedereen die vandaag leeft, andere onderzoekers geloven dat de eerste mensen die duizend jaar zullen worden al geboren zijn. Maar hoe het ook gaat: er zullen nog heel veel mensen sterven aan 'gewone' ouderdom de komende decennia. Daar valt niets aan te doen. Of is er toch nog een strohalm waar je je aan kan vastklampen?

Sommige bedrijven bieden inderdaad een strohalm aan. Ze geven je de mogelijkheid om je te laten invriezen. Je ingevroren lichaam kan dan bewaard blijven totdat de wetenschap vergevorderd genoeg is om je weer tot leven te wekken en te verjongen of te genezen. Deze methode heet 'cryonisme'. Hierbij wordt je lichaam zo snel mogelijk na het overlijden sterk afgekoeld. Het bloed in de bloedvaten wordt vervangen door een koelvloeistof met een antistollingsmiddel en een antivriesmiddel. Wanneer het lichaam is afgekoeld tot -196 graden wordt het opgeslagen in een vat met vloeibare stikstof. In de Verenigde Staten en Rusland bestaat al een aantal bedrijven die deze dienst aanbieden.

Mensen die zich hebben laten invriezen, hopen dat in de toekomst de wetenschap vergevorderd genoeg is om hun lichaam weer te ontdooien en te herstellen. Mocht dat herstellen niet lukken, dan hopen sommigen dat hun bewustzijn dan toch nog in een soort virtuele realiteit gesimuleerd kan worden, nadat hun ingevroren hersenen ingescand werden. Sommige mensen kiezen daarom voor de goedkopere optie om enkel hun hersenen of hoofd te laten invriezen.

Cryonisme heeft heel wat wetenschappers al eeuwenlang geïntrigeerd. De bekende wetenschapper en filosoof Francis Bacon kreeg tijdens een rit met zijn koets in de koude winter van 1626 een ingeving: zou sneeuw ervoor kunnen zorgen dat levende dieren langer bewaard kunnen blijven? Hij zag een kip langs de weg lopen en liet zijn koets stoppen, om vervolgens de kip te laten slachten en vol met sneeuw en ijs te proppen, in wat een eerste cryonisme-experiment was. Het spijtige is dat Bacon hierdoor zelf stierf: hij had een ernstige bronchitis opgelopen door de kou en overleed niet veel later. Eén van de eerste cryonisme-experimenten liep dus op een sisser af. Maar sommige wetenschappers ging dit niet in hun koude kleren zitten. In 1967 vond het eerste echte cryonisme-experiment plaats, toen de eerste mens zich liet invriezen. Deze eerste 'cryonaut' was James Bedford, een professor psychologie die toen 73 jaar oud was. Zijn lichaam drijft vandaag nog altijd in een vat vloeibare stikstof.

Hoewel cryonisme vaak voer geweest is voor sciencefictionschrijvers en voor wetenschappelijke optimisten, kampt cryonisme met enkele lastige problemen. Om te beginnen moet je dood zijn alvorens je ingevroren mag worden – iemand levend invriezen zou gelijkstaan aan moord of geassisteerde zelfmoord. Meestal verstrijken er dus verschillende uren en soms dagen tussen het overlijden en het invriezen. Het probleem is dat wanneer je sterft, je cellen op moleculair vlak zwaar beschadigd raken: je DNA breekt in stukken, je celonderdelen vallen uit elkaar, calcium-atomen vloeien de cel binnen en kleven op alles, de zuurtegraad in de cellen verandert waardoor de eiwitten van structuur veranderen, enzovoort. Het wordt een echte troep in je cellen wanneer je sterft. In de toekomst zullen ze je dus niet enkel moeten ontvriezen (wat op zich niet zo een probleem zal zijn), maar je vooral goed moeten herstellen, aangezien je cellen bij het overlijden zwaar beschadigd worden. Het is nog maar de vraag of dit in de toekomst ooit mogelijk zal zijn. Een oplossing hiervoor is mensen levend invriezen. Bijvoorbeeld iemand die 85 jaar oud is en een terminale longkanker heeft en weet dat hij nog slechts enkele weken te leven heeft. Door iemand levend in te vriezen, voorkom je de schade die ontstaat door het sterven. Maar iemand levend invriezen mag niet van de overheid. Bovendien, zelfs al vries je iemand levend in, dan heb je nog altijd het probleem van vriesschade. Als je levende wezens invriest, ontstaan er immers minuscule ijskristallen in en rond de cellen. Deze ijskristallen beschadigen de cellen. Je kan dit gedeeltelijk oplossen door grote hoeveelheden antivriesmiddel in te spuiten en door de temperatuur zeer snel te laten dalen. Maar dan nog is het zeer moeilijk om ijskristalvorming te voorkomen die de celwanden, DNA en eiwitten beschadigt.

Toch zijn er in de natuur dieren die zich kunnen laten invriezen, om vervolgens na maanden weer te ontdooien. En dit zonder te sterven, of zelfs zonder schade op te lopen. Een voorbeeld is de kleine boskikker (*Rana sylvatica*). Als de winter eraan komt, verstopt de kikker zich onder wat bladeren en laat zich vervolgens bevriezen. Zijn hartslag stopt, er is geen hersenactiviteit meer en de kikker is één harde ijsklomp. Als het lente wordt, ontdooit de kikker en is hij weer springlevend. Om dit invriezen te overleven, vult de kikker zijn bloedvaten met een antivriesmiddel, namelijk glucose. Glucose werkt goed als antivriesmiddel: het voorkomt de vorming van ijskristallen. Sommige wetenschappers denken dat dit kan verklaren waarom diabetes meer voorkomt in heel koude gebieden (zoals in Finland of Siberië). Het is daar kouder, en als natuurlijk antivriesmiddel tegen de koude (om te voorkomen dat bijvoorbeeld de vingertoppen of neus eraf vriezen) kan het dat deze personen ginds gemiddeld meer glucose in hun bloedbaan hebben circuleren. Dit beschermingsmechanisme tegen de koude heeft dan wel als bijwerking dat de kans op diabetes vergroot.[282]

In ieder geval, cryonisme moet nog heel wat hindernissen overwinnen. Voorstanders geloven dat de wetenschap dit in de toekomst wel zal oplossen. Ze zijn ook van mening dat als je sterft en je je niet laat invriezen, je nul procent kans hebt om ooit terug te leven. Maar als je je laat invriezen, dan heb je tenminste nog een kans, al is die wellicht zeer klein (en dan spreken we nog niet over een mogelijke toekomstige aardbeving die je vloeibare stikstoftank doet scheuren. Of wat als het bedrijf dat je heeft ingevroren binnen driehonderd jaar failliet gaat?). Een andere hindernis is voor veel mensen de prijs. Je laten invriezen kost wel wat: ongeveer 150.000 euro (en de verzekering betaalt dit niet terug). Maar zelfs daar hebben cryo-bedrijven een oplossing voor: een maandelijkse afbetaling gedurende je leven.

Cryonisme is de ultieme laatste wanhoopsdaad voor mensen die langer willen leven. Anderen hopen dat ze doorbraken die veroudering drastisch kunnen afremmen nog zullen meemaken tijdens hun leven. Tot nu toe blijft echter voeding onze belangrijkste troef voor een lang en gezond leven. Dat we in de toekomst langer en gezonder zullen leven, staat vast. Over een dergelijke toekomst gaat het volgende hoofdstuk.

4

Enkele beschouwingen over veroudering, langer leven en onsterfelijkheid

We krijgen allemaal te maken met veroudering. Veel mensen beschouwen veroudering daarom als iets normaals. Maar steeds meer artsen en wetenschappers beginnen veroudering als een ziekte te zien. Of in het beste geval als een 'normale ziekte'.

De meeste mensen zullen tegenwerpen dat veroudering geen ziekte kan zijn. Veroudering is immers iets 'natuurlijks'. Maar is dat wel zo? Er bestaan immers organismen in de natuur die niet of nagenoeg niet verouderen, zoals poliepen, kwallen, schildpadden en kankercellen. Dit toont aan dat onsterfelijkheid ook natuurlijk kan zijn. Ten tweede: zelfs al is veroudering iets natuurlijks, dan trekt de mensheid zich daar maar weinig van aan. Mensen zijn een heel onnatuurlijke soort, met hun 'onnatuurlijke' kranten, tafelmanieren ('eten met mes en vork'), vliegtuigen ('mensen zijn niet gemaakt om te vliegen') en contactlenzen. De mensheid is al sinds zijn ontstaan bezig om manieren te ontwikkelen om de natuur te slim af te zijn en langer te leven: we hebben hiervoor het vuur uitgevonden, kledij en schoeisel, maar ook antibiotica, vaccins, diabetesmedicatie en hartoperaties. Dit zijn allemaal 'onnatuurlijke' interventies die als doel hebben om langer te leven, maar er zullen maar weinig mensen opwerpen dat we de 'natuur zijn gang moeten laten gaan' en mensen moeten laten sterven aan een infectie, diabetes of een hartaanval. Ten derde is veroudering eigenlijk niet natuurlijk... De natuur wil immers niet dat je veroudert. Moeder natuur – of het evolutieproces – is in maar één ding geïnteresseerd: je zo goed mogelijk voortplanten. Hoe langer je kan leven, hoe meer nakomelingen je kan maken. Onsterfelijkheid (of althans een heel lange levensduur, duizenden jaren of meer) zou dus juist ideaal zijn voor de natuur. Je kan immers tot in de eeuwigheid nakomelingen maken. Maar toch is de natuur gedwongen om mensen te laten verouderen, omdat ze niet anders kan. In de oertijd zat de wereld vol gevaren, in de vorm van ziektes, roofdieren, agressieve soortgenoten, blikseminslagen, ongevallen en hongersnoden. Hierdoor hadden onze voorouders niets aan geweldige genen die hen duizenden jaar oud hadden kunnen laten worden, omdat ze tegen dan al lang omgekomen waren door niet-verouderingsgerelateerde oorzaken, zoals de klauw van een sabeltandtijger of een val in een ravijn. Maar als de natuur kon kiezen, zou ze mensen heel graag zo lang mogelijk laten leven. Dat zien we ook. Zodra een organisme een manier ontwikkelt waardoor het langer kan overleven in de natuur, zoals een schild, vleugels of een veilige maatschappij, dan stijgt de levensduur zienderogen, omdat spontane mutaties (veranderingen in het DNA) die de levensduur verlengen uitgeselecteerd worden (elke mutatie die je langer doet leven, heeft daadwerkelijk de tijd om zich te uiten). Je kan veroudering dus beschouwen als een soort van gedwongen noodoplossing die de natuur heeft bedacht omdat de wereld nu eenmaal geen veilige haven is waar je leeuwen kan strelen en vleesetende bacteriën niet bestaan. Maar een dergelijke wereld komt er stilaan aan, omdat onze beschaving nu een zeer veilig oord geworden is, met zijn verwarmde huizen, antibiotica en luipaardvrije straten. Elke mutatie (verandering in het DNA) die maakt dat je honderd jaar kan worden, zal nu zijn nut hebben omdat mensen inderdaad een grote kans hebben om zo lang in leven te blijven. Ze kunnen zich dus langer en meer voortplanten, zodat deze mutatie ook aan hun kinderen wordt doorgegeven. Dat wil zeggen dat de gemiddelde leeftijd generatie na generatie zal stijgen. Iets waar biologisch gezien eigenlijk geen enkele begrenzing aan hoeft te zijn; zolang er maar energie en bouwstenen worden geleverd in de vorm van voeding, kan een lichaam zich in principe duizenden jaren lang blijven repareren en onderhouden (als de natuur uit één piepkleine bevruchte eicel een heel lichaam kan laten groeien, dan kan het ook wel wat eiwitopstapeling in onze cellen tegengaan). Door dit mechanisme zal elke nieuwe generatie niet alleen altijd maar ouder worden, maar ook langer gezond blijven. Dit omdat dezelfde mechanismen die ervoor zorgen dat we langer leven, ook het risico verminderen op verouderingsziektes. Zolang we dit effect maar niet tenietdoen door onze ongezonde voeding.

Kortom, dat veroudering geen ziekte kan zijn 'omdat het natuurlijk is', is geen krachtig argument. Onsterfelijkheid komt ook in de natuur voor en is zelfs gewenst door de natuur. Bovendien heeft de mens al vanaf zijn ontstaan allerlei onnatuurlijke manieren bedacht om zo lang mogelijk te leven, van schoeisel en speren tot antibiotica en kunsthartkleppen.

Toch zullen veel mensen het er nog steeds niet mee eens zijn dat veroudering een ziekte is. Iedereen wordt toch ouder? Dit in tegenstelling tot een bepaalde ziekte, die niet iedereen krijgt. De ene krijgt een hersenvliesontsteking en de andere wordt daarvan gespaard maar krijgt reuma. Sommige mensen lijden aan multiple sclerose (een zenuwziekte), terwijl anderen nooit een ernstige ziekte krijgen. Veroudering daarentegen treft iedereen. Maar dit argument is ook niet bijzonder overtuigend. Want hoewel iedereen ouder wordt, uiteindelijk krijgt ook iedereen te kampen met verouderingsziektes.

Er bestaat eigenlijk geen onderscheid tussen 'veroudering' en 'verouderingsziektes'. Dezelfde mechanismen die zorgen voor 'normale' veroudering, zoals eiwitsamenklontering of suiker-crosslinks, zorgen ook voor het ontstaan van verouderingsziektes, zoals alzheimer, cataract en het dichtslibben van de bloedvaten. Veroudering en verouderingsziektes zijn dus twee kanten van dezelfde medaille. Dat wil zeggen dat in feite iedereen door veroudering ziek wordt, en de processen die daartoe leiden beginnen al op jonge leeftijd. Autopsies tonen aan dat achttienjarigen al de eerste tekenen van slagaderverkalking vertonen. Dat proces treedt bij iedereen op, en uiteindelijk krijgt iedereen wel last van dichtslibbende bloedvaten en zal één op drie mensen sterven aan een hartaanval. Idem voor de ziekte van Alzheimer. De eiwitopstapeling in de hersenen gebeurt bij elk van ons. Dat verklaart waarom vanaf de leeftijd van 65 jaar het risico op alzheimer om de vijf jaar verdubbelt, zodat één op drie 85-jarigen de ziekte heeft. Met andere woorden, als je maar oud genoeg wordt krijgt iedereen wel een vorm van de *ziekte* van Alzheimer of hart- en vaat*ziektes*. Het is daarom ironisch dat we veroudering op zich geen ziekte noemen, maar dat we veroudering van aparte organen wel als ziekte bestempelen, zoals hart- en vaatziekte (atherosclerose), alzheimer of cataract. Verouderende organen zijn wel 'ziek', maar een verouderende mens is niet ziek en dus 'normaal'.

Een ander argument waarom veroudering geen ziekte zou zijn, is omdat een ziekte meestal één specifiek deel of orgaan van het lichaam treft. En veroudering treft het hele lichaam. De ziekte van Crohn treft de darmen, osteoporose treft de botten, multiple sclerose treft de zenuwen, psoriasis treft de huid, enzovoort. Veroudering treft alles. Maar toch bestaan er veel ziektes die meer dan één orgaan of lichaamsdeel treffen. Zulke ziektes noemen we *multi-systeemziektes*. Een voorbeeld is reumatoïde artritis. Deze ziekte treft meestal de gewrichten. Maar ze treft vaak ook heel wat andere lichaamsdelen. Bij reuma kan de hartspier ontsteken, net zoals het longvlies, de ogen, de wand van de bloedvaten, de nagels en de huid (waarbij ontstoken 'nodules' of knobbeltjes in de huid ontstaan). De longen kunnen verbindweefselen, de lever kan vergroten, zenuwen kunnen uitvallen en de nieren kunnen beschadigd raken, wat kan leiden tot nierfalen. Kortom, bij een ziekte als reuma is er bijna geen orgaan of lichaamssysteem dat niet getroffen wordt. Hetzelfde gaat op voor veel genetische ziektes, die het hele lichaam kunnen treffen.

Sommige wetenschappers noemen veroudering daarom ook een 'multi-systeemziekte'. Professor David Gems, een onderzoeker in veroudering, noemt veroudering een speciaal soort ziekte, namelijk een 'multifactoriële ziekte die honderd procent overerfbaar is'. Steeds meer wetenschappers en artsen beschouwen veroudering inderdaad als een ziekte, namelijk een 'genetische multifactoriële multi-systeemziekte die honderd procent overerfbaar en honderd procent dodelijk is'. Een ziekte die nagenoeg elk orgaan treft, en waarvan je niet weet hoe je er precies dood aan zal gaan. Net zoals een reumapatiënt kan sterven aan nierfalen of een hartaanval, kan een verouderende persoon sterven aan een beroerte of een longinfectie, omdat nagenoeg elk orgaan getroffen wordt en één van deze organen er uiteindelijk wel als eerste de brui moet aan geven.

En zo komen we ten slotte bij wat voor veel mensen eigenlijk de belangrijkste redenen zijn waarom ze veroudering geen ziekte willen noemen: de mogelijke stigmatisatie van ouderen en de onvermijdelijkheid van het ouder worden. Als je zegt dat veroudering een ziekte is, dan zou je ouderen tegen het hoofd kunnen stoten, aangezien je ze dan als 'ziek' zou kunnen bestempelen. Maar veroudering is een aandoening die iedereen overkomt, dus is er niets om je voor te schamen of om verontwaardigd over te zijn. Een andere reden is de onvermijdelijkheid van het ouder worden. Dat zorgt ervoor dat veel mensen niet willen dat je veroudering een ziekte noemt. Want dat kan de indruk wekken dat je hieraan iets kan of moet doen; het zou mensen kunnen aanzetten om te zoeken naar een 'geneesmiddel' tegen veroudering en te vechten tegen een ziekte die toch onvermijdelijk en ongeneesbaar is. Daarom, voor onze eigen gemoedsrust, willen we niet onder ogen zien dat veroudering een ziekte is. En beschouwen we het als iets wat we dienen te aanvaarden en ondergaan.

Het mag zo zijn dat sommigen van mening zijn dat je geen valse hoop mag geven door te zeggen dat veroudering een ziekte is, waarmee je impliceert dat er iets kan of moet aan gedaan worden. Maar volgens sommige wetenschappers is het belangrijk om deze emotionele wens – die in een wetenschappelijke discussie eigenlijk geen rol mag spelen – opzij te leggen en veroudering te zien als een ziekte. Dat zou onderzoek naar veroudering, en daarmee automatisch ook naar verouderingsziektes, enorm vooruit helpen. Officieel is veroudering immers geen ziekte. Dus kan je als wetenschapper of bedrijf officieel geen geneesmiddelen of behandelingen ontwikkelen om veroudering te bestrijden. Medicatie en behandelingen tegen veroudering kunnen ook niet terugbetaald worden, want het is geen ziekte. Het is ook moeilijk om als onderzoeker onderzoekssubsidies te krijgen om iets te behandelen of te verhelpen wat 'natuurlijk' is. Verouderingsonderzoek is daardoor al decennia zwaar ondergefinancierd. Wat eigenlijk een absurde situatie is, omdat de meeste ziektes die het Westen plagen ontstaan door veroudering. Het zijn verouderingsziektes, zoals hart- en vaatziektes, diabetes en alzheimer. Door veroudering te bestuderen, onderzoek je eigenlijk al deze ziektes in één klap: deze ziektes en veroudering hebben immers dezelfde onderliggende oorzaken. Sommige onderzoekers en bedrijven trachten om uit deze impasse te geraken door hun anti-verouderingsmiddelen te testen bij specifieke verouderingsziektes, zoals een crosslink-breker tegen 'hoge bloeddruk' of 'hartziekte'. Maar omdat veroudering officieel geen ziekte is, is het al vele decennia moeilijk om onderzoek hiernaar te financieren.

Wat ook niet geholpen heeft, is dat verouderingsonderzoek decennialang een taboe was onder wetenschappers. Je gaat toch niet onderzoeken hoe je iets natuurlijks kan genezen? Dan kan je beter je tijd en geld steken in 'echte ziektes'. Maar zelfs al zou je een middel vinden dat alle hartziekten zou kunnen genezen, dan nog zou de gemiddelde levensduur met slechts 2,8 jaar stijgen, omdat mensen nog altijd zullen sterven aan andere verouderingsziektes.[283] Vind je een wondermiddel uit tegen hartziekten, dan sterft je patiënt toch twee jaar later aan een gebroken heup of frontotemporale dementie. Daarom is het zo belangrijk om veroudering zelf te onderzoeken.

Daarnaast geloofden veel wetenschappers dat veroudering te complex was om te onderzoeken, laat staan om er een oplossing voor te vinden. Dit veranderde rond de jaren 1990, toen de eerste studies verschenen die aantoonden dat de levensduur van proefdieren door eenvoudige mutaties drastisch verlengd kon worden. Sindsdien kwam alles in een stroomversnelling.

Dankzij pioniers en wetenschappers die het taboe rond veroudering niet meer uit de weg gaan, gaat er steeds meer aandacht en geld naar verouderingsonderzoek, waarbij open en bloot wordt gezegd dat men op zoek is naar medicijnen of behandelingen om veroudering te vertragen of om te keren. Sommigen spelen daar een voortrekkersrol in, op zowel wetenschappelijk als sensationeel vlak. De excentrieke wetenschapper Aubrey de Grey beweert dat de eerste mens die duizend jaar zal worden nu al geboren is. Google, het grote internetbedrijf, heeft een dochterbedrijf opgericht met als doel veroudering te bestrijden. Hiervoor werkt Google samen met grote farmaceutische bedrijven. TIME Magazine bracht al snel een cover uit met daarop de vraag 'Kan Google de dood oplossen?' Wetenschappelijke instituten en universiteiten organiseren conferenties waar beroemde biochemici, moleculair biologen en artsen komen spreken over veroudering en manieren om de levensduur te verlengen. In de wetenschappelijke wereld groeit stilaan het besef dat het bestrijden van verouderingsziektes eigenlijk ook het bestrijden van veroudering inhoudt, en omgekeerd. Steeds meer wetenschappers zijn van mening dat we in de toekomst grote doorbraken zullen meemaken op het vlak van levensverlenging en gezondheid. En dat we zelfs veroudering zullen omkeren. Maar willen we dat allemaal wel?

> **SAMENVATTING**
> Veroudering kan beschouwd worden als een **honderd procent dodelijke multifactoriële multi-systeemziekte die honderd procent overerfbaar is** en die het resultaat is van natuurlijke (evolutionaire) verwaarlozing.
>
> Veel mensen willen veroudering niet als een ziekte beschouwen omdat het ouderen zou **stigmatiseren** en omdat het zou impliceren dat veroudering '**genezen**' kan en moet worden.
>
> Toch zijn de **meeste ziektes** die het Westen plagen **het resultaat van**

veroudering: hart- en vaatziektes, type-2-diabetes, de ziekte van Alzheimer, de ziekte van Parkinson, maculaire degeneratie, sarcopenie (het wegkwijnen van de spieren), osteoporose, beroertes zijn allemaal verouderingsziektes.

Veroudering vertragen vermindert ook drastisch het risico op **verouderingsziektes**, omdat deze eigenlijk hetzelfde zijn.

Willen we wel heel oud worden?

Heel wat mensen zouden het vreselijk vinden om 120 jaar te worden. Als je hun vraagt waarom, dan is het antwoord meestal dat ze niet op zo'n hoge leeftijd gekluisterd in een rolstoel willen zitten, incontinent, kaal, halfblind, doof en tandloos, met een verpleegster naast zich die hun met een plastic lepel een gemakkelijk doorslikbaar papje voedt. Dat is het klassieke schrikbeeld dat mensen hebben over heel oud worden. Maar als je de vraag anders zou stellen en zou vragen: 'Wilt u 120 jaar oud worden, en op die leeftijd nog alert, fit en gezond zijn, in staat om nog al je activiteiten zelfstandig uit te oefenen?' zijn de antwoorden al heel wat positiever. En als je zou vragen: 'Wilt u 120 worden, en er op die leeftijd uitzien als 30, met ook dezelfde fitheid, gezondheid en levenslust van een dertigjarige?' dan zijn de antwoorden nog optimistischer. Zoals we hebben gezien, is dit laatste scenario misschien niet zo vergezocht als het lijkt, wanneer crosslink-brekers, anti-verouderingsvaccins, telomeer-therapieën, stamceltherapie of lysosomale enzymen beschikbaar worden. Kortom, de gedachte dat ouderdom gepaard gaat met een verlies van lichamelijke en geestelijke vermogens, maakt dat veel mensen gewoonweg niet heel oud willen worden. Maar als ze 'gezond' oud kunnen worden, dan staan mensen hier al heel wat positiever tegenover.

Maar dan nog willen velen niet honderd jaar of ouder worden. De gedachte om nog tientallen jaren dezelfde job te moeten uitoefenen, of nog zo lang met een steeds zichzelf verjongende schoonmoeder te moeten leven, of uit verveling voor de zoveelste keer hetzelfde museum of café te bezoeken, maakt dat veel mensen denken dat ze met zo veel tijd levensmoe zullen worden en zich zullen gaan vervelen. Dat is uiteraard goed mogelijk. Aan de andere kant zijn er mensen die het leven zo fascinerend en uitdagend vinden dat ze vrezen met tachtig jaar niet toe te komen. Ze willen nog zo veel boeken lezen, kennis vergaren, talen leren, landen bezoeken, mensen ontmoeten en ideeën uitwerken. Bovendien kunnen oplossingen bedacht worden voor het 'ik zal me vervelen'-probleem. Er kan in de toekomst medicatie verschijnen tegen verveling, die er bijvoorbeeld voor zorgt dat je meer dopamine of endorfine aanmaakt, zodat je continu gemotiveerd of gelukkig bent. Nieuwe technologieën zoals virtual reality kunnen maken dat je je nooit zal vervelen en continu ondergedompeld wordt in nieuwe werelden en ervaringen. Uit onderzoek blijkt ook dat de bezigheden die nagenoeg nooit gaan vervelen tevens ons het gelukkigst maken, zoals vriendschappen, goede doelen steunen, sporten of seks – allemaal activiteiten die op de koop toe zelfs gratis zijn (meestal toch).

Het is opvallend dat vooral jonge mensen graag zo lang mogelijk willen leven (in een goede gezondheid uiteraard), en dat ouderen vaak zeggen dat langer leven 'echt niet meer hoeft'. Dat kan zijn omdat ouderen al genoeg van het leven geproefd hebben. Toch zou er ook een belangrijke biologische reden kunnen zijn waarom ouderen zo denken. Oudere hersenen werken immers op een andere manier. Hoe ouder je wordt, hoe minder neurotransmitters zoals dopamine en serotonine je aanmaakt. Neurotransmitters zijn boodschappersstoffen die hersencellen tussen elkaar sproeien om elkaar te activeren. Vooral de neurotransmitter dopamine is belangrijk omdat deze zorgt voor plezier en motivatie in het leven. Zeventigplussers maken minder dopamine aan dan een 25-jarige. Het hoeft ons niet te verbazen dat het voor heel wat ouderen 'allemaal niet meer hoeft'. Dit wil nu niet zeggen dat ouderen allemaal gedemotiveerd zijn. Integendeel: oudere personen zijn vaak tevreden met hun leven. Maar oude hersenen denken anders over ouderdom, en één van de redenen daarvoor is omdat ze oud zijn. Ze hebben andere neurotransmitterverhoudingen en er worden minder neuropeptiden en neurohormonen aangemaakt. Dat kan mede verklaren waarom het voor veel ouderen vaak 'allemaal wel welletjes is geweest', terwijl jongeren staan te bruisen van enthousiasme, vurigheid en motivatie om de wereld te veranderen en ontdekken. Maar stel dat iemand van tachtig nog steeds hersenen heeft die even fit, gezond en jong zijn als iemand van twintig jaar oud. Wellicht heeft die oudere nog steeds dat typische jeugdige enthousiasme en motivatie voor het leven.

Er zijn mensen die sterk gekant zijn tegen onderzoek dat de levensduur wil verlengen en veroudering omkeren. Ze vinden dat veroudering en de dood moeten blijven bestaan. Anders zou het leven veel van zijn glans verliezen. De dood en de kortheid van ons bestaan maken dat we veel intensiever kunnen leven, veel meer kunnen genieten van onze momenten, wetende dat het allemaal niet blijft duren en zelfs redelijk snel gedaan zal zijn.

Maar is dat zo? Hebben we een continu besef van eindigheid nodig om gelukkiger te zijn in het leven? Dat is eigenlijk een vreemde redenering, want de meeste mensen denken graag net zo weinig mogelijk aan de dood. De meeste mensen leven alsof ze onsterfelijk zijn. Dat moeten ze wel, want waarom zou je anders nog uit bed komen als je weet dat je binnenkort toch dood bent?

Continu denken aan je eindigheid zou ondragelijk zijn. Dit doet me denken aan een patiënte die was opgenomen in een psychiatrische instelling omdat ze niet kon verdragen dat ze sterfelijk was. Deze gedachte was voor haar zo verschrikkelijk dat ze zelfmoord wilde plegen. Gelukkig beschikken de meeste mensen over een cognitief verdedigingsmechanisme tegen hun eindigheid: er zo weinig mogelijk aan denken. Ze doen alsof er nog oneindig veel dagen in het verschiet liggen, hoewel ze slechts een van de triljoenen sterfelijke kortstondige levensvormen zijn die krioelen op de korst van een gestolde planeet, die draait om een ster waarvan er alleen al 300 miljard zijn in ons sterrenstelsel. Of, om het met de woorden van de romanschrijver Walter van den Broeck te zeggen: 'We weten dat we doodgaan, maar elke ochtend doen we alsof dat niet zo is. [...] Wat we verder nog doen, de drukte die we maken over wie een Oscar wint, wie Parijs-Roubaix wint: het zijn even zovele afleidingsmanoeuvres om niet te hoeven denken aan dat akelige einde, de dood. Zolang we postzegels verzamelen of boeken schrijven, duwen we de gedachte weg.'

Natuurlijk denken we ook aan de dood. Wellicht vele malen per dag, maar we verdringen deze gedachte snel om over te gaan op de orde van de dag. Dat moeten we wel, anders zou deze loden ballast onze motivatie en levensvreugde platdrukken. Pas wanneer mensen plots geconfronteerd worden met een ongeneeslijke kanker of een dodelijke zenuwziekte dan realiseren ze zich hoe relatief en kortstondig het bestaan is en hoe luid bonkend de dood nu voor de deur staat.

Een ander argument tegen de opvatting dat de kortstondigheid van het bestaan en de dood het leven beter maken, is dat we net het meest gelukkig zijn wanneer we onze tijdelijkheid uit het oog verliezen. Wetenschappers die geluk onderzoeken, spreken immers van de term 'flow'. Dit is het moment wanneer mensen heel gelukkig zijn of zich bijzonder goed amuseren. Bijvoorbeeld wanneer we 'opgeslokt' worden door een goede film of een meeslepend boek, of wanneer we aan het schilderen, boetseren, schrijven of koken zijn, en zodanig worden meegenomen in de ervaring dat we zelf vergeten dat we bestaan. We gaan op in de flow of in het moment zelf. Hierdoor lijkt tijd niet te bestaan. Het zijn het soort ervaringen waarna we op de klok kijken en denken: is het al zo laat? We zijn dus vaak het gelukkigst wanneer we de tijd vergeten, en dus ook hoe onze eigen tijd langzaam wegtikt en hoe eindig ons bestaan is. Dit gaat lijnrecht in tegen de woorden van filosoof Bernard Williams, die zegt: 'Als we als mens niet meer zouden kunnen sterven, wat voor zin heeft het dan om een gelukkig leven te leiden?' Terwijl onze gelukkigste momenten vaak diegenen zijn waarin we de tijd en onze vergankelijkheid vergeten, en helemaal in het 'nu' leven.

Deze inzichten weerleggen ook de opvatting dat de dood nodig is om ons leven te kunnen plannen. Een leven heeft voor veel mensen een vast stramien, dat er meestal als volgt uitziet: een kindertijd, studeren, het zoeken van een partner, een gezin stichten, werken, met pensioen gaan, wat genieten en dan sterven. Zonder het vooruitzicht van een eindig leven dat ongeveer tachtig jaar duurt, zouden we doelloos rondzwalpen op ons levenspad, niet goed wetend wanneer te beginnen en te stoppen met onze levensfases. De dood zou dienen als een gidsend licht dat ons leven richting geeft en waartoe we aangetrokken worden als motten in een donkere nacht. Maar omdat we de dood net zoveel mogelijk trachten te negeren, en we vaak het gelukkigst zijn als we de tijd niet meer ervaren, wil dat ook zeggen dat al dit plannen zeer relatief is. Als mensen tweehonderd jaar oud zouden worden, zou het leven nog altijd heel veel zin en schoonheid kunnen hebben, juist omdat het vooral de ervaringen in het moment zelf zijn die ons gelukkig maken.

Dat we een normale levensduur en de dood nodig hebben om gelukkig te zijn is niet het geval. Ook Bernard Williams, de filosoof van hierboven die de dood als zingever zag, gaf op het einde van zijn leven toe dat hij het moeilijk had om te erkennen dat hij ziek was en zou gaan sterven. Hij zei hierover: 'Misschien ontken ik die waarheid vaker dan dat ik hem onder ogen wil zien.' Misschien moeten we stoppen met onszelf wijs te maken dat zonder kortstondigheid en sterfelijkheid het leven minder waardevol is, en gewoon erkennen dat de dood en veroudering niet leuk zijn, maar dat we er moeten trachten mee te leven.

Naast 'verveling' en 'de dood als zinmaker' is er nog een ander veelgehoord argument tegen langer leven: overbevolking. Als iedereen veel ouder wordt, dan zal de wereld nog voller raken dan al het geval is. Natuurlijk kan je dit argument ook aandragen tegen vaccinaties, antibiotica en de gezondheidszorg in het algemeen: door mensen langer in leven te houden met geneeskunde draag je ook bij aan overbevolking. Toch zullen de meeste mensen geen bezwaar hebben tegen artsen en antibiotica.

Maar we hebben inderdaad een bevolkingsprobleem. Dat probleem is echter niet overbevolking, maar onderbevolking... Mensen krijgen immers steeds minder kinderen. Nog nooit eerder in de geschiedenis van onze soort lag het geboortecijfer zo laag. Hierdoor zal de bevolking krimpen, wat in de meeste geïndustrialiseerde landen nu al gebeurt. Daar schommelt het geboortecijfer rond de twee. Een westerse vrouw krijgt dus gemiddeld twee kinderen, wat te weinig is om de bevolking in stand te houden – niet al deze kinderen zullen kinderen krijgen. In verschillende Aziatische landen en regio's is het geboortecijfer nog lager dan in Europa, zoals in Singapore, waar het één is. Een Singaporese vrouw krijgt dus gemiddeld één kind in haar leven. De Singaporese overheid wil er alles aan doen om meer kinderen geboren te laten worden. Ze subsidieert zelfs elke baby die geboren wordt. De overheid geeft koppels een 'babybonus' van 12.000 dollar voor elk eerstgeboren kind en zelfs 20.000 dollar vanaf het derde kind. Desondanks helpen deze premies bitter weinig.

Maar ook in ontwikkelingslanden worden steeds minder kinderen geboren, omdat de bevolking welvarender en beter opgeleid wordt. Het gemiddelde geboortecijfer in veel ontwikkelingslanden schommelt rond de 4, wat dus heel wat minder is dan het clichédenkbeeld van acht à tien kinderen per vrouw. Het gemiddelde wereldwijde geboortecijfer (welvarende landen en ontwikkelingslanden inbegrepen) is 2,36 kinderen per vrouw, wat gevaarlijk dicht bij de 2,1 komt; het cijfer dat nodig is om populatiegroei in stand te houden. Afrika is het enige continent waar in de komende tientallen jaren nog een flinke groei te verwachten is. Maar vanaf het moment dat dit continent welvarend genoeg is, zal het geboortecijfer daar ook drastisch dalen, zoals reeds gebeurd is in landen als Iran en Brazilië.

Deze wereldwijde daling van het geboortecijfer is al enkele tientallen jaren aan de gang. Dat komt door de gestegen welvaart (je hebt geen nood aan veel kinderen als verzekering om je te helpen en te onderhouden tijdens je oude dag), het afschaffen van kinderarbeid (vroeger hielpen kinderen mee op het veld of in de fabriek, zodat hoe meer kinderen je had, hoe meer werkende handen er waren), onderwijs (het duurt lang en kost heel wat geld om kinderen te laten studeren), voorbehoedsmiddelen en het feit dat vrouwen ook langer studeren en gaan werken, zodat ze minder kinderen en op latere leeftijd kinderen krijgen. Dit zijn allemaal goede evoluties, maar ze maken dat de mensheid nu eenmaal veel minder kinderen krijgt dan vroeger.

Het gevolg is dat we afstevenen op een demografische omwenteling. Volgens sommige schattingen zal het aantal Europeanen tegen het jaar 2300 dalen van 455 miljoen tot 59 miljoen, en in landen als Rusland of Italië de bevolking met een factor tien inkrimpen. Sommige wetenschappers zijn van mening dat onderbevolking een veel grotere bedreiging is voor het uitsterven van de mensheid dan meteorietinslagen of supervulkaanuitbarstingen. Wellicht is de Neanderthaler ook op deze manier uitgestorven. In de oertijd leefden er twee soorten mensen op aarde: de Neanderthaler en de Homo sapiens (wij). De Neanderthaler was ook een zeer intelligente soort, die beschikte over taal en muziek en die juwelen maakte. Toch stierf deze soort ongeveer 30.000 jaar geleden uit, waarschijnlijk omdat de Neanderthaler gewoon te weinig kinderen kreeg en zo langzaam maar zeker in de vergetelheid verdween.

Op lange termijn moeten we dus niet zozeer vrezen voor een bevolkings*explosie*, maar een bevolkings*implosie*. De levensduur verlengen kan deze massieve bevolkingsimplosie afremmen. Het argument dat 'langer leven' automatisch leidt tot overbevolking is niet juist, want we dienen ook rekening te houden met het geboortecijfer. En dat wordt steeds lager. Natuurlijk, als iedereen enorm veel langer zou leven (duizend jaar of langer), dan zou er op zeer lange termijn overbevolking kunnen optreden. Maar zelfs wanneer iedereen plots onsterfelijk zou worden, dan zou de bevolking nog zeer traag aangroeien en niet 'exploderen'.[284] Onze samenleving zou tijd genoeg hebben om oplossingen te bedenken. Overbevolking kan vermeden worden door geboortes en sterftes beter te controleren om de populatie in evenwicht te houden. En mocht er toch op (zeer) lange termijn overbevolking optreden, dan kan dit wellicht opgevangen worden via nieuwe landbouwmethodes, voedselbereidingen, recyclagemethodes en milieuvriendelijke technologieën.

Kortom, overbevolking is een minder ernstig probleem dan eerst werd gedacht. De levensduur verlengen kan zelfs een oplossing bieden voor het krimpen van de bevolking. Een wellicht vervelender probleem is dat wanneer mensen veel langer leven, ze veel langer aan de macht kunnen blijven. Mensen zoals moordzuchtige dictators, corrupte ministers, conservatieve professoren of incompetente directeurs zouden geen plaats meer maken voor jongeren met nieuwe, frisse en vooruitstrevende ideeën. Daar is zeker wat van aan. De bekende natuurkundige Max Planck zei al dat de wetenschap 'begrafenis per begrafenis vooruit gaat'. Niemand zou het aangenaam vinden wanneer individuen als Hitler of Stalin eeuwen aan de macht zouden kunnen blijven. Anderzijds kan je het ook van de andere kant bekijken: genieën als Mozart of Einstein zouden ons langer kunnen verwonderen met hun intellect en creativiteit.

Wat duivelse dictators, malafide ministers of domme directeurs betreft: hiervoor kunnen oplossingen bedacht worden. Zo zouden mensen op hoge posities wettelijk deze posities maar voor een zekere periode mogen bekleden. Dat is nu al het geval voor veel presidenten, die maar hoogstens twee keer voor een ambtstermijn van enkele jaren verkozen kunnen worden. Ze worden gedwongen plaats te maken voor anderen. Een gelijkaardige regeling kan getroffen worden voor professoren of bedrijfsleiders. Een professor zou niet eindeloos zijn leerstoel mogen bekleden; na een zekere periode zou hij plaats moeten maken, of hij nu oud en rimpelig is of er nog uitziet als een dertigjarige. En wat de vrees betreft voor dictators die nooit vrijwillig hun troon zullen afstaan: dat doen ze ook al niet tijdens de korte versie van hun leven. Er zijn altijd al dictators geweest die veel langer aan de macht zijn gebleven dan gerechtvaardigd is. Maar meestal blijven deze dictators niet voortdurend aan de macht en worden ze met geweld afgezet, lang voor ze van ouderdom zouden sterven. Het kan soms even duren, maar het goede zegeviert uiteindelijk altijd, vaak een handje geholpen door molotovcocktails of grove cartoons.

We hebben enkele voor en tegens besproken wat langer leven betreft. Sommige mensen willen niet langer leven. Dat is hun goed recht. Sommigen zijn gekant tegen langer leven omwille van argumenten zoals verveling, de dood als zingever of overbevolking. Maar zoals we hebben gezien, zijn deze doemscenario's niet zo vanzelfsprekend en kunnen voor veel problemen oplossingen worden bedacht.

> **SAMENVATTING**
>
> Veel mensen willen niet (gezond) heel oud worden, meestal uit vrees voor **verveling**, verlies van **zingeving**, **intellectuele stagnatie** of **overbevolking**.
>
> Voor al deze problemen kunnen oplossingen bedacht worden.
>
> Populatievoorspellingen die ver genoeg in de toekomst gaan (driehonderd jaar of langer), tonen aan dat niet overbevolking, maar **onderbevolking** een mogelijk scenario is, dat zelfs uiteindelijk het einde van de mensheid kan betekenen.

Een nieuwe maatschappij

We beseffen het vaak nog niet goed, maar de mensheid kampt met een enorm probleem. Nog nooit eerder in de 200.000 jaar dat onze soort bestaat, hebben we een beschaving kunnen opbouwen die zo welvarend en veilig is. Hierdoor kunnen nagenoeg alle mensen in leven blijven, waardoor ze aan ouderdom kunnen sterven. Ouderdom was iets wat vroeger nagenoeg niet voorkwam in de natuur. Honderdduizenden jaren lang stierven onze voorouders door externe oorzaken: ze werden opgegeten, werden door een infectie geveld of verdwaalden in grote lege vlaktes en wouden zonder telefoonpalen met noodnummers, ambulances of supermarkten. De natuur had nooit kunnen voorzien dat mensen zo een succesvolle beschaving zouden oprichten, zodat ze nagenoeg allemaal kunnen sterven van ouderdom. Vandaar dat we nu te kampen hebben met een toenemende epidemie van verouderingsziektes, zoals alzheimer, hartziektes, diabetes en beroertes. Allemaal ziektes die jaren tot tientallen jaren kunnen aanslepen, en al die tijd de levenskwaliteit verminderen en gigantisch veel kosten. Enerzijds kunnen we hier rouwig om zijn, anderzijds kunnen we blij zijn dat we dankzij onze welvarende beschaving nu tenminste oud genoeg kunnen worden om alzheimer of een hartaanval te krijgen. De overheid kan hier wellicht minder om lachen. 86 procent van de ziektekosten gaat naar verouderingsgerelateerde ziektes, en die zullen nog verder stijgen, zodat ze een steeds grotere hap uit het overheidsbudget zullen nemen.

Of we het nu leuk vinden of niet: onze levensduur zal steeds verder toenemen. Niet enkel door de stijgende welvaart, de betere geneeskunde en de nieuwe technologieën die we eerder besproken hebben, maar ook omwille van evolutionaire redenen: elke spontane mutatie die de levensduur verlengt kan nu blijven bestaan omdat mensen langer in leven blijven. Elke dag neemt de levensduur met zes uur toe, wat wil zeggen dat je er elke week een weekendje bij krijgt. En deze evolutie is al een tijdje bezig. De levensduur is in ruim een eeuw tijd verdubbeld. In 1900 werd een mens gemiddeld veertig jaar oud, nu is dat tachtig jaar. De kans om 65 jaar te worden is in die tijd verdrievoudigd, van 30 procent naar 90 procent. Het aantal honderdjarigen stijgt verder. Iemand die werd geboren in 1932 had 4 procent kans om honderd jaar te worden. Een kind geboren in 2011 heeft 30 procent kans om honderd jaar te worden. Een baby geboren in 2011 heeft dus zeven maal meer kans om een eeuw oud te worden dan zijn overgrootvader. De eerste kinderen die 135 jaar zullen worden, zijn nu al geboren.

We stevenen af op een wereld waarin mensen veel langer zullen leven. Sommigen vragen zich af of onze maatschappij wel klaar is voor die revolutie. We zullen onze maatschappij drastisch moeten veranderen. Het eerste wat zal sneuvelen is de pensioenleeftijd. Omdat mensen steeds ouder worden, zullen er steeds meer gepensioneerden zijn. In 1970 waren er voor elke 65-plusser dertien werkende mensen; rond 2030 zullen er in veel ontwikkelde landen voor elke 65-plusser nog maar twee werkenden zijn.

Twee werkenden die één gepensioneerde moeten onderhouden: het spreekt voor zich dat dit onbetaalbaar is. Het is onvermijdelijk dat mensen steeds later met pensioen zullen gaan. In veel landen is de pensioenleeftijd 65. Deze leeftijd is echter een relikwie van honderd jaar oud. In die honderd jaar tijd is de gemiddelde levensduur aanzienlijk toegenomen en is de kans om 65 jaar te worden verdrievoudigd, terwijl de pensioenleeftijd nog altijd dezelfde is gebleven.

Vroeger was de pensioenleeftijd niet alleen veel hoger in vergelijking met de levensduur, maar keken mensen ook anders naar 'het pensioen'. In het begin van de twintigste eeuw stonden veel arbeiders niet te springen om met pensioen te gaan. Het zou betekenen dat ze niet meer nuttig waren, en zelf maar moest trachten hun dag te vullen. Daarentegen had de eigenaar van een fabriek net graag dat zijn arbeiders met pensioen gingen. Door de opkomst van de industrialisering werd het werk immers steeds geraffineerder en sneller. Als je ogen achteruitgingen of je de bibber in je handen kreeg, kon je als arbeider de machines vaak nog maar moeilijk bedienen of dezelfde taken even snel uitvoeren als een jongere. De baas was dus maar al te blij dat hij zijn oude werknemer op pensioen kon sturen. Vandaag de dag is het net andersom: werknemers zien reikhalzend uit naar hun pensioen, en werkgevers sturen niet graag ervaren werknemers op pensioen die zowel mentaal als fysiek nog gezond zijn.

Of we nu willen of niet, we zullen dus steeds langer moeten werken. Maar misschien is dit zo slecht nog niet voor onze gezondheid. Studies tonen aan dat met pensioen gaan niet zo gezond is, zowel geestelijk als lichamelijk. Mensen zijn hypersociale wezens, die het best functioneren als ze doelen hebben en bij een groep horen. Een baan maakt dat je ergens bij hoort (je afdeling, collega's, bedrijf of beroepsgroep), dat je je nuttig voelt en dat je een vaste routine hebt. Bovendien moet je continu omgaan met mensen, wat cognitief bijzonder veeleisend is voor onze hersenen, maar wat ze ook gezond en scherp houdt. Mensen onderschatten vaak de langetermijngevolgen wanneer ze met pensioen gaan. En je plots nergens meer bij hoort, geen 'functie' of 'taak' meer hebt, je helemaal op jezelf (en eventueel je partner) moet terugvallen en je dag moet invullen. De eerste maanden is dat geen probleem, maar wat na jaren, of beter: decennia?

Artsen weten al langer dat patiënten die blijven werken na hun pensioenleeftijd langer gezond blijven. De vraag is natuurlijk: blijven mensen langer gezond omdat ze blijven werken, of blijven mensen werken omdat ze gezonder zijn? Onderzoeken tonen echter aan dat met pensioen gaan de gezondheid kan ondermijnen. Uit een studie die duizend ouderen volgde, bleek dat mensen die na hun zeventigste nog werkten 2,5 meer kans hadden om op hun 82ste nog in leven te zijn dan diegenen die dat niet deden (rekening houdende met de gezondheid van de deelnemers aan het begin van de studie).[285] Volgens een studie die meer dan vijfduizend ouderen volgde, hadden diegenen die op pensioen gingen 40 procent meer kans op een hartaanval of beroerte dan mensen die bleven werken.[286] Een ander onderzoek met meer dan 400.000 deelnemers vond dat de kans op dementie voor elk jaar dat iemand langer werkte met 3,2 procent daalde (rekening houdende met de hersengezondheid aan het beging van de studie).[287] De onderzoekers concludeerden: 'We hebben sterk bewijs gevonden dat later met pensioen gaan gepaard gaat met een significant lager risico op dementie, wat in overeenstemming is met de "gebruik je hersenen of verlies ze"-hypothese.' Een baan maakt dat je je hersenen meer moet 'gebruiken' en dat je ze traint en onderhoudt, zodat alzheimer minder snel kan toeslaan. Mensen die blijven werken, hebben een betere gezondheid, zowel mentaal als fysiek. Een krantenkop in *The New York Times* vatte het samen als volgt: 'Voor een gezond pensioen kan je best blijven werken.'

Er zijn natuurlijk heel wat mensen die graag met pensioen willen gaan. Sommige mensen vinden hun baan niet leuk, vinden dat ze al lang genoeg hebben gewerkt of hebben een job die mentaal of fysiek uitputtend is. Maar is met pensioen gaan hiervoor de enige oplossing? Misschien moeten mensen niet stoppen met werken, maar op een andere manier gaan werken, of gewoon ander werk gaan doen? Men kan een leukere baan vinden of één die minder uitputtend is, of men kan deeltijds gaan werken. Zodat je toch nog altijd bezig kan blijven, wat gezond is voor lichaam en geest.

Omdat mensen steeds langer leven, zullen de pensioenstelsels hervormd worden. De pensioenleeftijd kan gekoppeld worden aan de gemiddelde levensverwachting. Hoe verder de levensverwachting stijgt, hoe later men met pensioen zal gaan. Een andere oplossing is om pensioenen veel flexibeler te maken: mensen laten kiezen wanneer ze met pensioen gaan (sommige mensen willen blijven werken tot hun 75ste), mensen gedeeltelijk op pensioen laten gaan (zodat men een gedeeltelijk pensioen met een job kan combineren) of mensen meerdere malen op pensioen laten gaan (bijvoorbeeld op je 65ste voor tien jaar met pensioen gaan, en dan weer kunnen beslissen om op je 75ste enkele dagen per week te gaan werken). Men kan pensioenen ook geheel afschaffen en iedereen vanaf achttien een basisinkomen geven (bijvoorbeeld 1800 euro netto per maand, ongeacht of je nu werkt of niet). Door iedereen een basisinkomen te geven, hoeft de staat geen pensioenen meer uit te keren, noch uitkeringen voor werklozen, zieken, gehandicapten of de lonen van ambtenaren.

Naast het veel flexibeler maken van de pensioenen, kunnen ouderen meer gemotiveerd worden om zich om te scholen. Om nieuwe vaardigheden te leren, zodat ze na hun pensioenleeftijd iets totaal anders kunnen doen, zoals reisgids, bibliothecaris, vertaler of verkoper worden. Heel wat ouderen doen dat reeds, vooral in de vs, omdat een volwaardig pensioen daar minder vanzelfsprekend is. Een voorbeeld is Newton Murray, een 99-jarige Amerikaan die nog steeds werkt. Hij is elke dag drie uur onderweg voor zijn baan als bewaker van een parkeerplaats. Veel krijgt hij hier niet voor betaald, maar toch wil hij van een gewoon pensioen niet horen: 'Ik kan echt niet gewoon thuis op de bank blijven zitten. Wat moet ik anders doen? De hele dag televisiekijken?' Hij heeft wel wat meer tijd nodig om klusjes op te knappen, maar dat vindt zijn werkgever geen probleem, aangezien hij altijd stipt op tijd is en met zijn leeftijd respect afdwingt bij jongere werknemers. Een ander voorbeeld is Ted DiNunzio, die honderd jaar oud is. Hij werkt in een hippe kledingwinkel in een shoppingcenter, waar hij gekleed in een net pak de klanten begroet. Hij was vroeger slager, maar deze nieuwe baan bevalt hem zodanig dat hij de winkel zijn tweede thuis noemt. Sara Dappen is een kranige dame van 92 die in een hamburgerrestaurant werkt waar ze tafeltjes afruimt, hamburgers bakt en af en toe een praatje maakt met de klanten. Ze werkt er nog maar vijf jaar. Toen ze 87 was besloot ze om deeltijds te gaan werken. Volgens haar omdat dit 'beter is dan zomaar wat op straat te wandelen' en 'om de hele tijd te zitten'. Stilzitten is ook niet Loren Wades sterkste kant. Hij is 101 jaar oud en werkt in een supermarkt, waar hij dagelijks gemiddeld vijf kilometer rondloopt om overal orde op zaken te stellen en klanten te helpen.

Hun baan geeft deze mensen een bezigheid, routine, een doel, voldoening en sociale contacten. Dit is allemaal zeer gezond voor het lichaam en onze geest. Onze hersenen zijn dol op doelen en sociale contacten. In die mate zelfs dat deze zaken hersenveroudering kunnen afremmen. In een studie namen ouderen deel aan een vrijwilligersprogramma. Deze ouderen hadden beginnende cognitieve achteruitgang (vaak een voorloper van alzheimer). Gedurende zes maanden stonden ze leraren vijftien uur per week bij om kinderen in het lager onderwijs te leren lezen. Na zes maanden bleek dat de vrijwilligers veel beter scoorden op cognitieve tests. Hersenscans tonen ook aan dat hun frontale hersenschors aanzienlijk was toegenomen.[288] Bezig blijven bezorgt je een beter brein.

'Met pensioen gaan' zal in de toekomst een andere betekenis krijgen. Pensioenen zullen veel flexibeler worden, evenals de jobs die mensen uitoefenen. Sommigen zullen na hun pensioenleeftijd nog (deeltijds) blijven werken, waarbij ze al dan niet een andere job uitoefenen, die minder belastend of stresserend is. Sommige wetenschappers pleiten ervoor om ouderen bepaalde geneesmiddelen en voedingssupplementen te geven, zodat ze zowel lichamelijk als mentaal nog vele jaren gezond, mentaal scherp en productief kunnen blijven. Als de levensduur in de toekomst aanzienlijk stijgt – omdat nieuwe technologieën ervoor zorgen dat mensen bijvoorbeeld tweehonderd jaar oud kunnen worden, en dit in een perfecte gezondheid – dan zullen pensioenen helemaal veranderen. Het kan dan zijn dat mensen verschillende malen met pensioen gaan gedurende hun leven. Na bijvoorbeeld veertig jaar gewerkt te hebben, gaan mensen tien jaar met pensioen, om dan weer een opleiding te volgen van enkele jaren, om vervolgens een totaal andere baan aan te nemen voor enkele tientallen jaren. Om dan weer voor een periode met pensioen te gaan. Enzovoort.

We evolueren nu al naar een dergelijke wereld. Een wereld waar onze opleiding en het pensioen geen afgebakende tijdstippen meer zijn aan het begin en einde van je leven, maar continu door het leven verweven zijn. Omdat kennis tegenwoordig zo snel toeneemt, moeten mensen zich continu bijscholen. Wat je twintig jaar geleden geleerd hebt, is vaak allang verouderd. Mensen zullen continu opleidingen moeten volgen. Deze kunnen ze dan afwisselen met 'sabatjaren' of micropensioenen: tijd die mensen vrij kunnen nemen tussen verschillende banen, projecten en opleidingen door.

SAMENVATTING

Door zowel natuurlijke (evolutionaire) mechanismen als maatschappelijke en wetenschappelijke doorbraken zal de **mens** gemiddeld **steeds ouder worden**.

Biologisch gezien is er **geen enkele ultieme leeftijdsgrens** voor onze soort.

Het feit dat we steeds langer zullen blijven leven, zal grote maatschappelijke en economische **veranderingen** teweegbrengen.

De gezondste manier om met **pensioen** te gaan is te blijven werken (voltijds, deeltijds of vrijwilligerswerk).

Nawoord

Als er één ding is waar miljardairs een hekel aan hebben, dan is het te moeten sterven. Voor hen is het kostbaarste goed in het universum niet geld, rode diamant of een stukje van een witte dwergster, maar tijd. Vandaar dat miljardairs zoals Craig Venter en de oprichters van Google allerlei initiatieven uit de grond stampen. Ze richten bedrijven en instituten op die als doel hebben de levensduur te verlengen. Craig Venter, één van de eerste pioniers die het menselijk DNA in kaart hebben gebracht, heeft Human Longevity opgericht, een bedrijf dat via supercomputers DNA wil opsporen dat een rol speelt bij veroudering. De oprichters van Google hebben de neurobioloog en investeerder Bill Maris aangesteld om elk jaar rond de 300 miljoen dollar te pompen in bedrijven en onderzoeksinstellingen die veroudering willen aanpakken. Bill Maris zegt hierover: 'Als je me vandaag zou vragen of het mogelijk is om vijfhonderd jaar te worden, dan is het antwoord "ja".'

Google heeft ook een overeenkomst ter waarde van 1,5 miljard dollar gesloten met Abbvie, een groot farmabedrijf. Het doel van deze samenwerking is om geneesmiddelen en technologieën te ontwikkelen die veroudering afremmen. Ondertussen hebben de oprichter van Facebook, Mark Zuckerberg, en Jack Ma, een Chinese internetondernemer, samen met enkele andere miljardairs de *Breakthrough Prize in Life Sciences* ('Doorbraak Prijs in de Levenswetenschappen') gecreëerd. Deze prijs wordt jaarlijks uitgereikt aan topwetenschappers die ontdekkingen hebben gedaan die de menselijke levensduur kunnen verlengen. De prijs bedraagt 3 miljoen dollar – het drievoudige van een Nobelprijs. Het is alsof deze jonge ondernemers, die met hun technologiebedrijven onze levens reeds drastisch veranderden (denk aan Facebook, Google, Android-smartphones), nu ook onze lichamen en levensduur willen veranderen.

Die drang naar langer leven en onsterfelijkheid is niets nieuws, zullen sommigen zeggen. Vroeger bouwden farao's en keizers piramides en graftombes om onsterfelijkheid te bereiken. Nu pompen miljardairs honderden miljoenen dollars in bedrijven die onderzoek doen naar veroudering. Maar toch is er nu een groot verschil. Voor het eerst in de bijna 200.000-jarige geschiedenis van de mensheid weten we nu wat leven is en hoe het werkt (sinds de ontdekking van DNA en eiwitten en de opkomst van de moleculaire biologie). Het leven, en veroudering, is niet meer dat grote mysterie. Bovendien zijn we tot de verrassende conclusie gekomen dat het verlengen van de levensduur niet zo moeilijk is als we altijd dachten. In dit boek hebben we verschillende methodes besproken die veroudering kunnen afremmen en zelfs omkeren. Eigenlijk hoeft ons dat ook niet te verbazen, gezien de natuur ons allang voor was met het creëren van organismen die niet of heel traag verouderen, en dit zelfs snel kan bewerkstelligen (zoals het geval was met de aangespoelde buidelratten die op hun eiland zonder roofdieren steeds trager verouderen).

De mensheid heeft al enkele grote veranderingen doorgemaakt. We zijn getransformeerd van rondzwervende jagers-verzamelaars tot landbouwers en uiteindelijk bewoners van steden (meer dan de helft van de wereldbevolking leeft momenteel in een stad). Maar niet enkel de manier waarop we leven is drastisch veranderd; ook de manier waarop we sterven. Vroeger stierven de meeste mensen aan infectieziektes. Kinderen, jongeren of volwassenen in de bloei van hun leven bezweken aan tuberculose, cholera, de pest, tyfus, roodvonk, polio, difterie of de pokken. Nog tot in de twintigste eeuw hadden begrafenisondernemers altijd een voorraad kleine kisten paraat, voor kinderen en baby's die kwamen te overlijden. Nu is dat gelukkig amper nog het geval. Vooral oude mensen overlijden nu. Ze sterven niet meer aan infectieziektes, maar aan hart- en vaatziektes, dementie en kanker.

Maar een nieuwe omwenteling zal plaatsvinden. Mensen zullen steeds langer leven. Ze zullen levensduren bereiken die door hun voorouders niet voor mogelijk werden gehouden. Dit niet enkel door nieuwe doorbraken, maar ook omdat de natuur mensen steeds langer doet leven. In de toekomst zullen familiefeesten heel uitgebreid worden: kinderen, ouders, grootouders, overgrootouders en overovergrootouders zullen plaatsnemen aan een zeer lange familietafel. Oudere personen zullen er veel jonger uitzien voor hun leeftijd. Volgens sommige wetenschappers zullen nieuwe technologieën ervoor zorgen dat iemand van negentig jaar eruit zal zien als een dertigjarige. Het zijn 'jonge ouderlingen' of 'jouderlingen'. Het is belangrijk om ons op een dergelijke wereld voor te bereiden, en hiernaar te plannen. Onze pensioenen zullen veranderen, evenals onze manier van werken, onze levensstijl en onze voeding. Mensen zullen meer verantwoordelijk gesteld worden voor hun eigen gezondheid, pensioen en verzorging.

Voor veel mensen gaat het er niet om om een zo hoog mogelijke leeftijd te bereiken, maar om zo lang mogelijk jong, fit en gezond te zijn. Zoals we hebben gezien, speelt een gezonde levensstijl daarbij de belangrijkste rol. Dat een gezonde levensstijl ook het risico op overgewicht vermindert, is geen toeval: veroudering en overgewicht zijn twee keerzijden van dezelfde medaille. En voor diegenen die toch heel oud willen worden, is een gezonde levenswijze de beste methode. Ze kunnen zo misschien zelfs profiteren van LEV, de longevity escape velocity of ontsnappingssnelheid voor een lang leven. Zodat ze telkens lang genoeg leven om van een nieuwe levensverlengende technologie te kunnen profiteren. Of om het met de woorden van Bill Maris, de Google-kerel, te zeggen: 'Ik hoop lang genoeg te leven om niet te moeten sterven.'

Recepten

Het is opvallend dat mensen die er jonger uitzien voor hun leeftijd vaak:
- weinig (rood) vlees eten*
- veel groente eten, en regelmatig soep nuttigen (soms elke dag)**
- niet veel graanproducten eten (brood, aardappelen, pasta en rijst)
- wegblijven van junkfood, zoals hamburgers, pizza's, hotdogs, chips of koeken
- meer gezonde vetten eten (olijfolie, noten, avocado's, ...)

Enkele tips:
- Breng je eten op smaak met kruiden die een positieve invloed hebben op allerlei verouderingsmechanismen, zoals het verminderen van ontsteking, hormetische effecten, afremmen van (kanker)groei, enzovoort. Voorbeelden zijn kurkuma, basilicum, peterselie, rozemarijn, dille, oregano, ...
- Maak groente lekkerder door dressings (een saus op basis van olie) en vinaigrettes (een mengsel van olie met iets zuurs, meestal azijn). Een eenvoudige vinaigrette bestaat uit 3 eetlepels olijfolie, 1 eetlepel rode wijnazijn en wat peper en zout. De oliën en azijn remmen de suikerpieken af, en bevatten stoffen die veroudering afremmen (zoals oleocanthal in olijfolie).
- Maak ineens eten klaar voor verschillende dagen (en bewaar bijvoorbeeld havermoutpap en op smaak gebrachte bonen of groente in luchtdichte dozen in de koelkast).

* Let wel op dat je voldoende eiwitten inneemt.
** Als je te weinig tijd hebt om soep klaar te maken, is er de mogelijkheid om soepen, gazpacho (koude tomatensoep) of groentesap (met niet te veel zout) te kopen in de supermarkt.

- Maak 's avonds wat meer klaar, zodat je de resten 's morgens als ontbijt kan eten ('dinner as breakfast').
- Vervang suiker door natuurlijke zoetstoffen (zoals stevia of erythritol): deze verhogen niet of amper de bloedsuikerspiegels. Stevia heeft een wat bittere nasmaak, in tegenstelling tot erythritol.
- Vervang bloem (zetmeel, dus glucose) door amandelbloem (fijngemalen amandelen) of kokosbloem (fijngemalen kokosnoten): die bevatten veel minder glucose en meer gezonde vetten.
- Vervang gewoon zout (natriumchloride) meer door kaliumzout (in veel supermarkten kan je zout kopen dat uit 70 procent kaliumchloride en 30 procent natriumchloride bestaat – 100 procent kaliumchloride smaakt bitter).
- Koop mayonaise die (gedeeltelijk) is gemaakt van olijfolie (verkrijgbaar in de meeste supermarkten, of maak hem zelf met 2 eierdooiers, 250 ml olijfolie, 1 koffielepel mosterd, 1 eetlepel citroensap en wat peper en zout).
- Noten stillen goed de honger.
- Diepvriesfruit, zoals ingevroren frambozen, blauwbessen en mango, is veel goedkoper, ook verkrijgbaar in de winter en zeer gezond.
- Het ontbijt zou de belangrijkste en grootste maaltijd van de dag dienen te zijn. Het lichaam is 's morgens het beste in staat koolhydraten en eiwitten te verwerken. Eet 's avonds een lichte of kleine maaltijd. In het Westen doen we vaak het omgekeerde: 's morgens geen of een klein ontbijt, en 's avonds een veel te grote en zware maaltijd.
- In plaats van twee keer per dag boterhammen, kan je twee keer per dag een warme of koude maaltijd eten met groente, bonen, paddenstoelen, wit vlees of vis (zie 'Middag- en avondeten').
- Was fruit (en groente) om pesticiden en bacteriën te verwijderen. Schil je fruit echter niet, omdat de meeste gezonde stoffen zich in en net onder de schil bevinden.
- Voeg citroensap toe aan je groene thee; het citroensap stabiliseert de gezonde stoffen in de thee en zorgt dat ze beter opgenomen worden.
- Voeg zwarte peper en eventueel wat olijfolie toe aan kurkuma. Deze stoffen zorgen ervoor dat de kurkuma minstens twintigmaal beter wordt opgenomen in het lichaam.

Meer recepten vind je in *De voedselzandloper* en *Het voedselzandloperkookboek*.

Opmerking:
- een 'kop' staat voor 240 ml
- een 'eetlepel' is een lepel waarmee je soep eet (15 ml)
- een 'koffielepel' is een lepel waarmee je koffie roert (5 ml)

Ontbijt

Enkele voorbeelden van een gezond ontbijt:
- een kom sojayoghurt met gebroken walnoten, lijnzaad en stukjes peer en banaan
- een kom met amandelmelk met daarin een notenmengeling (hazelnoten, amandelen, cashewnoten, walnoten: verkrijgbaar in elke supermarkt) en stukjes fruit (blauwbessen, rozijnen, ...)
- twee eieren in de pan, klaargemaakt met ui, paddenstoelen, spinazie of broccoli
- sojayoghurt met vers fruit en lijnzaad en een avocado waarop olijfolie en wat zout en peper gestrooid is
- enkele stukken koude gekookte zalm met avocado of geitenkaas
- groente (zoals broccoli of spinazie) met quorn en eventueel bonen
- tofoe met groente, klaargemaakt in de pan
- havermoutpap, bereid met plantaardige melk zoals sojamelk, met daarin bijvoorbeeld rozijnen, kaneel, stukjes walnoot en stukjes appel (maak ineens voldoende pap klaar voor drie dagen en warm de pap telkens op in de magnetron). Eet deze pap samen met zwarte chocolade en fruit zoals blauwbessen.
- een smoothie: fruit en groente gemixt in een blender, eventueel met noten, plantaardige melk of zijdentofoe (een zachtere yoghurtachtige vorm van tofoe)
- wees creatief: in Japan eet men soep en natto als ontbijt, in India linzen met gekruide groente-fruitpuree.

Ontbijtsmoothie
Maak een smoothie door het volgende in een blender te doen:
- fruit: bijvoorbeeld 1 banaan of 1 geperste sinaasappel met de ve-

zels, een mango, een handvol rood of blauw fruit (diepvriesfruit is het goedkoopst)
- samen met groente, zoals boerenkool, spinazie of broccoli (vers of ingevroren)
- al dan niet met noten of zaden (walnoten, amandelnoten, lijnzaad): deze geven de smoothie een meer smeuïge smaak
- al dan niet met plantaardige melk (sojamelk, amandelmelk, kokosnootmelk, ...)
- al dan niet met (zijden)tofoe: voor extra plantaardige eiwitten

Fruitontbijt met noten en lijnzaad
- 1 peer, ongeschild
- 1 appel, ongeschild
- 1 banaan
- 1 handvol walnoten
- 1 eetlepel lijnzaad (of chiazaad, pompoenpitten)
- optioneel: enkele eetlepels kokosmelk

Mix het fruit in een blender of pureer het met een mixer. Of snijd het fruit in stukjes als je liever geen fruitpap wilt. Voeg de noten en lijnzaad toe. Voeg eventueel enkele eetlepels kokosmelk toe.

Snelle havermoutcake, -pannenkoeken of -balletjes
- 4 eetlepels havermout
- 1 ei
- 1 banaan, geplet

Om cake te maken: meng de ingrediënten en doe ze in een kom of kopje. Plaats voor 3 minuten in de magnetron of 15 minuten in de oven op 180 graden. Dien op met fruit en noten.

Om snel pannenkoekjes te maken: meng 4 eetlepels havermout (of nog beter: havermoutpap), 1 ei (dat dient als bindmiddel) en 1 banaan in een kom, met een snuifje zout en kaneel. Zet een pan op het vuur en maak de bodem van de pan vet met een lepel kokosolie. Giet telkens een (kleine!) hoeveelheid van het mengsel in de pan zodat er een klein pannenkoekje ontstaat op een niet te hoog vuur.

Om kokos-havermoutballetjes te maken: vervang het ei door geraspte kokosnoot (verkrijgbaar in veel supermarkten). Meng 80 gram havermout, 50 gram geraspte kokosnoot en 2 rijpe bananen tot een smeuïge pap (voeg eventueel een snufje zout en een eetlepel erythritol toe). Leg hoopjes pap op een bakplaat. Zet 20 minuten in de oven op 180 graden.

Pap van noten en lijnzaad
- 1/4 kop walnoten
- 1/4 kop amandelen
- 2 eetlepels lijnzaad
- 3 eieren
- een halve banaan
- 1/4 kop amandelmelk (optioneel)
- een snufje kaneel

Mix eerst de noten en het lijnzaad in een blender, totdat je een dikke pap krijgt. Voeg daarna de andere ingrediënten toe. Haal het mengsel uit de blender en verwarm het op een laag vuur. Roer tot je de gewenste consistentie krijgt, voeg eventueel amandelmelk toe. Dien op, bijvoorbeeld met aardbeien.

Geitenkaasfrittata
- 150 g spinazie
- 3 eieren, geklutst
- 30 g geitenkaas
- 20 g Guyère
- een halve ajuin, gesnipperd
- 1 eetlepel olijfolie (geschikt voor bakken)
- zout en peper

Verwarm de oven voor op 200 graden. Plaats een pan (geschikt voor een oven) op het vuur. Voeg de olijfolie en de ajuin met wat zout en peper toe. Roerbak 3 minuten tot de ajuin doorzichtig is. Voeg de spinazie toe (samen met wat water) en roerbak totdat de spinazie opkrult (ongeveer 1 minuut). Voeg de eieren, geitenkaas en Gruyère toe. Bak 1 tot 2 minuten. Zet dan de pan in de oven gedurende 10 minuten. Haal de pan uit de oven en dien op.

Tomatenomelet met avocado
- 1 tomaat, in stukjes gesneden
- 1 ajuin, in stukjes gesneden
- 2 eieren
- 1 koffielepel kokosnootolie (of hittebestendige olijfolie)
- een halve avocado
- zout en peper (en kurkumapoeder)

Voeg de kokosnootolie toe aan een opwarmende pan. Eenmaal warm genoeg voeg de ajuin toe, en vervolgens de eieren en tomaat. Laat enkele minuten bakken en dien vervolgens de omelet op met de halve avocado. Besprekenkel de avocado met wat zout, peper en olijfolie.

Ook lekker: een omelet met 2 eieren, 150 g spinazie en 1 gekookte rode biet (verkrijgbaar in de meeste supermarkten). Maak 2 'kuiltjes' tussen de groente en giet daar de eieren in, zodat ze contact maken met de bodem van de pan.

Walnoten-kokospap
- 15 g walnoten
- 240 ml kokend water
- 2 eetlepels kokosrasp
- 1 eetlepel amandelmeel (fijngemalen amandelen)
- 2 eetlepels steviapoeder of erythritolpoeder
- 1 koffielepel kaneel
- 1 koffielepel pompoenpitten of lijnzaad

Doe alle ingrediënten in een blender, behalve het water en de stevia of erythritol. Blend tot je een fijn poeder verkrijgt. Voeg vervolgens het kokende water toe. Goed roeren. Dien op met het stevia- of erythritolpoeder erover, samen met enkele walnoten en plakjes banaan.

Amandelpannenkoeken met blauwbessen
- 100 g amandelmeel (fijngemalen amandelen)
- 1 eetlepel kokosmeel (fijngemalen kokosnoot)
- 3 eieren
- 50 ml water
- 75 ml pruimensap

- 1/4 koffielepel nootmuskaat
- olijfolie
- 200 g blauwbessen
- natuurlijke zoetstoffen: steviapoeder of erythritolpoeder

Doe amandelmeel, kokosmeel, eieren en het water in een kom en klop het tot een glad beslag (zodat er geen klontjes overblijven). Voeg pruimensap en nootmuskaat toe. Laat het beslag enkele minuten rusten. Plaats een pan (met antiaanbaklaag) op een middelhoog vuur en laat goed heet worden. Doe er wat olijfolie in, en vervolgens 1 eetlepel beslag. Eén minuut laten bakken zodat je een klein pannenkoekje krijgt. Keer het pannenkoekje om en bak de andere kant 1 à 2 minuten. Dien op met de blauwbessen en besprenkel met wat steviapoeder of erythritol.

Middag- en avondmaal

In het Westen dienen we vaak eten op als een 'drie-eenheid': groente, zetmeelproducten (aardappelen, rijst of pasta) en vlees of vis. Vervang deze zetmeelproducten door gezondere alternatieven: paddenstoelen, peulvruchten (erwten, bonen, linzen), extra groente (bijvoorbeeld bloemkoolpuree) of quinoa. In plaats van aardappelen maak je bijvoorbeeld linzen of paddenstoelen klaar. Je kan ook meer afstappen van dit maaltijd-driemanschap. In veel (niet-)westerse landen eet men een maaltijd met maar twee componenten (tofoe met paddenstoelen), of soms zelfs één (bijvoorbeeld groente, zoals de Ikariaanse ratatouille).

Ikariaanse ratatouille
(zoals wordt gegeten op het Griekse eiland Ikaria, waar veel honderdjarigen voorkomen)

- 2 aubergines, in stukken gesneden
- 2 courgettes, in stukken gesneden
- 2 paprika's (rood of groen), in stukken gesneden
- 3 tomaten, in stukken gesneden
- 2 uien, in stukjes gesneden

- 10 eetlepels olijfolie
- 3 eetlepels citroensap
- 2 koffielepels knoflook
- 2 koffielepels oregano (of verse oreganoblaadjes)
- 2 koffielepels salie (of verse salieblaadjes)
- 1 koffielepel zout

Voeg alles toe in een grote pan en laat minstens 30 minuten sudderen op een laag vuur. Roer af en toe. Bij het opdienen, besprenkel nog met wat olijfolie.

Tofoe met shiitake-paddenstoelen
(zoals wordt gegeten op het Japanse eiland Okinawa, waar veel honderdjarigen voorkomen)

- 500 g tofoe
- 250 g shiitake-paddenstoelen
- 2 eetlepels olijfolie
- 2 sjalotjes, in stukjes gesneden
- 1 eetlepel sojasaus
- 1 eetlepel sake (Japanse rijstwijn) of witte wijn
- 0,5 koffielepel zout, en peper

Snijd de tofoe in plakken. Doe 1 eetlepel olijfolie in een pan op het vuur. Voeg de repen tofoe toe, samen met peper en zout. Bak ze gedurende 4 minuten. Haal de tofoerepen uit de pan en leg ze op een bord apart. Doe weer 1 eetlepel olijfolie in de pan en voeg de sjalotjes toe. Bak gedurende 1 minuut. Voeg dan de paddenstoelen toe en roerbak gedurende 2 minuten. Voeg de sojasaus en de sake of witte wijn toe. Dien de paddenstoelen samen met de tofoe op.

Zevendedagsadventisten antipasto (10 porties)
(zoals wordt gegeten door de zevendedagsadventisten, een religieuze sekte ontstaan in de vs, die gezonde voeding belangrijk vindt. Volgens onderzoeken leven deze sekteleden 4 tot 7 jaar langer)

- 250 g kerstomaatjes (ongeveer 2 koppen)
- 180 g gemarineerde artisjokharten (ongeveer 1 pot)
- 180 g walnoten (ongeveer 1,5 kop)
- 120 g olijven (ongeveer 1 kop)
- 120 g broccolifloretten (ongeveer 1 kop)
- 120 g bloemkoolfloretten (ongeveer 1 kop)
- 120 g champignons (ongeveer 1 kop)
- 2 paprika's (rood, geel of groen), in stukjes van 2 cm lang gesneden
- 7 lente-uitjes (bosui of sla-ui)
- 6 eetlepels olijfolie
- 2 eetlepels balsamicoazijn
- 1 eetlepel oregano- of basilicumblaadjes (fijngehakt)
- 0,5 koffielepel knoflook
- 0,5 koffielepel marjolein
- 0,5 eetlepel zout

Meng alles in een heel grote kom of kookpot. Bedek de kom met plastiekfolie of een deksel. Laat gedurende minstens 8 uur marineren in de koelkast (roer het mengsel om de paar uur). Je hebt meteen een voorraad voor 10 porties, of een grote schotel om op te dienen tijdens een feest.

Bloemkool met paddenstoelen
- 1 (kleine) bloemkool, verbrokkeld
- 250 g kastanjechampignons, in stukjes gesneden
- 1 handvol pompoenpitten
- 2 eetlepels olijfolie

Snijd en verbrokkel de bloemkool in kleine stukjes met een mes en uw handen. Doe de olijfolie en pompoenpitten in een pan op een matig vuur. Kruid met zout en peper. Als de pompoenpitten goudbruin zijn, haal ze eruit en leg ze apart op een bord. Voeg 1 eetlepel olijfolie toe aan de pan, en vervolgens de bloemkool en paddenstoelen. Kruid met zout en peper. Laat stoven (giet telkens een teveel van water af). Dien op met de pompoenpitten.

Groente met zalm en avocado
- 100 g salade (of koude bloemkool of doperwtjes)
- 30 g gekookte zalm, in kleine stukjes gesneden
- 1 avocado
- halve appel, in kleine stukjes gesneden
- 1 eetlepel mayonaise (bij voorkeur gemaakt met olijfolie, ook verkrijgbaar in de supermarkt)
- 1 sjalotje, fijngesneden
- citroensap
- peper en peterselie

Snijd de avocado doormidden en schraap de pulp eruit. Snijd de pulp vrij fijn (besprenkel deze met citroensap zodat hij niet verkleurt/oxideert). Meng de avocado, zalm, mayonaise, het sjalotje en de appel. Breng op smaak met peper. Dien op met de salade, koude bloemkool of doperwtjes.

Quinoa met doperwten en fetakaas
- 250 g doperwten
- 125 g fetakaas
- 125 g quinoa
- 50 g rozijnen
- zout, peper, koriander en ajuinpoeder (of 2 fijngesneden lente-uitjes)

Kook de quinoa volgens instructies op de verpakking en laat afkoelen. Meng erwtjes, quinoa, rozijnen, de kruiden en de kaas. Breng op smaak met peper en zout. Maak ineens voldoende voor enkele dagen.

Walnoten-dadelsalade
- 100 g sla
- 30 g walnoten
- 30 g dadels, pitten verwijderd en in stukjes gesneden
- 1 sinaasappel, geschild en in dunne plakjes gesneden
- voor de dressing: 1 eetlepel olijfolie, 1 eetlepel citroensap, 0,5 koffielepel steviapoeder of erythritolpoeder, peper

Was de sla. Voeg de sinaasappelstukjes en dadels en walnoten toe. Besprenkel met de dressing.

Kip met shiitake en spinazie
- 2 kippenbouten
- 200 g spinazie (bladeren)
- 100 g shiitake-paddenstoelen, het onderste stukje van de harde steel verwijderd
- 1 zoete puntpaprika, in ringen gesneden
- 6 teentjes knoflook
- 4 eetlepels sojasaus
- sap van een halve citroen

Breng 1,5 liter water aan de kook. Doe alles in het kokende water, behalve de spinazie en het citroensap. Na 45 minuten zachtjes koken de spinazie en het citroensap toevoegen. Laat nog vijf minuten koken.

Groente uit de oven met pesto
- 600 g wortels, geschild en in plakjes gesneden
- 400 g bloemkoolroosjes
- 400 g spruitjes
- 1 flespompoen, geschild en in 4 stukken gesneden
- 1 rode ui, gepeld en in 4 stukken gesneden
- 200 g pesto (verkrijgbaar in de supermarkt)
- 4 eetlepels olijfolie
- peper

Verwarm de oven voor op 220 graden. Plaats alle groentes in een grote braadpan, doordrenk en roer ze in olijfolie en strooi er wat peper over. Zet 40 minuten in de oven (schep na 20 minuten de groentes om). Dien op samen met de pesto.

Snelle zalm met broccoli en bonen
- 1 zalmmoot
- 150 gram broccoli, diepgevroren
- 1 blik witte bonen (of doperwtjes)
- 1 eetlepel mayonaise (bij voorkeur gemaakt met olijfolie)
- peper en zout

Vul een pan met water en kook de broccoli hierin gedurende 6 minuten (breng het water op smaak met zout of een groentebouillonblokje). Je kan de broccoli ook 6 minuten opwarmen in de magnetron op 850 watt. Spoel ondertussen de bonen af onder water, droog ze af en plaats ze in een kom. Breng de bonen op smaak met mayonaise, zout, peper en eventueel knoflook(poeder), komijn of bonenkruid. Breng 1 liter water in een tweede pan aan de kook. Voeg aan het water een (vis)bouillonblokje en peper en zout toe. Zet het water dan op een lager vuur en plaats de zalm in het water. Laat de zalm vijf minuten pocheren. Binnen een kwartier heb je een maaltijd bereid.

Pompoenspaghetti
- 1 eikelpompoen, ontpit, gehalveerd en vervolgens in lange dunne linten gesneden
- 2 courgettes, in lange dunne linten gesneden
- 175 g kerstomaten, gehalveerd
- 2 eetlepels zongedroogdetomatenpasta
- 2 eetlepels olijfolie
- 2 teentjes knoflook, geperst
- 1 handvol basilicumblaadjes, in stukken gescheurd
- peper

Doe 1 eetlepel olijfolie in een pan met antiaanbaklaag en roerbak de pompoen 3 minuten. Voeg de courgettes toe en roerbak 3 minuten. Voeg 1 eetlepel olijfolie, knoflook, tomaten en de tomatenpasta toe en roerbak 3 minuten. Dien op na er wat peper en de basilicumblaadjes over gestrooid te hebben.

Portobello's met amandelen en salade
- 4 portobello-paddenstoelen, steeltjes weggesneden
- 75 g amandelen
- 75 g amandelmeel
- 3 eetlepels olijfolie
- 2 koffielepels (blad)peterselie
- 1 citroen, in stukjes gesneden
- 1 teen knoflook
- peper
- 150 g salade

Verwarm de oven voor op 240 graden. Maak de paddenstoelen schoon met keukenpapier (ze wassen met water doet ze te veel opzwellen). Mix de amandelen, amandelmeel, peterselie en knoflook in een blender. Doe vervolgens het mengsel in een kom. Voeg 2 eetlepels olijfolie en wat peper toe. Goed roeren. Duw de portobello's met de bovenkant in het mengsel, en haal ze er vervolgens uit, zodat er veel amandelmengsel aan blijft kleven. Plaats de portobello's op een bakplaat. Verdeel de rest van het amandelmengsel over de portobello's. Besprenkel ze met de olijfolie. Zet 15 minuten in de oven (totdat de amandelkorst goudkleurig en knapperig is). Dien op met de salade en stukjes citroen, met wat extra bladpeterselie erover gestrooid.

Spinazie met linzen, feta en walnoten
- 8 koppen spinaziebladeren, afgespoeld
- 1,5 kop linzen, gekookt
- 4 eetlepels walnoten, in stukjes
- 2,5 eetlepels fetakaas

Voor de dressing:
- 4 eetlepels water
- 3 eetlepels olijfolie
- 3 eetlepels azijn
- 1 eetlepel Dijon-mosterd
- peper en zout

Maak de dressing door de olijfolie, azijn, mosterd, water, zout en peper in een klein kommetje te vermengen. Doe de spinazie en linzen in een grote kom. Giet de dressing erover en vermeng. Voeg de walnoten en feta toe.

Pizza met pesto
Voor de pizzabodem:
- 100 g amandelmeel (fijngemalen amandelen)
- 2 eieren
- 90 ml water
- 3 eetlepels olijfolie

Voor de pesto (je kan ook kant-en-klare pesto kopen in de supermarkt):
- 80 g pijnboompitten
- 4 eetlepels olijfolie

- handvol basilicumblaadjes
- 1 teentje knoflook

Verwarm de oven voor op 190 graden. Meng in een grote kom het amandelmeel, eieren, water en olijfolie door elkaar. Wanneer het mengsel deegachtig wordt, kneed het verder met je handen (doe dit voorzichtig, want het deeg kruimelt makkelijker dan gewoon deeg). De pesto maak je door alle ingrediënten (pijnboompitten, olijfolie, basilicum en knoflook) in een blender te doen. Vorm twee kleinere pizzabodems uit het deeg en plaats op een bakpapier of in een kom met een antiaanbaklaag. Verdeel de pesto erover. Bak 12 minuten in de oven, en zet dan de oven uit om nog 3 minuten in de oven te laten nagaren.

Tarwevrij brood
Basisbakmix:
- 500 g amandelmeel (fijngemalen amandelen)
- 125 g lijnzaad, gemalen (bijv. in een koffiemaler)
- 30 g kokosbloem (fijngemalen kokosnoot)
- 2 koffielepels baksoda

Roer al deze elementen door elkaar. Bewaar eventueel een extra portie voor later (bewaar in een luchtdichte doos). Neem 250 g van deze bakmix, en:

- 3 eieren
- 60 ml water
- 2 eetlepels olijfolie
- 2 eetlepels azijn
- een halve koffielepel zout

Verwarm de oven voor op 190 graden. Vet een bakplaat in. Meng in een kleine kom water, olijfolie, azijn en het zout. Voeg het mengsel toe aan de basisbakmix en meng. Laat het mengsel 1 minuut staan, voeg dan pas de geklopte eieren toe en meng alles. Giet het deeg in een bakvorm en zet 15 minuten in de oven (tot het goudbruin is). Snij het 'brood' in stukken en bewaar in de koelkast. Je kan ook 2 koffielepels rozemarijn, 1 koffielepel knoflookpoeder en 1 koffielepel oregano toevoegen om het brood een specifieke smaak te geven. Je kan het brood beleggen met humus, pesto, guacamole (zie verder), geitenkaas, zongedroogde tomaat, tuinkers en wat zout.

Soep

Soepen kunnen snel gemaakt worden, bijvoorbeeld van restjes groente. Ze zijn een ideale manier om elke dag nog heel wat extra groente in te nemen. Probeer soepen te maken met uiterst gezonde groente, zoals broccoli, boerenkool of spinazie. Dit is een snel basisrecept:

Basic broccolisoep
- 1 liter water
- 500 g broccoli
- 2 blokjes groentebouillon
- 2 teentjes knoflook
- 4 eetlepels olijfolie
- peper

Doe de olijfolie in een grote pan op een vuur. Voeg knoflook toe en roerbak het gedurende 1-2 minuten. Giet 1 liter water in de pan, voeg de broccoli, groentebouillonblokjes en wat peper toe. Laat 40 minuten koken. Vermaal de broccoli vervolgens met een staafmixer. Dien op met wat peterselie. Tip: je kan ook nog 1 koffielepel gedroogde basilicum, 1 laurierblad en 1 ui toevoegen voor extra smaak. Je kan de soep ook dikker maken, bijvoorbeeld 750 g groente voor 1 liter water.

Gezonde vieruurtjes

Moet een vieruurtje altijd een koek of een zakje chips zijn? Hier zijn veel gezondere alternatieven:

- stukjes groente (broccoli- of bloemkoolroosjes, worteltjes, kerstomaatjes, stukjes paprika) gedoopt in hummus (puree van kikkererwten), pesto (gemaakt van pijnboompitten, basilicum, knoflook

en olijfolie), guacamole (puree van avocado), groentepaté of notenboter (gepureerde noten)
- een halve avocado besprenkeld met wat olijfolie, peper en zout
- olijven
- noten(mix) met gedroogd fruit of olijven
- sardientjes met olijven
- een stukje zwarte chocolade (minstens 70 procent cacao)
- sojayoghurt met frambozen
- stukjes kaas
- schijfjes appel met cheddar
- fruit (perzik, kersen, pruim, nectarine, abrikoos, banaan, peer, appel, grapefruit, kiwi, ...)
- schijfjes tomaat besprenkeld met wat olijfolie en verbrokkelde fetakaas

Boerenkoolchips
- boerenkool, de harde stelen verwijderd, in stukken gesneden
- 2 eetlepels olijfolie
- zout

Verwarm de oven voor op 150 graden. Meng de boerenkool met de olijfolie in een kom. Bestrooi met zout. Plaats de boerenkool op een vel bakpapier. Zet gedurende 15 minuten in de oven (totdat de boerenkool krokant is).

Appelschijfjes met amandelboter
- appels, in schijfjes gesneden
- amandelboter (te koop in de supermarkt of zelf te maken door amandelen te vermalen in een blender tot een pasta – kan tot 15 minuten duren)
- amandelen, in stukjes gesneden
- verkruimelde donkere chocolade
- kokosnootschilfers
- 1 eetlepel citroensap

Meng in een kom de appelschijfjes met het citroensap (het citroensap zorgt ervoor dat de appelschijfjes veel minder snel oxideren en bruin worden). Plaats de appelschijfjes op een bord, en smeer er amandelboter op. Besprenkel met amandelstukjes, verkruimelde donkere chocolade en kokosnootschilfers.

Cashew-kokosnootbollen
- 1 kop dadels, ontpit, in stukjes gesneden
- 3/4 kop cashewnoten
- 1/2 kop kokosnoot, in stukjes gesneden of geraspt
- snuifje zout (optioneel)

Plaats alle ingrediënten in een blender en mix tot je een dikke deegachtige brij krijgt. Rol het deeg in balletjes. Laat afkoelen in de koelkast alvorens op te dienen. Een heerlijke gezonde snack.

Desserts

Een opmerking: sommige mensen vinden dat de natuurlijke suikervervanger stevia een te bittere nasmaak heeft; erythritol heeft dit veel minder. Enkele voorbeelden van gezonde desserts (die ook als vieruurtje kunnen dienen):

- twee handenvol rood en blauw fruit (blauwbessen, braambessen, frambozen, aardbeien, kersen), al dan niet met slagroom (melkvet)
- een stukje zwarte chocolade (minstens 70 procent cacao)
- sojayoghurt of sojapap met (blauw) fruit en lijnzaad
- een appel in stukjes gesneden, besprenkeld met kaneel en erithrytolpoeder of steviapoeder (een natuurlijke zoetstof die geen suikerpieken veroorzaakt)
- aardbeien ondergedompeld in gesmolten zwarte chocolade
- gemengde noten, al dan niet met gedroogd fruit (verkrijgbaar in de supermarkt)

Noten met chocolade
- 250 g noten (walnoten, amandelnoten, cashewnoten, ...), grof gehakt
- 200 g pure chocolade (minstens 70 procent cacao)

Breek de chocolade in stukken en laat smelten in een pan (laat de temperatuur niet te hoog worden, 40 graden is voldoende). Voeg de noten toe. Besprenkel met een beetje zwarte peper. Lepel chocoladenoten in hoopjes op aluminiumfolie of bakpapier. Laat afkoelen in de koelkast alvorens op te dienen.

Citroentaart
- 6 eetlepels kokosolie (plus een beetje extra voor het invetten)
- 4 eetlepels steviapoeder of erythritolpoeder
- 185 g amandelmeel (fijngemalen amandelen)
- 60 g kokosmeel (fijngemalen kokosnoot)
- 4 eieren
- geraspte schil en sap van 1 citroen (of 1 koffielepel citroenextract)

Verwarm de oven voor op 180 graden. Vet een ronde bakvorm (doorsnede van ongeveer 23 cm) in met een beetje kokosolie. Smelt de kokosolie in een klein pannetje op een laag vuur (of 30 seconden in de magnetron). Voeg stevia- of erythritolpoeder toe. Neem een grote kom en roer het amandelmeel en kokosmeel door elkaar. Voeg de gesmolten olie toe, samen met de eieren en geraspte citroenschil en het citroensap. Klop goed door elkaar. Doe het taartbeslag in de ingevette bakvorm en zet 30 minuten in de oven (of totdat wanneer je met een mes midden in de taart steekt, het mes er schoon uit komt).

Kokosnootmousse
- 1 blikje (ongeveer 250 ml) kokosnootmelk (gekoeld in de koelkast zodat de kokosnootmelk een crème vormt)
- 3 eetlepels cacaopoeder
- 1 à 2 eetlepels steviapoeder of erythritolpoeder

Lepel de gekoelde kokosnootmelkcrème uit het blik in een kom. Gebruik een mixer om de crème te kloppen tot hij zacht is (en geen vloeistof vormt). Voeg het cacaopoeder en de stevia toe tijdens het kloppen, totdat je een lichte mousse krijgt. Bestrooi eventueel met kokosnootschilfers of kaneel en dien op.

Tofoe-chocolademousse met frambozen
- 400 g zijdentofoe (een zachtere vorm van tofoe)
- 240 g zwarte chocolade, gesmolten
- 2 koffielepels steviapoeder of erythritolpoeder
- 1 eetlepel vanille-extract
- snuifje kaneel
- snuifje nootmuskaat
- 2 handenvol frambozen

Mix alle ingrediënten in een blender, behalve de frambozen. Bewaar minstens 2 uur in de koelkast alvorens op te dienen met de frambozen.

Chocoladetruffels
- 240 g zwarte chocolade (minstens 70 procent cacao), in kleine stukjes gehakt
- 0,5 kop slagroom (melkvet)
- 1 koffielepel vanille-extract
- cacaopoeder

Breng de slagroom in een kleine pan aan de kook. Voeg dan het vanille-extract toe. Giet vervolgens het mengsel over de chocolade die zich in een grote kom bevindt. Roer totdat je een mengsel krijgt. Laat afkoelen en plaats het gedurende twee uur in de koelkast. Haal het mengsel uit de koelkast en plaats telkens één koffielepel van het mengsel in je handpalm en rol hieruit een truffel. Plaats de truffels op bakpapier. Rol de truffels in het cacaopoeder (of in notenstukjes). De truffels kunnen in een luchtdichte doos gedurende een week bewaard worden.

Aanvullingen

Wat zijn eiwitten of proteïnen?

Deze aanvulling is voor lezers die precies willen weten wat eiwitten of proteïnen zijn (eiwitten en proteïnen zijn synoniemen). Alvorens verder te gaan, dient eerst uitgelegd te worden wat atomen en moleculen zijn. Onze voeding is immers een moleculaire aangelegenheid.

Alle dingen om ons heen zijn opgebouwd uit atomen. Een blok ijzer is opgebouwd uit ijzeratomen, een gouden ring bestaat uit goudatomen, en een boom is vooral een verzameling van koolstof-, waterstof- en zuurstofatomen. Een diamant bestaat uit koolstofatomen die sterk aan elkaar gebonden zijn, wat de diamant zo hard maakt. Grafiet in een potlood is opgebouwd uit diezelfde koolstofatomen als diamant, maar de koolstofatomen zijn veel minder sterk en volgens een ander patroon met elkaar verbonden, zodat grafiet tussen je vingers verkruimelt en diamant de hardste stof in de natuur is. Meer complexere zaken in de wereld, zoals levende wezens, bestaan uit verzamelingen van allerlei verschillende atomen, zoals waterstof-, zuurstof- en koolstofatomen.

Er bestaan in totaal 92 soorten atomen, zoals waterstofatomen, koolstofatomen, stikstofatomen, ijzeratomen of goudatomen (buiten enkele zeldzame atomen die kortstondig bestaan in kernreactoren). Al deze 92 atomen worden gerangschikt volgens hun 'gewicht'. Het lichtste atoom is waterstof (atoomnummer 1). Het zwaarste atoom is uranium (atoomnummer 92). Atomen hebben afkortingen: H staat voor een waterstofatoom, C voor een koolstof, O voor zuurstof, N voor stikstof, enzovoort. Atomen hebben de neiging om verbindingen met andere atomen te vormen. Wanneer twee of meer atomen met elkaar verbonden zijn, spreken we van een molecule. De eenvoudigste molecule is diwaterstof (H_2): twee waterstofatomen die zich met elkaar verbonden hebben. Water bestaat uit watermoleculen, opgebouwd uit telkens twee waterstofatomen en een zuurstofatoom (H_2O). Die watermoleculen hebben ook de neiging om lichtjes aan elkaar te kleven, en als je vele duizenden triljarden watermoleculen (H_2O) bij elkaar gooit krijg je een licht 'kleverig of stroperig' goedje dat we een waterdruppel noemen.

Net zoals alles in de wereld zijn ook eiwitten opgebouwd uit atomen. Een eiwit bestaat uit honderden tot honderdduizenden atomen. Deze atomen rangschikken zich in een bepaalde vorm, die de functie en naam van het eiwit bepaalt. Sommige eiwitten hebben de vorm van een holle cilinder, en steken loodrecht in de celwand. Deze eiwitten functioneren als een soort 'poort' die bepaalde stoffen in en uit de cel laat. Andere eiwitten hebben de vorm van een bol. Als we deze bol doormidden zouden snijden, zien we dat deze bol hol is. Dat is ook met een bedoeling: in dit soort

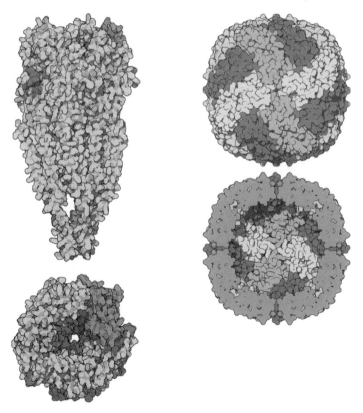

Twee soorten eiwitten: een cilindervormige en een korfvormige eiwit. Elk bolletje is een atoom op zich. (afbeelding door David S. Goodsell, the Scripps Research Institute)

eiwitten ('ferritine' geheten) worden ijzeratomen opgeslagen. Net zoals appels in manden worden bewaard, worden ijzeratomen in deze bolvormige eiwitwanden opgeslagen. Als je arts wil weten hoe het met je ijzervoorraad is gesteld, dan meet hij onder meer de concentratie van dit soort eiwitten in je bloed.

Meer specifiek zijn eiwitten opgebouwd uit aminozuren. Dit zijn groepjes atomen die altijd volgens een vast patroon zijn opgebouwd. De 'ruggengraat' van een aminozuur heeft altijd hetzelfde patroon. Op deze ruggengraat kan telkens een andere groep atomen plakken, waardoor er verschillende soorten aminozuren kunnen bestaan. In het lichaam komen twintig soorten aminozuren voor, met telkens hun specifieke atoomgroep.

$$H_3N^+ - C(H)(R) - C(=O)O^-$$

De basisstructuur van elk aminozuur. H staat voor een waterstofatoom, C voor een koolstofatoom, O voor een zuurstofatoom en N voor een stikstofatoom. R is de 'functionele groep' en kan een van de twintig soorten kleine atoomgroepjes zijn die zo de naam van het specifieke aminozuur bepalen.

Aminozuren rijgen zich aaneen om een streng te vormen, net zoals parels een parelketting vormen. Die streng is een eiwit. De volgorde waarin aminozuren aan elkaar worden geregen bepaalt het soort eiwit. Het ene eiwit bestaat bijvoorbeeld uit glycine-arginine-tryptofaan-..., het andere eiwit begint met tryptofaan-tryptofaan-arginine-... enzovoort. Uiteraard kun je zo gigantisch veel combinaties krijgen. Met twintig soorten aminozuren worden de ongeveer 100.000 verschillende soorten eiwitten in ons lichaam opgebouwd. Sommige eiwitten zijn maar opgebouwd uit enkele tientallen aminozuren, zoals insuline (dat een ketting is van 51 aminozuren). Andere eiwitten zijn gigantisch, zoals titine, eiwit dat uit 30.000 aminozuren bestaat en een belangrijk spiereiwit is.

Wat zijn koolhydraten?

Koolhydraten zijn net als eiwitten opgebouwd uit atomen. Koolhydraten worden ook wel suikers genoemd. Glucose is één van de eenvoudigste koolhydraten. Het kan op zichzelf bestaan, of als basiseenheid dienen om langere suikerketens te vormen. Glucose is telkens opgebouwd uit zes atomen die een zeshoek vormen, waaraan nog wat atomen hangen:

Glucose. C staat voor een koolstofatoom, O voor een zuurstofatoom en H voor een waterstofatoom.

Een klontje druivensuiker is opgebouwd uit miljarden en miljarden aparte glucose-eenheden. Fructose (fruitsuiker) bestaat uit vijf atomen die een vijfhoek vormen, waaraan nog wat atomen hangen:

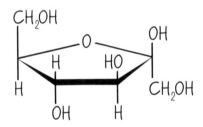

Fructose (C staat voor een koolstofatoom, O voor een zuurstofatoom en H voor een waterstofatoom).

Net zoals aminozuren zich als een ketting aan elkaar kunnen hechten om eiwitten te vormen, zo kunnen enkelvoudige suikers als glucose en fructose zich aan elkaar hechten om suikerketens te vormen. Wanneer één glucose-molecule en één fructose-molecule zich aan elkaar binden, dan vormen ze 'sucrose'. Sucrose is de wetenschappelijke naam voor de gewone witte tafelsuiker die we gebruiken voor in de koffie of op een pannenkoek.

Sucrose (witte tafelsuiker) is telkens opgebouwd uit een glucose- en een fructose-molecule die aan elkaar gekoppeld zijn.

Koolhydraten kunnen bestaan uit nog langere kettingen. Zetmeel bijvoorbeeld bestaat uit duizenden en duizenden glucosemoleculen die aan elkaar geregen zijn. Het zetmeel dat zich in brood, aardappelen, rijst of pasta bevindt is dus niets anders dan glucose.

Zetmeel bestaat uit vele duizenden glucose-moleculen die aan elkaar gekoppeld zijn en lange ketens vormen. Vandaar dat zetmeel ook een 'lange' koolhydraat is. (Een kleine opmerking: waar de lijnen elkaar kruisen, aan de hoekpunten dus, bevindt zich telkens een koolstofatoom (C) dat niet wordt weergegeven volgens de standaard wetenschappelijke notatie.)

Verklarende woordenlijst

Adenosinetrifosfaat (adenosinetrifosfaat, ATP): dit zijn de moleculen in het lichaam die alles draaiende houden. ATP-moleculen reageren met eiwitten door eraan te kleven. Hierdoor veranderen die eiwitten van structuur zodat ze een bepaalde functie kunnen verrichten. Een ATP-molecule kan bijvoorbeeld kleven aan een kanaaleiwit in de celwand, waardoor dat zich opent en bepaalde moleculen de cel kunnen binnenstromen.
Aderverkalking: een onjuiste benaming voor atherosclerose gezien het de slagaders zijn en niet de aders die dichtslibben of 'verkalken'. Zie atherosclerose.
Alzheimer: zie dementie.
Aminozuur: aminozuren zijn de bouwstenen van proteïnen (eiwitten). Een aminozuur is een kleine molecule opgebouwd uit een tiental altijd dezelfde atomen en verder enkele specifieke atomen die zo telkens het type aminozuur bepalen. In het lichaam komt een twintigtal soorten aminozuren voor, die zich aan elkaar hechten tot ketens die eiwitten vormen. Een eiwit bestaat uit tientallen tot duizenden aminozuren (zie ook eiwit).
Antioxidant: een stof die vrije radicalen neutraliseert omdat deze stof gemakkelijk met vrije radicalen reageert. Zie ook vrij radicaal.
Atherosclerose: wordt ook wel (slag)aderverkalking genoemd. Dit is het dichtslibben van de slagaders. Dit zijn onder meer de slagaders ter hoogte van het hart of de hersenen. Wanneer plots een slagader volledig dichtslibt in het hart, dan sterft een gedeelte van het hart af door zuurstoftekort en spreken dokters van een hartaanval. Wanneer een slagader in de hersenen volledig dichtslibt, spreekt men van een beroerte.
Atoom: bouwsteen van alle materie. Een atoom bestaat uit een atoomkern en elektronen die rond de atoomkern draaien. In de atoomkern bevinden zich de protonen en neutronen. De hoeveelheid protonen in de kern bepaalt de naam van het atoom. Waterstof heeft één proton, ijzer 26 en uranium heeft er 92.

ATP: zie adenosinetrifosfaat.
Bacterie: een eencellig organisme dat geen celkern en mitochondriën heeft.
Base of basemolecule: is een molecule zoals guanine (G), cytosine (C), adenine (A) of thymine (T). Een base bestaat telkens uit een groepje van een vijftiental koolstof-, stikstof-, waterstof- en zuurstofatomen. Twee basen vormen telkens de sporten waaruit de DNA-ladder is opgebouwd. Zie ook DNA.
Beroerte: een beroerte ontstaat omdat in de hersenen een bloedvat scheurt of volledig dichtslibt, waardoor een gedeelte van de hersenen geen bloed meer krijgt. Hierdoor sterven de hersencellen af.
Calorie: een maat voor 'energie'. Calorieën geven ons energie om ons lichaam draaiende te houden. Voeding wordt (gedeeltelijk) omgezet in calorieën. Calorieën kunnen ATP of warmte voorstellen. 1000 calorieën (1 kilocalorie) is de hoeveelheid energie die nodig is om 1 liter water met 1 graad op te warmen. Een mens verbruikt rond de 2200 kilocalorieën per dag. Zie ook adenosinetrifosfaat (ATP).
Cel: meestal wordt hiermee een minuscuul zakje water bedoeld dat samengehouden wordt door een celwand waarin zich een celkern en mitochondriën bevinden en waarin miljoenen eiwitten ronddrijven. Ons lichaam is opgebouwd uit cellen die een specifieke vorm en functie hebben (zoals maagcellen, levercellen, oogcellen, enzovoort). De gemiddelde doorsnede van een cel is één vijftigste van een millimeter. De eerste primitieve oercel bevatte wellicht enkel mitochondriën en nog geen celkern (die kwam later).
Celkern: onze cellen bevatten in hun binnenste een celkern, waarin zich het DNA bevindt. Zie ook DNA.
Celskelet: zie cytoskelet.
Celvocht: wordt ook 'cytoplasma' genoemd. Dit is de ruimte in een cel buiten de celkern. In onze cellen bestaat het celvocht uit water waarin eiwitten, mitochondriën en andere celonderdelen drijven.
Celwand: de wand van een cel. De celwand bestaat uit vetachtige moleculen die het water en de eiwitten waaruit een cel bestaat, omsluiten.
Cortex: zie hersenschors.
Cortisol: een hormoon afkomstig van de bijnier dat vrijkomt bij stress. Zie ook hormoon.
Crosslink: een verbinding tussen twee eiwitten. Deze verbinding kan opgebouwd zijn uit een suikermolecule. Crosslinks tussen de collageenvezels in

de huid kunnen de huid meer 'star' en minder elastisch maken waardoor de huid rimpelig wordt.

Cytoplasma: zie celvocht.

Cytoskelet: lange in elkaar hakende buizen opgebouwd uit eiwitten. Kleine moleculen als ATP (zie adenosinetrifosfaat) binden zich aan het cytoskelet, waardoor het van structuur verandert en zo ook de hele cel. Hierdoor kunnen cellen zich voortbewegen, zich vasthechten aan andere cellen of bacteriën verorberen.

Dementie: het afsterven van hersencellen, meestal door eiwitten die in en rond de hersencellen samenklonteren en de cellen zo verstikken. Afhankelijk van het soort eiwitten en de hersengebieden die het meest getroffen worden, spreekt men van alzheimer, Lewy-body dementie of frontotemporale dementie. Een andere vorm van dementie ontstaat door talloze mini-beroertes in de hersenen (veroorzaakt door bijvoorbeeld een hoge bloeddruk of diabetes). Dit heet 'vasculaire dementie'. Zie ook beroerte.

Diabetes: een ziekte waarbij er te veel suiker blijft circuleren in de bloedbaan. Type 1-diabetes wordt veroorzaakt door het immuunsysteem dat verkeerdelijk de cellen in de pancreas aanvalt die insuline produceren. Hierdoor maakt het lichaam te weinig insuline aan zodat de cellen te weinig suiker kunnen opnemen. Dit type diabetes treft vaak kinderen. 90 procent van de diabetesgevallen zijn type 2-diabetes. Bij type 2-diabetes wordt dit veroorzaakt omdat de lever-, vet- en spiercellen niet voldoende meer reageren op insuline. Insuline is een stof die ervoor zorgt dat cellen suiker kunnen opnemen. Hierdoor blijft de suiker te lang circuleren in de bloedbaan en worden andere lichaamscellen door de suiker beschadigd, zoals nier-, oog- of zenuwcellen.

DNA (desoxyribonucleïnezuur): een gigantische molecule die de vorm heeft van een wenteltrap. Het DNA bevat de instructies om eiwitten op te bouwen, die nagenoeg alle taken in de cel verrichten. Het DNA bevat dus de 'lettercode' (opgebouwd uit de basen guanine (G), cytosine (C), adenine (A) of thymine (T)) die codeert voor tienduizenden soorten eiwitten. Zie ook base.

Dopamine: een neurotransmitter en tevens een kleine molecule die de communicatie verzorgt tussen zenuwcellen die instaan voor gevoelens als verslaving en beloning. Zie ook neurotransmitter.

Eiwit: of proteïne. Een enorme molecule die bestaat uit tientallen tot duizenden aminozuren en zo uit honderden tot vele tienduizenden atomen. Eiwitten kunnen allerlei vormen en functies aannemen, en zo de meest uiteenlopende taken in ons lichaam vervullen. Ingeplant in celwanden functioneren ze als kanalen, in spiercellen kunnen ze samentrekken om onze spieren in beweging te zetten en in onze bloedbaan vervoeren ze zuurstof of vallen ze bacteriën aan.

Elektron: zeer klein negatief geladen deeltje. Elektronen vormen samen met de atoomkern een atoom. Elektronen zijn 'de lijm' waarmee atomen zich aan elkaar smeden om moleculen te vormen. Zie ook atoom.

Element: zie atoom.

Endorfine: een stof die een rol speelt bij prettige gevoelens. Wanneer het lichaam endorfines aanmaakt, gaan mensen zich zeer goed voelen of worden ze geen pijn meer gewaar. Er zijn ook synthetische endorfines met een gelijkaardig effect, zoals heroïne of morfine.

Enzym: zie eiwit.

Evolutie: het veranderen van de eigenschappen van organismen, zodat ze beter aangepast zijn aan hun omgeving. Dit veranderen kan gebeuren door willekeurige mutaties in DNA, die heel af en toe positieve gevolgen kunnen hebben zodat een organisme beter kan overleven en zich beter kan voortplanten. Het DNA dat kan muteren, bepaalt in elke cel welke eiwitten gemaakt worden. Eiwitten bepalen op hun beurt de functie, vorm en samenwerking tussen cellen die zo een heel organisme opbouwen.

Flavonoïden: dit zijn stoffen die vaak bloemen, groenten en fruit hun rode, blauwe of specifieke kleur geven. Flavonoïden zijn vaak bijzonder gezond voor het lichaam, meestal omdat ze licht toxisch zijn of omdat ze bepaalde eiwitten in de cel beïnvloeden, en niet zozeer omdat het 'antioxidanten' zijn.

Foton: een lichtdeeltje of een hoeveelheid licht.

Gen: een stukje van de DNA-streng dat codeert voor de aanmaak van een bepaald eiwit. Menselijk DNA telt ongeveer 24.000 genen. Zie ook DNA. Zie ook eiwit.

Glucose: glucose bestaat uit een zeshoek van koolstof, zuurstof en waterstofatomen. Zie ook koolhydraat.

Glycemische index: een maat voor hoe snel suikers in een voedingsmiddel in het bloed terechtkomen en een suikerpiek veroorzaken. Producten die opgebouwd zijn uit veel losse of verhitte suikers (zoals wit brood of pizzadeeg) worden snel afgebroken in de darm, waardoor de suikers waaruit deze producten opgebouwd zijn snel in het bloed terechtkomen en zo steile suikerpieken veroorzaken. De glycemische lading houdt zowel rekening met de snelheid als met de hoeveelheid suiker in een voedingsmid-

del. Het is een nog betere maatstaf voor hoe gezond voeding is, hoewel de glycemische index voor veel voedingsmiddelen volstaat.
Glycemische lading: zie glycemische index.
Groeihormoon: zie IGF.
Groeistimulatie: het stimuleren van de groei en werking van cellen. Dit gebeurt door stoffen zoals IGF, insuline, groeihormoon, suikers of aminozuren.
Hart- en bloedvatziekte: het langzaam dichtslibben van de bloedvaten. Wanneer een bloedvat plots volledig dichtslibt in het hart spreekt men van een hartaanval. Zie ook hartaanval of beroerte.
Hartaanval: het plots volledig dichtslibben van een bloedvat dat al redelijk vernauwd was door jarenlang traag dichtslibben. Dit dichtslibben gebeurt omdat cholesterol en ontstekingscellen zich ophopen in de bloedvatwand.
Hersencel: zie neuron.
Hersenschors (of hersencortex): is de buitenkant van de hersenen. De schors is een enkele millimeters dikke laag die het oppervlak van de grote hersenen vormt. De cortex bestaat uit langwerpige piramidecellen die in laagjes gerangschikt zijn en het is hier waar bewustzijn ontstaat. Wanneer chirurgen wat stroom door de cortex jagen tijdens een herseoperatie, dan lijkt het alsof we ergens aangeraakt worden of komt plots een lang vervlogen herinnering boven.
Homo neanderthalensis: zie Neanderthaler
Homo sapiens: de menselijke soort. Ontstond ongeveer 180.000 jaar geleden.
Hormesis: het verschijnsel waarbij lichte schade gezond kan zijn. Toxische stoffen in een lage hoeveelheid (zoals in groenten) kunnen gezond zijn omdat ze allerlei verdedigingsmechanismen in het lichaam activeren.
Hormoon: een hormoon kan een stukje eiwit zijn, of een vetachtige molecule zoals cortisol of testosteron. Hormonen worden in klieren gemaakt zoals de schildklier of de bijnieren en worden afgegeven in de bloedbaan. Ze reizen zo naar hun doelwitcellen in het lichaam, waar ze binnendringen en de werking van de cellulaire machinerie beïnvloeden: er worden meer of minder eiwitten gemaakt, zodat de cel nieuwe functies krijgt of juist stilgelegd wordt.
IGF: insulin-like growth factor. IGF bestaat uit een korte keten van aminozuren. IGF stimuleert de cellen tot groei. Een teveel aan IGF verhoogt de kans op kanker en diabetes. Groeihormoon stelt IGF vrij.

Immuuncellen: zie witte bloedcellen.
Immuunsysteem: bestaat uit verschillende miljarden witte bloedcellen die in de weefsels en bloedbaan circuleren en bacteriën en virussen in het lichaam verwijderen.
Insuline: zie diabetes.
Kanker: zie mutatie.
Kilocalorie: duizend calorieën. Zie calorie.
Koolhydraat: suiker. Een koolhydraat kan bestaan uit één suikermolecule (zoals glucose), uit twee suikermoleculen (zoals kristalsuiker of sucrose, dat opgebouwd is uit glucose en fructose), of uit vele duizenden suikermoleculen (zoals zetmeel, dat opgebouwd is uit duizenden glucosemoleculen). Zie ook glucose.
Lysosoom: een blaasje in de cel dat afval verteert. Het zijn de 'verbrandingsovens' van de cel.
Maculaire degeneratie: het afsterven van de netvliescellen in het oog omdat zich in deze cellen afvalstoffen opstapelen.
Micrometer: een miljoenste van een meter of een duizendste van een millimeter.
Miljard: duizend miljoen (een 1 met 9 nullen).
Mitochondrion: een cel bevat meestal enkele honderden mitochondriën. Mitochondriën zijn de energiecentrales van de cel. Ze nemen zuurstof, vetten en suikers op om energierijke moleculen te produceren, namelijk ATP. Deze ATP-moleculen kleven aan eiwitten, waardoor die van structuur veranderen en dus bepaalde functies kunnen verrichten. Zie ook adenosinetrifosfaat (ATP).
Molecule: wanneer twee of meer atomen met elkaar verbonden zijn, spreken we van een molecule. Een watermolecule bestaat uit twee waterstofatomen (H) en één zuurstofatoom (O), terwijl een DNA-molecule uit vele miljoenen atomen bestaat.
Mutatie: een verandering in het DNA van een cel. Het DNA bevat de bouwinstructies voor eiwitten, waardoor mutaties ook een verandering in eiwitten inhouden, zodat cellen of hele lichamen andere eigenschappen krijgen. Mutaties kunnen veroorzaakt worden door foutjes tijdens de vermenigvuldiging van cellen, door (zonne)straling of door chemische stoffen. Mutaties in een gewone lichaamscel kunnen een cel soms in staat stellen om zich ongebreideld te blijven delen: we spreken dan van kanker. Kankercellen blijven zich delen en overwoekeren uiteindelijk het hele lichaam. Zie ook eiwit of DNA.

Nanometer: een miljoenste van een millimeter.
Neanderthaler: een tweede soort mensachtige die op aarde leefde van zo'n kwart miljoen jaar tot 30.000 jaar geleden en toen uitstierf. De Neanderthaler kleedde zich, beschikte over taal, begroef zijn doden en vervaardigde complex jachtmateriaal.
Neuron: een hersencel of zenuwcel. Neuronen kunnen zenuwsignalen (impulsen) versturen langs hun celwand. Dit gebeurt onder de vorm van geladen atomen (zoals natrium) die door zich openende eiwitkanalen de cel binnenvloeien, en zo naburige kanalen openzetten die nog meer geladen atomen laten binnenstromen, enzovoort. Het zenuwsignaal verplaatst zich dan langs de celwand voort onder de vorm van zich openende eiwitkanalen.
Neurotransmitter: neurotransmitters zorgen voor de communicatie tussen zenuwcellen. Het zijn moleculen die tussen twee neuronen gesproeid worden, en zo het volgende neuron prikkelen. Voorbeelden van neurotransmitters zijn serotonine en dopamine.
Onverzadigd vet: zie vet.
Oxidatie: het proces waarbij een atoom elektronen verliest. Dit kan gebeuren omdat een vrije radicaal een elektron 'steelt' van het atoom in kwestie. Hierdoor wordt het atoom beschadigd. Zie ook antioxidant en vrije radicaal.
Placebo: een nepmedicijn. Als in een onderzoek de werkzaamheid van een middel getest moet worden, dan krijgt de ene groep het te testen middel en de andere groep een placebo. Dat is nodig, omdat personen zich al beter gaan voelen als ze gewoon een pilletje krijgen zonder dat er een werkzame stof in zit (dit heet het 'placebo-effect').
Proteïne: andere benaming voor eiwit. Zie eiwit.
Proton: de kern van een atoom bestaat uit neutronen en protonen. Protonen zijn relatief zware en positief geladen deeltjes.
Serotonine: een neurotransmitter en tevens een kleine molecule die de communicatie verzorgt tussen miljarden zenuwcellen in de hersenen. Zie ook neurotransmitter.
Slagaderverkalking: zie atherosclerose.
Stamcel: maakt nieuwe cellen aan om onze weefsels aan te vullen of te herstellen. Als een stamcel deelt, creëert ze twee cellen: een stamcel en een 'gewone' cel die het weefsel opbouwt (zoals een huidcel, darmcel of levercel).
Suiker: zie koolhydraat.

Suikerpiek: zie glycemische index.
Suikerziekte: zie diabetes.
Telomeer: het uiteinde van een DNA-streng. Telomeren bestaan uit DNA. Bij elke celdeling worden ze korter. Als ze te kort worden, rafelt het DNA uit elkaar, zoals een schoenveter uit elkaar rafelt als er geen plastic kapje meer opzit.
Transvet: zie vet.
Uv-straling: een vorm van energie die echter niet door het oog gedetecteerd kan worden, in tegenstelling tot gewoon licht. De straling die de zon uitzendt bestaat uit gewoon licht en uv-licht. Uv-licht bevat veel energie en kan het DNA in onze huidcellen beschadigen.
Verzadigd vet: zie vet.
Vet: een molecule opgebouwd uit een 'kop' en verschillende 'staarten'. Deze staarten zijn lange ketens van koolstofatomen waaraan waterstofatomen gebonden zijn. De staarten worden vetzuren genoemd. Als het vetzuur één of meer dubbele bindingen telt tussen twee koolstofatomen (een dubbele binding wil zeggen: een sterkere binding) dan spreekt men van een onverzadigd vetzuur. Als het vetzuur geen dubbele bindingen telt, dan spreekt men van een verzadigd vetzuur (de koolstofketen is immers volledig 'verzadigd' met waterstofatomen). Transvetten zijn opgebouwd uit onverzadigde vetzuren waarvan de twee waterstofatomen zich aan de tegenovergestelde kant van de dubbele binding bevinden. Door deze 'vreemde' configuratie kunnen transvetten moeilijk afgebroken worden in het lichaam. Transvetten ontstaan in industrieel bereid voedsel zoals koeken, gebak of fastfood.
Vetzuur: zie vet.
Vrije radicaal: een vrije radicaal is een atoom of molecule die heel reactief is. Dat wil zeggen dat een vrije radicaal zeer snel een chemische reactie aangaat met stabiele moleculen in de omgeving, zoals eiwitten of DNA. Vrije radicalen reageren aldus met eiwitten, DNA of moleculen in de celwanden, waardoor deze beschadigd geraken. Vrije radicalen ontstaan als bijproduct van het celmetabolisme, vooral in de mitochondriën. Zie ook oxidatie en antioxidant.
Witte bloedcellen: cellen die deel uitmaken van het immuunsysteem en die in het lichaam binnengedrongen bacteriën en virussen bestrijden.
Zenuwcel: zie neuron.
Ziekte van Alzheimer: zie dementie.

Referenties

Om te vermijden dat de referentielijst dikker zou worden dan het boek, is dit een beknopte selectie van referenties. Ze kunnen als aanzet dienen voor lezers die meer willen weten over de onderwerpen die in dit boek besproken werden.

1   Finch, C.E. Update on slow aging and negligible senescence – a mini-review. *Gerontology* 55, 307–13 (2009).
2   Ziuganov, V. *et al.* Life Span Variation of the Freshwater Pearl Shell: A Model Species for Testing Longevity Mechanisms in Animals. *AMBIO A J. Hum. Environ.* 29, 102 (2000).
3   Min, K.-J., Lee, C.-K. & Park, H.-N. The lifespan of Korean eunuchs. *Curr. Biol.* 22, R792–3 (2012).
4   Hamilton, J.B. & Mestler, G.E. Mortality and survival: comparison of eunuchs with intact men and women in a mentally retarded population. *J. Gerontol.* 24, 395–411 (1969).
5   Willis, M.S. & Patterson, C. Proteotoxicity and cardiac dysfunction–Alzheimer's disease of the heart? *N. Engl. J. Med.* 368, 455–64 (2013).
6   Coles, L.S. & Young, R.D. Supercentenarians and transthyretin amyloidosis: the next frontier of human life extension. *Prev. Med. (Baltim).* 54 Suppl, S9–11 (2012).
7   Azpurua, J. *et al.* Naked mole-rat has increased translational fidelity compared with the mouse, as well as a unique 28S ribosomal RNA cleavage. *Proc. Natl. Acad. Sci. U. S. A.* 110, 17350–5 (2013).
8   Grandison, R.C., Piper, M.D.W. & Partridge, L. Amino-acid imbalance explains extension of lifespan by dietary restriction in Drosophila. *Nature* 462, 1061–4 (2009).
9   Yu, B.P., Masoro, E.J. & McMahan, C.A. Nutritional influences on aging of Fischer 344 rats: I. Physical, metabolic, and longevity characteristics. *J. Gerontol.* 40, 657–70 (1985).
10 Leto, S., Kokkonen, G.C. & Barrows, C.H. Dietary protein, life-span, and biochemical variables in female mice. *J. Gerontol.* 31, 144–8 (1976).
11 Ross, M. & Bras, G. Food preference and length of life. *Science (80-.).* 190, 165–167 (1975).

12 Richie, J.P. et al. Methionine restriction increases blood glutathione and longevity in F344 rats. *FASEB J.* 8, 1302–7 (1994).
13 López-Torres, M. & Barja, G. Lowered methionine ingestion as responsible for the decrease in rodent mitochondrial oxidative stress in protein and dietary restriction possible implications for humans. *Biochim. Biophys. Acta* 1780, 1337–47 (2008).
14 Fau, D., Peret, J. & Hadjiisky, P. Effects of ingestion of high protein or excess methionine diets by rats for two years. *J. Nutr.* 118, 128–33 (1988).
15 Solon-Biet, S.M. et al. The Ratio of Macronutrients, Not Caloric Intake, Dictates Cardiometabolic Health, Aging, and Longevity in Ad Libitum-Fed Mice. *Cell Metab.* 19, 418–430 (2014).
16 Parrella, E. et al. Protein restriction cycles reduce IGF-1 and phosphorylated Tau, and improve behavioral performance in an Alzheimer's disease mouse model. *Aging Cell* 12, 257–68 (2013).
17 Pan, A. et al. Red meat consumption and mortality: results from 2 prospective cohort studies. *Arch. Intern. Med.* 172, 555–63 (2012).
18 Rohrmann, S. et al. Meat consumption and mortality – results from the European Prospective Investigation into Cancer and Nutrition. *BMC Med.* 11, 63 (2013).
19 Chong, E.W.-T. et al. Red meat and chicken consumption and its association with age-related macular degeneration. *Am. J. Epidemiol.* 169, 867–76 (2009).
20 Levine, M.E. et al. Low Protein Intake Is Associated with a Major Reduction in IGF-1, Cancer, and Overall Mortality in the 65 and Younger but Not Older Population. *Cell Metab.* 19, 407–417 (2014).
21 Zhang, S. et al. Dietary Fat and Protein in Relation to Risk of Non-Hodgkin's Lymphoma Among Women. *JNCI J. Natl. Cancer Inst.* 91, 1751–1758 (1999).
22 Cho, E. et al. Red meat intake and risk of breast cancer among premenopausal women. *Arch. Intern. Med.* 166, 2253–9 (2006).
23 Manner, W., Maxwell, R.J. & Williams, J.E. Effects of Dietary Regimen and Tissue Site on Bovine Fatty Acid Profiles. *J. Anim. Sci.* 59, 109–121 (1984).
24 Simopoulos, A.P. & Salem, N. n-3 fatty acids in eggs from range-fed Greek chickens. *N. Engl. J. Med.* 321, 1412 (1989).
25 Hauswirth, C.B., Scheeder, M.R.L. & Beer, J.H. High omega-3 fatty acid content in alpine cheese: the basis for an alpine paradox. *Circulation* 109, 103–7 (2004).
26 Ericson, U. et al. High intakes of protein and processed meat associate with increased incidence of type 2 diabetes. *Br. J. Nutr.* 109, 1143–53 (2013).
27 Fung, T.T. et al. Low-carbohydrate diets and all-cause and cause-specific mortality: two cohort studies. *Ann. Intern. Med.* 153, 289–98 (2010).
28 Lagiou, P. et al. Low carbohydrate-high protein diet and mortality in a cohort of Swedish women. *J. Intern. Med.* 261, 366–74 (2007).
29 Lagiou, P. et al. Low carbohydrate-high protein diet and incidence of cardiovascular diseases in Swedish women: prospective cohort study. *BMJ* 344, e4026 (2012).

30 Tremblay, F. *et al.* Identification of IRS-1 Ser-1101 as a target of S6K1 in nutrient- and obesity-induced insulin resistance. *Proc. Natl. Acad. Sci. U. S. A.* 104, 14056–61 (2007).
31 Tremblay, F. *et al.* Overactivation of S6 kinase 1 as a cause of human insulin resistance during increased amino acid availability. *Diabetes* 54, 2674–84 (2005).
32 Allen, N.E. *et al.* The associations of diet with serum insulin-like growth factor I and its main binding proteins in 292 women meat-eaters, vegetarians, and vegans. *Cancer Epidemiol. Biomarkers Prev.* 11, 1441–8 (2002).
33 Orlich, M.J. *et al.* Vegetarian dietary patterns and mortality in Adventist Health Study 2. *JAMA Intern. Med.* 173, 1230–8 (2013).
34 McCarty, M.F., Barroso-Aranda, J. & Contreras, F. The low-methionine content of vegan diets may make methionine restriction feasible as a life extension strategy. *Med. Hypotheses* 72, 125–8 (2009).
35 Hall, S.S. Longevity. *National Geographic Magazine* (May 2013)
36 Fasano, A. Surprises from Celiac Disease. *Sci. Am.* 301, 54–61 (2009).
37 Pedersen, A.N. & Cederholm, T. Health effects of protein intake in healthy elderly populations: a systematic literature review. *Food Nutr. Res.* 58, (2014).
38 Holzenberger, M. *et al.* IGF-1 receptor regulates lifespan and resistance to oxidative stress in mice. *Nature* 421, 182–7 (2003).
39 Hale, C. Oldest living mouse dies at home in SIUC laboratory. *The Southern Illinoisan* (Jan 16, 2003)
40 Salaris, L., Poulain, M. & Samaras, T.T. Height and survival at older ages among men born in an inland village in Sardinia (Italy), 1866-2006. *Biodemography Soc. Biol.* 58, 1–13 (2012).
41 He, Q. *et al.* Shorter men live longer: association of height with longevity and FOXO3 genotype in American men of Japanese ancestry. *PLoS One* 9, e94385 (2014).
42 Green, J. *et al.* Height and cancer incidence in the Million Women Study: prospective cohort, and meta-analysis of prospective studies of height and total cancer risk. *Lancet. Oncol.* 12, 785–94 (2011).
43 Guevara-Aguirre, J. *et al.* Growth hormone receptor deficiency is associated with a major reduction in pro-aging signaling, cancer, and diabetes in humans. *Sci. Transl. Med.* 3, (2011).
44 Gardener, H. *et al.* Diet soft drink consumption is associated with an increased risk of vascular events in the Northern Manhattan Study. *J. Gen. Intern. Med.* 27, 1120–6 (2012).
45 Yang, Q. *et al.* Added sugar intake and cardiovascular diseases mortality among US adults. *JAMA Intern. Med.* 174, 516–24 (2014).
46 Willett, W.C. & Stampfer, M.J. Rebuilding the food pyramid. *Sci. Am.* 288, 64–71 (2003).
47 Wu, H. *et al.* Association Between Dietary Whole Grain Intake and Risk of Mortality. *JAMA Intern. Med.* 175, 373–84 (2015).
48 Lim, E.L. *et al.* Reversal of type 2 diabetes: normalisation of beta cell function

in association with decreased pancreas and liver triacylglycerol. *Diabetologia* 54, 2506–14 (2011).

49 Feinman, R.D. *et al.* Dietary carbohydrate restriction as the first approach in diabetes management: Critical review and evidence base. *Nutrition* 31, 1–13 (2014).

50 Liu, S. *et al.* A prospective study of dietary glycemic load, carbohydrate intake, and risk of coronary heart disease in US women. *Am. J. Clin. Nutr.* 71, 1455–61 (2000).

51 Beulens, J.W.J. *et al.* High dietary glycemic load and glycemic index increase risk of cardiovascular disease among middle-aged women: a population-based follow-up study. *J. Am. Coll. Cardiol.* 50, 14–21 (2007).

52 Sieri, S. *et al.* Dietary glycemic load and glycemic index and risk of cerebrovascular disease in the EPICOR cohort. *PLoS One* 8, e62625 (2013).

53 Roberts, R.O. *et al.* Relative intake of macronutrients impacts risk of mild cognitive impairment or dementia. *J. Alzheimers. Dis.* 32, 329–39 (2012).

54 Cherbuin, N., Sachdev, P. & Anstey, K.J. Higher normal fasting plasma glucose is associated with hippocampal atrophy: The PATH Study. *Neurology* 79, 1019–26 (2012).

55 Enzinger, C. *et al.* Risk factors for progression of brain atrophy in aging: six-year follow-up of normal subjects. *Neurology* 64, 1704–11 (2005).

56 Perlmutter, D.D. *Grain Brain*. (Little, Brown and Company, 2013).

57 Austad, S. *Why we age*. (John Wiley and Sons, 1997).

58 Lieberman, D. *The story of the human body*. (Vintage, 2013).

59 Diamond, J. The Worst Mistake in the History of the Human Race | DiscoverMagazine.com. (1999).

60 Villegas, R. *et al.* Prospective study of dietary carbohydrates, glycemic index, glycemic load, and incidence of type 2 diabetes mellitus in middle-aged Chinese women. *Arch. Intern. Med.* 167, 2310–6 (2007).

61 Kuipers, R. Fatty acids in human evolution: contributions to evolutionary medicine. (Rijksuniversiteit Groningen, 2012).

62 Mediterranean diet for the prevention of cardiovascular disease. *Cochrane*, 2013.

63 Smith, R. Are some diets 'mass murder'? *BMJ* 349, g7654 (2014).

64 Mattei, J., Malik, V., Hu, F.B. & Campos, H. Substituting homemade fruit juice for sugar-sweetened beverages is associated with lower odds of metabolic syndrome among Hispanic adults. *J. Nutr.* 142, 1081–7 (2012).

65 Dai, Q., Borenstein, A.R., Wu, Y., Jackson, J.C. & Larson, E.B. Fruit and vegetable juices and Alzheimer's disease: the Kame Project. *Am. J. Med.* 119, 751–9 (2006).

66 Aviram, M. *et al.* Pomegranate juice consumption for 3 years by patients with carotid artery stenosis reduces common carotid intima-media thickness, blood pressure and LDL oxidation. *Clin. Nutr.* 23, 423–33 (2004).

67 Whitmer, R.A. *et al.* Central obesity and increased risk of dementia more than three decades later. *Neurology* 71, 1057–64 (2008).

68 Ashwell, M., Mayhew, L., Richardson, J. & Rickayzen, B. Waist-to-height ratio is more predictive of years of life lost than body mass index. *PLoS One*, 9 (2014).
69 Aiello, L.C. & Key, C. Energetic consequences of being a Homo erectus female. *Am. J. Hum. Biol.* 14, 551–65
70 Cho, E. *et al.* Prospective study of dietary fat and the risk of age-related macular degeneration. *Am. J. Clin. Nutr.* 73, 209–18 (2001).
71 Seddon, J.M., George, S. & Rosner, B. Cigarette smoking, fish consumption, omega-3 fatty acid intake, and associations with age-related macular degeneration: the US Twin Study of Age-Related Macular Degeneration. *Arch. Ophthalmol.* 124, 995–1001 (2006).
72 SanGiovanni, J.P. *et al.* The relationship of dietary lipid intake and age-related macular degeneration in a case-control study: AREDS Report No. 20. *Arch. Ophthalmol.* 125, 671–9 (2007).
73 Connor, K.M. *et al.* Increased dietary intake of omega-3-polyunsaturated fatty acids reduces pathological retinal angiogenesis. *Nat. Med.* 13, 868–73 (2007).
74 Di Giuseppe, D., Wallin, A., Bottai, M., Askling, J. & Wolk, A. Long-term intake of dietary long-chain n-3 polyunsaturated fatty acids and risk of rheumatoid arthritis: a prospective cohort study of women. *Ann. Rheum. Dis.* (2013).
75 Raji, C. *et al.* Regular Fish Consumption Is Associated with Larger Gray Matter Volumes and Reduced Risk for Cognitive Decline in the Cardiovascular Health Study. *Conference paper* (2011)
76 Van Gelder, B.M., Tijhuis, M., Kalmijn, S. & Kromhout, D. Fish consumption, n-3 fatty acids, and subsequent 5-y cognitive decline in elderly men: the Zutphen Elderly Study. *Am. J. Clin. Nutr.* 85, 1142–7 (2007).
77 Chauhan, A. *et al.* Walnuts-rich diet improves memory deficits and learning skills in transgenic mouse model of Alzheimer's disease. *Alzheimer's Dement.* 6, S69 (2010).
78 Muthaiyah, B. *et al.* Dietary supplementation of walnuts improves memory deficits and learning skills in transgenic mouse model of Alzheimer's disease. *J. Alzheimers. Dis.* 42, 1397–405 (2014).
79 O'Brien, J. *et al.* Long-term intake of nuts in relation to cognitive function in older women. *J. Nutr. Health Aging* 18, 496–502 (2014).
80 Pribis, P. *et al.* Effects of walnut consumption on cognitive performance in young adults. *Br. J. Nutr.* 107, 1393–401 (2012).
81 Hu, F.B. & Stampfer, M.J. Nut consumption and risk of coronary heart disease: a review of epidemiologic evidence. *Curr. Atheroscler. Rep.* 1, 204–9 (1999).
82 Leaf, A. Clinical Prevention of Sudden Cardiac Death by n-3 Polyunsaturated Fatty Acids and Mechanism of Prevention of Arrhythmias by n-3 Fish Oils. *Circulation* 107, 2646–2652 (2003).
83 Cao, H. *et al.* Omega-3 fatty acids in the prevention of atrial fibrillation recurrences after cardioversion: a meta-analysis of randomized controlled trials. *Intern. Med.* 51, 2503–8 (2012).

84   Aarsetøy, H. *et al.* Low levels of cellular omega-3 increase the risk of ventricular fibrillation during the acute ischaemic phase of a myocardial infarction. *Resuscitation* 78, 258–64 (2008).

85   Marchioli, R. *et al.* Early protection against sudden death by n-3 polyunsaturated fatty acids after myocardial infarction: time-course analysis of the results of the Gruppo Italiano per lo Studio della Sopravvivenza nell'Infarto Miocardico (GISSI)-Prevenzione. *Circulation* 105, 1897–903 (2002).

86   Albert, C.M. *et al.* Blood levels of long-chain n-3 fatty acids and the risk of sudden death. *N. Engl. J. Med.* 346, 1113–8 (2002).

87   Amminger, G.P. *et al.* Long-chain omega-3 fatty acids for indicated prevention of psychotic disorders: a randomized, placebo-controlled trial. *Arch. Gen. Psychiatry* 67, 146–54 (2010).

88   Rizos, E.C., Ntzani, E.E., Bika, E., Kostapanos, M.S. & Elisaf, M.S. Association between omega-3 fatty acid supplementation and risk of major cardiovascular disease events: a systematic review and meta-analysis. *JAMA* 308, 1024–33 (2012).

89   Chen, Q. *et al.* Effects of omega-3 fatty acid for sudden cardiac death prevention in patients with cardiovascular disease: a contemporary meta-analysis of randomized, controlled trials. *Cardiovasc. Drugs Ther.* 25, 259–65 (2011).

90   Morris, M.C. *et al.* Consumption of fish and n-3 fatty acids and risk of incident Alzheimer disease. *Arch. Neurol.* 60, 940–6 (2003).

91   Schaefer, E.J. *et al.* Plasma phosphatidylcholine docosahexaenoic acid content and risk of dementia and Alzheimer disease: the Framingham Heart Study. *Arch. Neurol.* 63, 1545–50 (2006).

92   Barberger-Gateau, P. *et al.* Dietary patterns and risk of dementia: the Three-City cohort study. *Neurology* 69, 1921–30 (2007).

93   Krumholz, H.M. *et al.* Lack of association between cholesterol and coronary heart disease mortality and morbidity and all-cause mortality in persons older than 70 years. *JAMA* 272, 1335–40 (1994).

94   Jansen, A.C.M. *et al.* The contribution of classical risk factors to cardiovascular disease in familial hypercholesterolaemia: data in 2400 patients. *J. Intern. Med.* 256, 482–90 (2004).

95   Champeau, R. Most heart attack patients' cholesterol levels did not indicate cardiac risk. *University of California Los Angeles (UCLA)*

96   Jansen, A.C.M. *et al.* Genetic determinants of cardiovascular disease risk in familial hypercholesterolemia. *Arterioscler. Thromb. Vasc. Biol.* 25, 1475–81 (2005).

97   Elias, P.K., Elias, M.F., D'Agostino, R.B., Sullivan, L.M. & Wolf, P.A. Serum cholesterol and cognitive performance in the Framingham Heart Study. *Psychosom. Med.* 67, 24–30

98   Weverling-Rijnsburger, A.W. *et al.* Total cholesterol and risk of mortality in the oldest old. *Lancet* 350, 1119–23 (1997).

99   Takata, Y. *et al.* Serum total cholesterol concentration and 10-year mortality in an 85-year-old population. *Clin. Interv. Aging* 9, 293–300 (2014).

100 De Lau, L.M.L., Koudstaal, P.J., Hofman, A. & Breteler, M.M.B. Serum cholesterol levels and the risk of Parkinson's disease. *Am. J. Epidemiol.* 164, 998–1002 (2006).

101 Dupuis, L. *et al.* Dyslipidemia is a protective factor in amyotrophic lateral sclerosis. *Neurology* 70, 1004–9 (2008).

102 Huang, X., Abbott, R.D., Petrovitch, H., Mailman, R.B. & Ross, G.W. Low LDL cholesterol and increased risk of Parkinson's disease: prospective results from Honolulu-Asia Aging Study. *Mov. Disord.* 23, 1013–8 (2008).

103 Ng, D.S., Wong, N.C.W. & Hegele, R.A. HDL – is it too big to fail? *Nat. Rev. Endocrinol.* 9, 308–12 (2013).

104 Barzilai, N. *et al.* Unique lipoprotein phenotype and genotype associated with exceptional longevity. *JAMA* 290, 2030–40 (2003).

105 Siri, P.W. & Krauss, R.M. Influence of dietary carbohydrate and fat on LDL and HDL particle distributions. *Curr. Atheroscler. Rep.* 7, 455–9 (2005).

106 Siri-Tarino, P.W., Sun, Q., Hu, F.B. & Krauss, R.M. Meta-analysis of prospective cohort studies evaluating the association of saturated fat with cardiovascular disease. *Am. J. Clin. Nutr.* 91, 535–46 (2010).

107 Jakobsen, M.U. *et al.* Major types of dietary fat and risk of coronary heart disease: a pooled analysis of 11 cohort studies. *Am. J. Clin. Nutr.* 89, 1425–32 (2009).

108 Mensink, R.P., Zock, P.L., Kester, A.D.M. & Katan, M.B. Effects of dietary fatty acids and carbohydrates on the ratio of serum total to HDL cholesterol and on serum lipids and apolipoproteins: a meta-analysis of 60 controlled trials. *Am. J. Clin. Nutr.* 77, 1146–55 (2003).

109 Hokanson, J.E. & Austin, M.A. Plasma triglyceride level is a risk factor for cardiovascular disease independent of high-density lipoprotein cholesterol level: a meta-analysis of population-based prospective studies. *J. Cardiovasc. Risk* 3, 213–9 (1996).

110 Jakobsen, M.U. *et al.* Intake of carbohydrates compared with intake of saturated fatty acids and risk of myocardial infarction: importance of the glycemic index. *Am. J. Clin. Nutr.* 91, 1764–8 (2010).

111 Menotti, A. *et al.* Food intake patterns and 25-year mortality from coronary heart disease: cross-cultural correlations in the Seven Countries Study. The Seven Countries Study Research Group. *Eur. J. Epidemiol.* 15, 507–15 (1999).

112 Ebbeling, C.B. *et al.* Effects of dietary composition on energy expenditure during weight-loss maintenance. *JAMA* 307, 2627–34 (2012).

113 Estruch, R. *et al.* Primary prevention of cardiovascular disease with a Mediterranean diet. *N. Engl. J. Med.* 368, 1279–90 (2013).

114 Wallace, D.C. A mitochondrial paradigm of metabolic and degenerative diseases, aging, and cancer: a dawn for evolutionary medicine. *Annu. Rev. Genet.* 39, 359–407 (2005).

115 Bernardes de Jesus, B. *et al.* Telomerase gene therapy in adult and old mice delays aging and increases longevity without increasing cancer. *EMBO Mol. Med.* 4, 691–704 (2012).

116 Atzmon, G. et al. Evolution in health and medicine Sackler colloquium: Genetic variation in human telomerase is associated with telomere length in Ashkenazi centenarians. *Proc. Natl. Acad. Sci. U. S. A.* 107 Suppl, 1710–7 (2010).

117 Crous-Bou, M. et al. Mediterranean diet and telomere length in Nurses' Health Study: population based cohort study. BMJ 349, g6674 (2014).

118 Sjogren, P. et al. Stand up for health–avoiding sedentary behaviour might lengthen your telomeres: secondary outcomes from a physical activity RCT in older people. *Br. J. Sports Med.* 48, 1407–1409 (2014).

119 Ornish, D. et al. Effect of comprehensive lifestyle changes on telomerase activity and telomere length in men with biopsy-proven low-risk prostate cancer: 5-year follow-up of a descriptive pilot study. *Lancet. Oncol.* 14, 1112–20 (2013).

120 Leung, C.W. et al. Soda and cell aging: associations between sugar-sweetened beverage consumption and leukocyte telomere length in healthy adults from the National Health and Nutrition Examination Surveys. *Am. J. Public Health* 104, 2425–31 (2014).

121 Holstege, H. et al. Somatic mutations found in the healthy blood compartment of a 115-yr-old woman demonstrate oligoclonal hematopoiesis. *Genome Res.* 24, 733–742 (2014).

122 Bjelakovic, G., Nikolova, D., Gluud, L.L., Simonetti, R.G. & Gluud, C. Mortality in randomized trials of antioxidant supplements for primary and secondary prevention: systematic review and meta-analysis. JAMA 297, 842–57 (2007).

123 Macpherson, H., Pipingas, A. & Pase, M.P. Multivitamin-multimineral supplementation and mortality: a meta-analysis of randomized controlled trials. *Am. J. Clin. Nutr.* 97, 437–44 (2013).

124 Sesso, H.D. et al. Multivitamins in the prevention of cardiovascular disease in men: the Physicians' Health Study II randomized controlled trial. JAMA 308, 1751–60 (2012).

125 Baker, D.H. Cupric oxide should not be used as a copper supplement for either animals or humans. *J. Nutr.* 129, 2278–9 (1999).

126 Omenn, G.S. Chemoprevention of lung cancer: the rise and demise of beta-carotene. *Annu. Rev. Public Health* 19, 73–99 (1998).

127 Dunn, B.K., Richmond, E.S., Minasian, L.M., Ryan, A.M. & Ford, L.G. A nutrient approach to prostate cancer prevention: The Selenium and Vitamin E Cancer Prevention Trial (SELECT). *Nutr. Cancer* 62, 896–918 (2010).

128 Clark, L.C. et al. Effects of selenium supplementation for cancer prevention in patients with carcinoma of the skin. A randomized controlled trial. Nutritional Prevention of Cancer Study Group. JAMA 276, 1957–63 (1996).

129 Vogiatzoglou, A. et al. Vitamin B12 status and rate of brain volume loss in community-dwelling elderly. *Neurology* 71, 826–32 (2008).

130 Douaud, G. et al. Preventing Alzheimer's disease-related gray matter atrophy by B-vitamin treatment. *Proc. Natl. Acad. Sci. U. S. A.* 110, 9523–8 (2013).

131 Van der Zwaluw, N.L. et al. Results of 2-year vitamin B treatment on cognitive

performance: secondary data from an RCT. *Neurology* 83, 2158–66 (2014).

132 Walker, J.G. *et al*. Oral folic acid and vitamin B-12 supplementation to prevent cognitive decline in community-dwelling older adults with depressive symptoms–the Beyond Ageing Project: a randomized controlled trial. *Am. J. Clin. Nutr.* 95, 194–203 (2012).

133 Smith, A.D. *et al*. Homocysteine-lowering by B vitamins slows the rate of accelerated brain atrophy in mild cognitive impairment: a randomized controlled trial. *PLoS One* 5, e12244 (2010).

134 Three of the B vitamins: folate, vitamin B6 and vitamin B12. *Harvard School of Public Health, The Nutrition Source* (2012).

135 Willett, W.C. *Eat, Drink, and Be Healthy.* (Free Press, 2005).

136 Song, Y., He, K., Levitan, E.B., Manson, J.E. & Liu, S. Effects of oral magnesium supplementation on glycaemic control in Type 2 diabetes: a meta-analysis of randomized double-blind controlled trials. *Diabet. Med.* 23, 1050–6 (2006).

137 Guerrero-Romero, F. *et al*. Oral magnesium supplementation improves insulin sensitivity in non-diabetic subjects with insulin resistance. A double-blind placebo-controlled randomized trial. *Diabetes Metab.* 30, 253–8 (2004).

138 Mooren, F.C. *et al*. Oral magnesium supplementation reduces insulin resistance in non-diabetic subjects – a double-blind, placebo-controlled, randomized trial. *Diabetes. Obes. Metab.* 13, 281–4 (2011).

139 Kass, L., Weekes, J. & Carpenter, L. Effect of magnesium supplementation on blood pressure: a meta-analysis. *Eur. J. Clin. Nutr.* 66, 411–8 (2012).

140 Onalan, O. *et al*. Meta-analysis of magnesium therapy for the acute management of rapid atrial fibrillation. *Am. J. Cardiol.* 99, 1726–32 (2007).

141 Bashir, Y. *et al*. Effects of long-term oral magnesium chloride replacement in congestive heart failure secondary to coronary artery disease. *Am. J. Cardiol.* 72, 1156–62 (1993).

142 Zhang, W., Iso, H., Ohira, T., Date, C. & Tamakoshi, A. Associations of dietary magnesium intake with mortality from cardiovascular disease: the JACC study. *Atherosclerosis* 221, 587–95 (2012).

143 Giovannucci, E., Liu, Y., Hollis, B.W. & Rimm, E.B. 25-hydroxyvitamin D and risk of myocardial infarction in men: a prospective study. *Arch. Intern. Med.* 168, 1174–80 (2008).

144 Dobnig, H. *et al*. Independent association of low serum 25-hydroxyvitamin d and 1,25-dihydroxyvitamin d levels with all-cause and cardiovascular mortality. *Arch. Intern. Med.* 168, 1340–9 (2008).

145 Ford, J.A. *et al*. Cardiovascular disease and vitamin D supplementation: trial analysis, systematic review, and meta-analysis. *Am. J. Clin. Nutr.* 100, 746–55 (2014).

146 Bjelakovic, G. *et al*. Vitamin D supplementation for prevention of mortality in adults. *Cochrane database Syst. Rev.* 1, CD007470 (2014).

147 Zheng, Y. *et al*. Meta-analysis of long-term vitamin D supplementation on overall mortality. *PLoS One* 8, e82109 (2013).

148 Autier, P., Boniol, M., Pizot, C. & Mullie, P. Vitamin D status and ill health: a

systematic review. *lancet. Diabetes Endocrinol.* 2, 76–89 (2014).

149 Sanders, K.M. *et al.* Annual high-dose oral vitamin D and falls and fractures in older women: a randomized controlled trial. *JAMA* 303, 1815–22 (2010).

150 Annweiler, C. *et al.* Higher vitamin D dietary intake is associated with lower risk of alzheimer's disease: a 7-year follow-up. *J. Gerontol. A. Biol. Sci. Med. Sci.* 67, 1205–11 (2012).

151 Cockayne, S. *et al.* Vitamin K and the prevention of fractures: systematic review and meta-analysis of randomized controlled trials. *Arch. Intern. Med.* 166, 1256–61 (2006).

152 McCabe, K.M. *et al.* Dietary vitamin K and therapeutic warfarin alter the susceptibility to vascular calcification in experimental chronic kidney disease. *Kidney Int.* 83, 835–44 (2013).

153 Beulens, J.W.J. *et al.* High dietary menaquinone intake is associated with reduced coronary calcification. *Atherosclerosis* 203, 489–93 (2009).

154 Schurgers, L.J., Aebert, H., Vermeer, C., Bültmann, B. & Janzen, J. Oral anticoagulant treatment: friend or foe in cardiovascular disease? *Blood* 104, 3231–2 (2004).

155 Schurgers, L.J. *et al.* Regression of warfarin-induced medial elastocalcinosis by high intake of vitamin K in rats. *Blood* 109, 2823–31 (2007).

156 Uitto, J., Váradi, A., Bercovitch, L., Terry, P.F. & Terry, S.F. Pseudoxanthoma elasticum: progress in research toward treatment: summary of the 2012 PXE international research meeting. *J. Invest. Dermatol.* 133, 1444–9 (2013).

157 Vos, M. *et al.* Vitamin K2 is a mitochondrial electron carrier that rescues pink1 deficiency. *Science* 336, 1306–10 (2012).

158 Beulens, J.W.J. *et al.* Dietary phylloquinone and menaquinones intakes and risk of type 2 diabetes. *Diabetes Care* 33, 1699–705 (2010).

159 Ferland, G. Vitamin K, an emerging nutrient in brain function. *Biofactors* 38, 151–7

160 Gast, G.C.M. *et al.* A high menaquinone intake reduces the incidence of coronary heart disease. *Nutr. Metab. Cardiovasc. Dis.* 19, 504–10 (2009).

161 Geleijnse, J.M. *et al.* Dietary intake of menaquinone is associated with a reduced risk of coronary heart disease: the Rotterdam Study. *J. Nutr.* 134, 3100–5 (2004).

162 Feskanich, D. *et al.* Vitamin K intake and hip fractures in women: a prospective study. *Am. J. Clin. Nutr.* 69, 74–9 (1999).

163 Ikeda, Y. *et al.* Intake of fermented soybeans, natto, is associated with reduced bone loss in postmenopausal women: Japanese Population-Based Osteoporosis (JPOS) Study. *J. Nutr.* 136, 1323–8 (2006).

164 Chatrou, M.L. L., Winckers, K., Hackeng, T.M., Reutelingsperger, C.P. & Schurgers, L.J. Vascular calcification: the price to pay for anticoagulation therapy with vitamin K-antagonists. *Blood Rev.* 26, 155–66 (2012).

165 Morris, R.C., Schmidlin, O., Frassetto, L.A. & Sebastian, A. Relationship and interaction between sodium and potassium. *J. Am. Coll. Nutr.* 25, 262S–270S (2006).

166 Aburto, N.J. *et al.* Effect of increased potassium intake on cardiovascular risk factors and disease: systematic review and meta-analyses. *BMJ* 346, f1378 (2013).
167 Larsson, S.C., Orsini, N. & Wolk, A. Dietary potassium intake and risk of stroke: a dose-response meta-analysis of prospective studies. *Stroke.* 42, 2746–50 (2011).
168 Richard D. Moore & McCarty, M. *The Salt Solution.* (Avary, 2001).
169 Forouzandeh, F. *et al.* Metformin beyond diabetes: pleiotropic benefits of metformin in attenuation of atherosclerosis. *J. Am. Heart Assoc.* 3, e001202 (2014).
170 Wahlqvist, M.L. *et al.* Metformin-inclusive sulfonylurea therapy reduces the risk of Parkinson's disease occurring with Type 2 diabetes in a Taiwanese population cohort. *Parkinsonism Relat. Disord.* 18, 753–8 (2012).
171 Bannister, C.A. *et al.* Can people with type 2 diabetes live longer than those without? A comparison of mortality in people initiated with metformin or sulphonylurea monotherapy and matched, non-diabetic controls. *Diabetes. Obes. Metab.* 16, 1165–73 (2014).
172 Misbin, R.I. The phantom of lactic acidosis due to metformin in patients with diabetes. *Diabetes Care* 27, 1791–3 (2004).
173 Salpeter, S.R., Greyber, E., Pasternak, G.A. & Salpeter Posthumous, E.E. Risk of fatal and nonfatal lactic acidosis with metformin use in type 2 diabetes mellitus. *Cochrane database Syst. Rev.* CD002967 (2010). doi:10.1002/14651858. CD002967.pub3
174 Hood, M.S. *et al.* Low-Volume Interval Training Improves Muscle Oxidative Capacity in Sedentary Adults. *Med. Sci. Sport. Exerc.* 43, 1849–1856 (2011).
175 Little, J.P. *et al.* A practical model of low-volume high-intensity interval training induces mitochondrial biogenesis in human skeletal muscle: potential mechanisms. *J. Physiol.* 588, 1011–22 (2010).
176 Rovio, S. *et al.* Leisure-time physical activity at midlife and the risk of dementia and Alzheimer's disease. *Lancet. Neurol.* 4, 705–11 (2005).
177 Erickson, K.I. *et al.* Aerobic fitness is associated with hippocampal volume in elderly humans. *Hippocampus* 19, 1030–9 (2009).
178 Sarup, P., Sørensen, P. & Loeschcke, V. The long-term effects of a life-prolonging heat treatment on the Drosophila melanogaster transcriptome suggest that heat shock proteins extend lifespan. *Exp. Gerontol.* 50, 34–9 (2014).
179 Mattson, M. & Calabrese, E. Best in small doses. *New Sci.* (2008).
180 Cameron, J.R. Moderate dose rate ionizing radiation increases longevity. *Br. J. Radiol.* 78, 11–3 (2005).
181 Panagiotakos, D.B. *et al.* Sociodemographic and lifestyle statistics of oldest old people (>80 years) living in ikaria island: the ikaria study. *Cardiol. Res. Pract.* 2011, 679187 (2011).
182 Chrysohoou, C. *et al.* Exposure to low environmental radiation and longevity. Insights from the Ikaria Study. *Int. J. Cardiol.* 169, e97–8 (2013).
183 Ristow, M. *et al.* Antioxidants prevent health-promoting effects of physical exercise in humans. *Proc. Natl. Acad. Sci. U. S. A.* 106, 8665–70 (2009).

184 Sayin, V.I. *et al.* Antioxidants accelerate lung cancer progression in mice. *Sci. Transl. Med.* 6, 221ra15 (2014).
185 Yang, W. & Hekimi, S. A mitochondrial superoxide signal triggers increased longevity in Caenorhabditis elegans. *PLoS Biol.* 8, e1000556 (2010).
186 Eskelinen, M.H., Ngandu, T., Tuomilehto, J., Soininen, H. & Kivipelto, M. Midlife coffee and tea drinking and the risk of late-life dementia: a population-based CAIDE study. *J. Alzheimers. Dis.* 16, 85–91 (2009).
187 Ross, G.W. *et al.* Association of coffee and caffeine intake with the risk of Parkinson disease. *JAMA* 283, 2674–9
188 Salazar-Martinez, E. *et al.* Coffee consumption and risk for type 2 diabetes mellitus. *Ann. Intern. Med.* 140, 1–8 (2004).
189 Butt, M.S. & Sultan, M.T. Coffee and its consumption: benefits and risks. *Crit. Rev. Food Sci. Nutr.* 51, 363–73 (2011).
190 Boettler, U. *et al.* Coffee constituents as modulators of Nrf2 nuclear translocation and ARE (EpRE)-dependent gene expression. *J. Nutr. Biochem.* 22, 426–40 (2011).
191 Trinh, K. *et al.* Induction of the phase II detoxification pathway suppresses neuron loss in Drosophila models of Parkinson's disease. *J. Neurosci.* 28, 465–72 (2008).
192 Steinbaugh, M.J., Sun, L.Y., Bartke, A. & Miller, R.A. Activation of genes involved in xenobiotic metabolism is a shared signature of mouse models with extended lifespan. *Am. J. Physiol. Endocrinol. Metab.* 303, E488–95 (2012).
193 Ayyadevara, S. *et al.* Lifespan and stress resistance of Caenorhabditis elegans are increased by expression of glutathione transferases capable of metabolizing the lipid peroxidation product 4-hydroxynonenal. *Aging Cell* 4, 257–71 (2005).
194 Powolny, A.A., Singh, S.V., Melov, S., Hubbard, A. & Fisher, A.L. The garlic constituent diallyl trisulfide increases the lifespan of C. elegans via skn-1 activation. *Exp. Gerontol.* 46, 441–52 (2011).
195 Canene-Adams, K. *et al.* Combinations of Tomato and Broccoli Enhance Antitumor Activity in Dunning R3327-H Prostate Adenocarcinomas. *Cancer Res.* 67, 836–843 (2007).
196 Tang, L. *et al.* Intake of cruciferous vegetables modifies bladder cancer survival. *Cancer Epidemiol. Biomarkers Prev.* 19, 1806–11 (2010).
197 Ambrosone, C.B. *et al.* Breast cancer risk in premenopausal women is inversely associated with consumption of broccoli, a source of isothiocyanates, but is not modified by GST genotype. *J. Nutr.* 134, 1134–8 (2004).
198 Riso, P. *et al.* DNA damage and repair activity after broccoli intake in young healthy smokers. *Mutagenesis* 25, 595–602 (2010).
199 Saw, C.L. *et al.* Impact of Nrf2 on UVB-induced skin inflammation/photoprotection and photoprotective effect of sulforaphane. *Mol. Carcinog.* 50, 479–86 (2011).
200 Arab, L., Liu, W. & Elashoff, D. Green and black tea consumption and risk of stroke: a meta-analysis. *Stroke.* 40, 1786–92 (2009).

201 Bettuzzi, S. *et al*. Chemoprevention of human prostate cancer by oral administration of green tea catechins in volunteers with high-grade prostate intraepithelial neoplasia: a preliminary report from a one-year proof-of-principle study. *Cancer Res.* 66, 1234–40 (2006).

202 Buitrago-Lopez, A. *et al*. Chocolate consumption and cardiometabolic disorders: systematic review and meta-analysis. *BMJ* 343, d4488 (2011).

203 Desideri, G. *et al*. Benefits in cognitive function, blood pressure, and insulin resistance through cocoa flavanol consumption in elderly subjects with mild cognitive impairment: the Cocoa, Cognition, and Aging (CoCoA) study. *Hypertension* 60, 794–801 (2012).

204 Buijsse, B., Feskens, E.J.M., Kok, F.J. & Kromhout, D. Cocoa intake, blood pressure, and cardiovascular mortality: the Zutphen Elderly Study. *Arch. Intern. Med.* 166, 411–7 (2006).

205 Muraki, I. *et al*. Fruit consumption and risk of type 2 diabetes: results from three prospective longitudinal cohort studies. *BMJ* 347, f5001 (2013).

206 Devore, E.E., Kang, J.H., Breteler, M.M.B. & Grodstein, F. Dietary intakes of berries and flavonoids in relation to cognitive decline. *Ann. Neurol.* 72, 135–43 (2012).

207 Oyebode, O. *et al*. Fruit and vegetable consumption and all-cause, cancer and CVD mortality: analysis of Health Survey for England data. *J. Epidemiol. Community Health* 68, 856–62 (2014).

208 Fuchs, C.S. *et al*. Alcohol consumption and mortality among women. *N. Engl. J. Med.* 332, 1245–50 (1995).

209 Taubes, G. *Why we get fat*. (Anchor, 2011).

210 Stunkard, A. *et al*. The results of treatment for obesity: a review of the literature and report of a series. *AMA. Arch. Intern. Med.* 103, 79–85 (1959).

211 Dansinger, M.L., Tatsioni, A., Wong, J.B., Chung, M. & Balk, E.M. Meta-analysis: the effect of dietary counseling for weight loss. *Ann. Intern. Med.* 147, 41–50 (2007).

212 Haskell, W.L. *et al*. Physical activity and public health: updated recommendation for adults from the American College of Sports Medicine and the American Heart Association. *Circulation* 116, 1081–93 (2007).

213 Fogelholm, M. & Kukkonen-Harjula, K. Does physical activity prevent weight gain–a systematic review. *Obes. Rev.* 1, 95–111 (2000).

214 Lee, I.-M., Djoussé, L., Sesso, H.D., Wang, L. & Buring, J.E. Physical activity and weight gain prevention. *JAMA* 303, 1173–9 (2010).

215 Williams, P.T. & Wood, P.D. The effects of changing exercise levels on weight and age-related weight gain. *Int. J. Obes. (Lond)*. 30, 543–51 (2006).

216 Dunn, R. Everything you know about calories is wrong. *Sci. Am.* 309, 56–9 (2013).

217 Almario, R.U., Vonghavaravat, V., Wong, R. & Kasim-Karakas, S.E. Effects of walnut consumption on plasma fatty acids and lipoproteins in combined hyperlipidemia. *Am. J. Clin. Nutr.* 74, 72–9 (2001).

218 Martínez-González, M.A. & Bes-Rastrollo, M. Nut consumption, weight gain

and obesity: Epidemiological evidence. *Nutr. Metab. Cardiovasc. Dis.* 21 Suppl 1, S40–5 (2011).

219 Natoli, S. & McCoy, P. A review of the evidence: nuts and body weight. *Asia Pac. J. Clin. Nutr.* 16, 588–97 (2007).

220 Ryan, K.K. & Seeley, R.J. Physiology. Food as a hormone. *Science* 339, 918–9 (2013).

221 Munro, I.A. & Garg, M.L. Prior supplementation with long chain omega-3 polyunsaturated fatty acids promotes weight loss in obese adults: a double-blinded randomised controlled trial. *Food Funct.* 4, 650–8 (2013).

222 Bäckhed, F. *et al.* The gut microbiota as an environmental factor that regulates fat storage. *Proc. Natl. Acad. Sci. U. S. A.* 101, 15718–23 (2004).

223 Alang, N. & Kelly, C.R. Weight Gain After Fecal Microbiota Transplantation. *Open Forum Infect. Dis.* 2, ofv004–ofv004 (2015).

224 Ludwig, D.S. *et al.* High glycemic index foods, overeating, and obesity. *Pediatrics* 103, E26 (1999).

225 Pawlak, D.B., Kushner, J.A. & Ludwig, D.S. Effects of dietary glycaemic index on adiposity, glucose homoeostasis, and plasma lipids in animals. *Lancet* 364, 778–85

226 Ludwig, D.S. & Friedman, M.I. Increasing adiposity: consequence or cause of overeating? *JAMA* 311, 2167–8 (2014).

227 Gearhardt, A.N., Corbin, W.R. & Brownell, K.D. Preliminary validation of the Yale Food Addiction Scale. *Appetite* 52, 430–6 (2009).

228 Howard, B.V. *et al.* Low-fat dietary pattern and weight change over 7 years: the Women's Health Initiative Dietary Modification Trial. *JAMA* 295, 39–49 (2006).

229 Thomas, D.E., Elliott, E.J. & Baur, L. Low glycaemic index or low glycaemic load diets for overweight and obesity. *Cochrane Database Syst. Rev.* CD005105 (2007). doi:10.1002/14651858.CD005105.pub2

230 Kekwick, A. *et al.* Calorie intake in relation to body-weight changes in the obese. *Lancet* 271, 155–61 (1956).

231 Jaap Seidell, J.H. *Tegenwicht.* (Bert Bakker, 2011).

232 Researchers see bias in private-funded studies. *The Guardian* (2007).

233 Bes-Rastrollo, M., Schulze, M.B., Ruiz-Canela, M. & Martinez-Gonzalez, M.A. Financial conflicts of interest and reporting bias regarding the association between sugar-sweetened beverages and weight gain: a systematic review of systematic reviews. *PLoS Med.* 10, e1001578; dicsussion e1001578 (2013).

234 Willett, W. The case for banning trans fats. The FDA's new policy on these deadly artificial fatty acids is long overdue. *Sci. Am.* 310, 13 (2014).

235 De Lorgeril, M. *et al.* Mediterranean alpha-linolenic acid-rich diet in secondary prevention of coronary heart disease. *Lancet* 343, 1454–9 (1994).

236 Johnson, S.C., Rabinovitch, P.S. & Kaeberlein, M. mTOR is a key modulator of ageing and age-related disease. *Nature* 493, 338–345 (2013).

237 Bruning, A. Inhibition of mTOR signaling by quercetin in cancer treatment and prevention. *Anticancer. Agents Med. Chem.* 13, 1025–31 (2013).

238 Reinke, A., Chen, J.C.-Y., Aronova, S. & Powers, T. Caffeine targets TOR complex I and provides evidence for a regulatory link between the FRB and kinase domains of Tor1p. *J. Biol. Chem.* 281, 31616–26 (2006).

239 Van Aller, G.S. *et al.* Epigallocatechin gallate (EGCG), a major component of green tea, is a dual phosphoinositide-3-kinase/mTOR inhibitor. *Biochem. Biophys. Res. Commun.* 406, 194–9 (2011).

240 Kokubo, Y. *et al.* The impact of green tea and coffee consumption on the reduced risk of stroke incidence in Japanese population: the Japan public health center-based study cohort. *Stroke.* 44, 1369–74 (2013).

241 Laurent, C. *et al.* Beneficial effects of caffeine in a transgenic model of Alzheimer's disease-like tau pathology. *Neurobiol. Aging* 35, 2079–90 (2014).

242 Yang, F. *et al.* Curcumin inhibits formation of amyloid beta oligomers and fibrils, binds plaques, and reduces amyloid in vivo. *J. Biol. Chem.* 280, 5892–901 (2005).

243 Ono, K., Hasegawa, K., Naiki, H. & Yamada, M. Curcumin has potent anti-amyloidogenic effects for Alzheimer's beta-amyloid fibrils in vitro. *J. Neurosci. Res.* 75, 742–50 (2004).

244 Lim, G.P. *et al.* The curry spice curcumin reduces oxidative damage and amyloid pathology in an Alzheimer transgenic mouse. *J. Neurosci.* 21, 8370–7 (2001).

245 Ng, T.-P. *et al.* Curry consumption and cognitive function in the elderly. *Am. J. Epidemiol.* 164, 898–906 (2006).

246 Monti, M.C. *et al.* New insights on the interaction mechanism between tau protein and oleocanthal, an extra-virgin olive-oil bioactive component. *Food Funct.* 2, 423–8 (2011).

247 Abuznait, A.H. *et al.* Olive-oil-derived oleocanthal enhances β-amyloid clearance as a potential neuroprotective mechanism against Alzheimer's disease: in vitro and in vivo studies. *ACS Chem. Neurosci.* 4, 973–82 (2013).

248 Frydman-Marom, A. *et al.* Orally administered cinnamon extract reduces β-amyloid oligomerization and corrects cognitive impairment in Alzheimer's disease animal models. *PLoS One* 6, e16564 (2011).

249 Lu, T. *et al.* Cinnamon extract improves fasting blood glucose and glycosylated hemoglobin level in Chinese patients with type 2 diabetes. *Nutr. Res.* 32, 408–12 (2012).

250 Brighenti, F. *et al.* Effect of neutralized and native vinegar on blood glucose and acetate responses to a mixed meal in healthy subjects. *Eur. J. Clin. Nutr.* 49, 242–7 (1995).

251 Ostman, E., Granfeldt, Y., Persson, L. & Björck, I. Vinegar supplementation lowers glucose and insulin responses and increases satiety after a bread meal in healthy subjects. *Eur. J. Clin. Nutr.* 59, 983–8 (2005).

252 Fontana, L., Meyer, T.E., Klein, S. & Holloszy, J.O. Long-term calorie restriction is highly effective in reducing the risk for atherosclerosis in humans. *Proc. Natl. Acad. Sci. U. S. A.* 101, 6659–63 (2004).

253 Meyer, T.E. *et al.* Long-term caloric restriction ameliorates the decline in diastolic function in humans. *J. Am. Coll. Cardiol.* 47, 398–402 (2006).

254 Heilbronn, L.K. et al. Effect of 6-month calorie restriction on biomarkers of longevity, metabolic adaptation, and oxidative stress in overweight individuals: a randomized controlled trial. *JAMA* 295, 1539–48 (2006).

255 Varady, K.A., Bhutani, S., Church, E.C. & Klempel, M.C. Short-term modified alternate-day fasting: a novel dietary strategy for weight loss and cardioprotection in obese adults. *Am. J. Clin. Nutr.* 90, 1138–43 (2009).

256 Halberg, N. et al. Effect of intermittent fasting and refeeding on insulin action in healthy men. *J. Appl. Physiol.* 99, 2128–36 (2005).

257 Patterson, E., Larsson, S.C., Wolk, A. & Åkesson, A. Association between dairy food consumption and risk of myocardial infarction in women differs by type of dairy food. *J. Nutr.* 143, 74–9 (2013).

258 Stix, G. Got (Skim) Milk?: Maybe A Recipe for Obesity and Cancer. See also: Prescriptions for 3 Glasses of Low-Fat Milk a Day Should Be Scaled Back. *Sci. Am.* (2013).

259 Michaëlsson, K. et al. Milk intake and risk of mortality and fractures in women and men: cohort studies. *BMJ* 349, g6015 (2014).

260 Chan, J.M. et al. Dairy products, calcium, and prostate cancer risk in the Physicians' Health Study. *Am. J. Clin. Nutr.* 74, 549–54 (2001).

261 Qin, L.-Q., He, K. & Xu, J.-Y. Milk consumption and circulating insulin-like growth factor-I level: a systematic literature review. *Int. J. Food Sci. Nutr.* 60 Suppl 7, 330–40 (2009).

262 Park, M. et al. Consumption of milk and calcium in midlife and the future risk of Parkinson disease. *Neurology* 64, 1047–51 (2005).

263 Verburgh, K. Nutrigerontology: why we need a new scientific discipline to develop diets and guidelines to reduce the risk of aging-related diseases. *Aging Cell* (2014). doi:10.1111/acel.12284

264 Vellas, B. et al. Long-term follow-up of patients immunized with AN1792: reduced functional decline in antibody responders. *Curr. Alzheimer Res.* 6, 144–51 (2009).

265 Asif, M. et al. An advanced glycation endproduct cross-link breaker can reverse age-related increases in myocardial stiffness. *Proc. Natl. Acad. Sci. U. S. A.* 97, 2809–13 (2000).

266 Vaitkevicius, P.V. et al. A cross-link breaker has sustained effects on arterial and ventricular properties in older rhesus monkeys. *Proc. Natl. Acad. Sci. U. S. A.* 98, 1171–5 (2001).

267 Kass, D.A. et al. Improved arterial compliance by a novel advanced glycation end-product crosslink breaker. *Circulation* 104, 1464–70 (2001).

268 Little, W.C. et al. The effect of alagebrium chloride (ALT-711), a novel glucose cross-link breaker, in the treatment of elderly patients with diastolic heart failure. *J. Card. Fail.* 11, 191–5 (2005).

269 Keeney, P.M. et al. Mitochondrial gene therapy augments mitochondrial physiology in a Parkinson's disease cell model. *Hum. Gene Ther.* 20, 897–907 (2009).

270 Guy, J. et al. Rescue of a mitochondrial deficiency causing Leber Hereditary

Optic Neuropathy. *Ann. Neurol.* 52, 534–42 (2002).

271 Ellouze, S. *et al.* Optimized allotopic expression of the human mitochondrial ND4 prevents blindness in a rat model of mitochondrial dysfunction. *Am. J. Hum. Genet.* 83, 373–87 (2008).

272 Thomas, R.R. *et al.* RhTFAM treatment stimulates mitochondrial oxidative metabolism and improves memory in aged mice. *Aging (Albany. NY).* 4, 620–35 (2012).

273 Lu, T.-Y. *et al.* Repopulation of decellularized mouse heart with human induced pluripotent stem cell-derived cardiovascular progenitor cells. *Nat. Commun.* 4, 2307 (2013).

274 Conboy, I.M. *et al.* Rejuvenation of aged progenitor cells by exposure to a young systemic environment. *Nature* 433, 760–4 (2005).

275 Villeda, S.A. *et al.* Young blood reverses age-related impairments in cognitive function and synaptic plasticity in mice. *Nat. Med.* 20, 659–63 (2014).

276 Akesson, A., Larsson, S.C., Discacciati, A. & Wolk, A. Low-risk diet and lifestyle habits in the primary prevention of myocardial infarction in men: a population-based prospective cohort study. *J. Am. Coll. Cardiol.* 64, 1299–306 (2014).

277 Ford, E.S. *et al.* Healthy living is the best revenge: findings from the European Prospective Investigation Into Cancer and Nutrition-Potsdam study. *Arch. Intern. Med.* 169, 1355–62 (2009).

278 Ford, E.S., Zhao, G., Tsai, J. & Li, C. Low-risk lifestyle behaviors and all-cause mortality: findings from the National Health and Nutrition Examination Survey III Mortality Study. *Am. J. Public Health* 101, 1922–9 (2011).

279 Yusuf, S. *et al.* Effect of potentially modifiable risk factors associated with myocardial infarction in 52 countries (the INTERHEART study): case-control study. *Lancet* 364, 937–52

280 Chiuve, S.E. *et al.* Adherence to a low-risk, healthy lifestyle and risk of sudden cardiac death among women. *JAMA* 306, 62–9 (2011).

281 Herskind, A.M. *et al.* The heritability of human longevity: a population-based study of 2872 Danish twin pairs born 1870-1900. *Hum. Genet.* 97, 319–23 (1996).

282 Moalem, S. *Het nut van ziekte.* (De Bezige Bij, 2007).

283 Barzilai, N. & Rennert, G. The rationale for delaying aging and the prevention of age-related diseases. *Rambam Maimonides Med. J.* 3, e0020 (2012).

284 Gavrilov, L.A. & Gavrilova, N.S. Demographic consequences of defeating aging. *Rejuvenation Res.* 13, 329–34

285 For a healthy retirement, keep working. *The New York Times*, Parker-Pope, T., October 19, 2009. Zie ook: Rehabilitation and Geriatric Medicine, Hadassah Hospital Mount Scopus, Jerusalem (2009).

286 Health and retirement study (University of Michigan) http://hrsonline.isr.umich.edu.

287 Dufouil, C. *et al.* Older age at retirement is associated with decreased risk of dementia. *Eur. J. Epidemiol.* 29, 353–61 (2014).

288 Carlson, M.C. *et al.* Evidence for neurocognitive plasticity in at-risk older adults: the experience corps program. *J. Gerontol.A. Biol. Sci. Med. Sci.* 64, 1275–82 (2009).

Register

Aardappelen 73, 85-93, 95-96, 99-100, 116, 118, 152, 194-195, 197, 201-202, 206, 208, 211-212, 215, 219, 269, 275, 292
acromegalie 79-80
Adam en Eva 46
Adwaita 19
alagebrium 227-228
alcohol 48, 50, 181-182, 190, 215, 219, 238
Alzheimer, ziekte van 8, 29-30, 39, 48, 53-56, 60-62, 90, 98, 109-110, 112, 120, 134, 141, 144, 156, 159, 161, 170, 174, 177, 182, 213, 219, 220, 222-223, 236, 240, 248, 250, 252, 259-260, 262-263, 293, 295, 300
aminozuren 51, 59, 61-63, 66-67, 77, 104, 131, 183, 191, 212, 218, 290-291, 293, 295, 297
amyloïdose 57-58
Andel-Schipper 148-149
Angel Keys 117-118
antibiotica 29, 125, 192, 226, 239, 246-248, 256
antioxidanten 47, 158, 171-173, 178, 182, 229, 296
antistof 50, 220-223
artrose 13-14, 140-141
atherosclerose 13, 213-214, 248, 293, 299
atomen 48-49, 51, 100-102, 125, 138, 164, 170, 243, 288-296, 298-300

ATP, adenosinetriphosfaat 125-128, 130, 132, 135-137, 293-295, 298
Aubrey de Grey 251
August Weismann 15
azijn 213-214, 219, 269, 277, 281-282

bacteriën 29, 50, 57, 74-75, 97, 122-125, 128-131, 134, 137, 145, 161-162, 191-193, 210, 220-222, 224-225, 235, 247, 270, 294-296, 298, 300
Benjamin Button 38
beroerte 10, 80, 83, 89, 99, 120, 160, 162-164, 166, 176-177, 181, 207, 212, 238, 239, 249, 252, 259, 262, 293-295, 297
bèta-glucanen 88, 97
bewerkt vlees, bewerkt rood vlees 63-65, 70-72, 96, 136, 186, 211
bierbuik 103-104, 119, 135, 190, 238
big bang reproduction 32
Bill Maris 266, 268
blauwbessen 95, 177-178, 219, 270-271, 274-275, 285
blauwe vinvis 21
blindheid 63, 109, 133, 206-207, 231
bloeddruk 58, 72, 79, 82-83, 88, 111, 135-136, 157, 163, 166, 177, 200, 227-228, 239-240, 250, 295
bloedstoffen 236-237
boskikker, kikker 244
botontkalking 160, 162, 174

319

Brandt-gladneusvleermuis 26
brood 70, 73, 82-83, 85-97, 99, 117-118, 152, 180, 186, 190, 194-195, 197-199, 201-202, 206, 211-212, 215, 219, 269, 282-283, 292, 296
bruine breedvoetbuidelmuis 31, 33
buidelrat 25, 45, 267

cacao 101, 102, 177, 284-287
calcificatie 160-161
calcium 27, 44, 160-161, 243
calorie 7, 61, 84, 92-93, 104, 106, 152, 164-165, 184, 194, 196-200, 202, 205-206, 210-211, 214, 219, 294, 298
calorierestrictie 214, 219
cataract 77, 82, 84, 98, 141, 248
cel 21, 30, 38-40, 49-50, 52, 59-60, 84, 122-124, 126-131, 138, 142-143, 147, 173, 218, 223-224, 231, 243, 289, 293-299
celkern 59, 122-124, 128-129, 132, 138-142, 174, 230-231, 294
celskelet 129-130, 294
chimpansee 36, 105-108
chips 152, 186, 198, 211, 219, 269, 283-284
chocolade 43, 95, 99, 101-102, 116, 120, 167, 177, 182, 271, 284-287
cholesterol 83, 113-116, 118, 120, 203, 218, 297
chromosomen 139, 142-143
cognitieve achteruitgang 56, 89, 109, 156, 177, 213, 222, 263
collageen 82-83, 161, 232, 294
cortisol 31-32, 294, 297
CRISPR 233-235, 237
crosslink, suiker-crosslink 81-85, 96, 98, 121, 141-142, 147-148, 161, 183, 190, 212, 218, 226-228, 237, 242, 248, 250, 252, 294
crosslink-brekers 226-228, 237, 252
cryonisme 242-245
Cynthia Kenyon 94-95

darm 24, 39, 48, 52, 56-58, 60, 64, 69, 74-75, 85, 97, 101, 130, 148, 153-154, 161, 174, 184, 191-192, 210, 213-214, 231, 240, 248, 296
darmbacteriën 75, 192
darmflora 191-192
darminfarct 48, 56-57, 60
David Gems 234, 249
David Ludwig 120, 197
dementie 7, 10, 13, 34, 53-56, 89, 94, 103, 112, 133-135, 148, 157, 169, 177, 183, 188, 212, 217, 239, 250, 262, 267, 293, 295, 300
Denham Harman 47, 171
detoxificatie 153, 174-176, 182
diabetes 7, 62-63, 66-68, 72-73, 77, 79-81, 87-90, 94, 96, 98-99, 103-104, 133-138, 141, 152, 157-158, 161, 167-169, 174, 177, 182-183, 201, 206, 209-210, 212-214, 217, 238-240, 244, 246, 250, 252, 259, 295, 297-298, 300
diarree 192
diëten 61, 63, 65-66, 68-72, 88, 95, 104, 184-186, 199-201, 213, 217-218
DNA 16, 21, 23, 40, 51, 79, 122-125, 128-129, 131-132, 137-144, 147, 171, 174, 176, 190, 229-231, 233-235, 237, 243-244, 247, 266-267, 294-296, 298, 300
DNA-schade 138-141
dogma 188, 193, 199, 202, 205-206
dwergen 78-79, 81, 99, 183
dyskeratosis congenita 145

eeuweling 48, 57-58, 60, 223
eicel 9, 15, 37-39, 45, 146, 247
eiwitopstapeling 28, 56-58, 60-61, 83-84, 121, 141-142, 148, 220, 247-248
eiwitten 28, 47-74, 76, 81-84, 94-98, 101, 116, 120, 122-123, 125-133, 137-139, 141-143, 147, 151-155,

157-158, 161, 163-166, 168, 171,
173-176, 181, 183-184, 190-191,
199, 201, 211-212, 217, 220-227,
229, 231-235, 237, 243-244, 267,
269-270, 272, 288-291, 293-298,
300
epigenetica 142
eunuchen 33, 37, 44
evolutie, evolutieproces 15, 36-37,
40-41, 105, 118, 123, 128, 131,
205, 210, 246, 257, 260, 296

familiale amyloïde
polyneuropathie 58
fastfood 13, 102-103, 119, 121, 152,
193, 196, 201, 203, 211, 241, 300
fecaal transplant 192
flavonoïden 93, 151, 182, 211, 219,
296
frietjes 86-87, 93, 118, 196, 198
frisdrank 83-85, 87, 90, 93, 99, 115-
117, 146, 152, 180, 186, 193-197,
201-202, 204, 211-212, 219, 241
fructose 73-75, 84-85, 99, 152, 190,
291-292, 298
fruitvliegjes 32, 61, 94, 170, 175

geboortecijfer 256-257
geitenruit 167-168
George Armelagos 92
George Williams 27
gewrichtsslijtage 13-14
glucose 50, 63, 73-76, 82, 84-86, 88,
95, 99, 152, 183, 190, 218, 228,
244, 270, 291-292, 296, 298
glycemische index 89-90, 94-95, 97,
99-200, 208, 296-297, 300
glycemische lading 86, 89-90, 97, 99-
200, 296
Google 251, 266
graanproducten 65, 70, 72, 86, 90-
92, 94, 203, 208, 269
groeihormoon 67, 76-79, 81, 84, 96,
98, 183, 218, 297

groeistimulatie 182-183, 212, 214,
218-219, 297
groente 43, 51, 69-71, 73, 75, 87, 89,
91, 93-94, 96, 98-100, 108, 115,
152, 157, 162-167, 173, 175-180,
182, 202, 208, 212-215, 217, 219,
238, 269-272, 275, 296-297
grootouders 36-37, 45, 267

hagedis 15, 136
harpoen 21
hart- en vaatziektes 30, 77, 80, 89,
94, 96, 102, 104, 117, 136, 141,
148, 154, 157, 160, 161, 177, 183,
188, 248, 252, 267
hartaanval 7, 10, 27, 29, 39, 44, 57,
63, 68, 70, 77, 79, 84, 86, 89, 99,
103-104, 110-120, 127, 135, 140,
157-158, 160, 162-164, 168-169,
174, 177, 181, 190-200, 203, 209,
212, 233, 238-239, 246, 248-249,
260, 262, 293, 297
hartfalen 8, 56, 58, 60, 83, 144
havermout 88-89, 96-97, 99, 165,
215, 269, 271-273
HbA1c 90
HDL-cholesterol 115-116
Henrietta Lacks 41-42
hersenbloeding 56, 60, 83, 156, 213
hiv-remmers 134-135
hoge bloeddruk 58, 79, 82-83, 135-
136, 163, 166, 227, 239-240, 250,
295
Hoge Intensiteit Interval-Training,
HIIT 151, 169, 182
Homo sapiens 91, 257, 297
honderdjarigen 67, 77, 214, 241,
260, 275-276
honger 16, 18, 136, 186, 188, 194-
198, 201-202, 211, 270
hoog-eiwitdieet 63-64, 68-71, 184,
218
hormesis 30, 150, 167-168, 171, 173,
175, 182, 297

hormonen   31-33, 35, 50, 57, 61, 67,
   69-70, 75-79, 81, 84-85, 96, 98,
   183, 189-190, 218, 253, 294, 297
hormoonbehandeling   35
Hutchinson-Gilford   140

IGF   67, 69, 76-79, 81, 84, 98-99, 104,
   147, 183, 212, 218, 297
IJsland   20
Ikaria   170-171, 275
immuunsysteem   29, 32, 43, 69, 92,
   97, 114, 134, 141, 145, 149, 158,
   166, 191, 220, 222, 232-233, 295,
   298, 300
insuline   63, 66-67, 75-79, 81, 84-88,
   95, 98-99, 104, 138, 168-169, 183,
   190, 194-197, 200, 211-212, 214,
   218, 234, 290, 295, 297-298
insulinepiek   194-197, 211

jagers-verzamelaars   91-92, 267
Jeanne Calment   24, 177
jodium   112, 167, 219
jong bloed   235-237

kaas   51-52, 61, 70, 73, 96, 100-102,
   116, 161-162, 166, 215, 217, 271,
   273, 278, 281, 283-284
kalium   153, 163-167, 219, 270
kaliumzout   164, 167, 270
kaneel   213, 271-274, 285-287
kanker   10-11, 21, 23-24, 30, 40-43,
   45, 63-64, 66, 68-69, 72, 77-79, 81,
   88, 95, 99, 114, 144-147, 152, 154,
   158, 168, 170, 172, 174-177, 183,
   200, 207, 210, 213, 217, 234, 238-
   240, 244, 246, 254, 267, 269, 297-
   298
kankercellen   21, 30, 40-43, 45, 63,
   78, 144-145, 147, 172, 246, 298
kerkhoven   224-225
kippen   22, 26, 65, 152, 219
koeken   84-85, 87, 93, 99, 102-103,
   117, 119, 121, 152, 180, 186, 193-
   195, 197-198, 211-212, 219, 240,
   269, 300
koffie   167, 173-174, 178, 181-182,
   213-215, 219, 271, 291
kolibrie   14
koolhydraten   47-48, 61, 68, 73-75,
   81, 84, 86-87, 89-90, 92-99, 116-
   121, 147, 151, 164-165, 186, 190,
   194-195, 198-202, 211-212, 219,
   270, 291-292
koper   153-154
kraakbeen   83, 227, 229, 233
kreeften   19
kwal   38-39, 43, 45, 124, 131, 246

langer jong-plan   150-151, 164, 182
langlevendheidquotiënt, LQ   25-26
Laron-syndroom   78-79
LDL-cholesterol   115
Lebers erfelijke optische
   neuropathie   231
levensduur   11, 17, 25, 27, 29, 31-32,
   35-36, 47, 60-61, 77-78, 95, 113,
   139, 146, 167-168, 171-172, 182,
   219, 228-229, 234, 238, 241-242,
   246-247, 250-251, 254-255, 257-
   258, 260-261, 264, 266-267
lever   9, 39-40, 69, 76, 86, 89, 92, 97,
   104, 111, 118, 145, 174-176, 180-
   182, 190, 195, 201-202, 225, 235-
   236, 240, 249, 294-295, 299
lichaamsbeweging, sporten   7, 87,
   112, 146-147, 168-172, 182, 187-
   188, 193, 195-198, 202, 205, 210-
   211, 219, 237-238, 242, 253
lichaamstemperatuur   22, 56-57, 135-
   136, 189
licht toxische stoffen   174-180, 182
lipodystrofie   135
longen   42, 46, 53, 57-58, 60, 83, 144-
   145, 225, 227, 229, 249
Longevity Escape Velocity =
   Ontsnappingsnelheid voor een Lang
   Leven = LEV   242, 268

longfibrose = pulmonaire fibrose 57-58, 144-145, 239
longontsteking 10, 28, 53, 57-58, 60, 83, 134, 227
Luigi Cornaro 67-68
lysosomale eiwittherapie 223, 225-226, 242
lysosomen 59-60, 223-226, 237

macronutriënten 48, 151-152, 165, 181, 199, 201, 211
maculaire degeneratie 63, 68, 72, 108-109, 112, 120, 207, 252, 298
magnesium 152-153, 157, 165, 219
maisolie 102, 119-121, 211, 219
mediterraans dieet 94, 146, 208
megastal 65-66, 70, 72, 152
melk 65, 71, 97, 101-102, 206, 215, 217, 219, 270-272
menopauze 36-37, 45
metabolisme, stofwisseling 13-14, 22, 40, 76, 97, 153, 155-158, 161, 165-167, 169, 171-172, 175, 177, 187, 189-190, 194, 196-198, 200-202, 211-212, 225, 229, 234, 300
metformine 167-168, 170, 182
methionine 61, 67
micronutriënten 151-153, 157, 164-165, 167, 201, 211
Ming de Schelp 20
mitochondriaal DNA 123-124, 132, 229-231, 237
mitochondriale ziekte 133-134, 230
mitochondriën 47, 121-125, 127-137, 141-142, 147, 161, 168-169, 183, 218, 223, 229-232, 237, 294, 298, 300
moeheid 195, 197
moleculen 128, 138, 171, 288-289, 292-296, 298-300
mosselen 20, 165-166
muis 13-14, 16-18, 25, 32-33, 44, 77, 192, 234-236
multi-systeemziekte 249, 251

mutatie 16-18, 20-22, 24-25, 27-31, 40-41, 44, 54, 58, 109-110, 115, 144, 180, 247, 251, 260, 296, 298

naakte molrat 23-24, 26, 45, 58
natrium 49-50, 163, 299
natto 161-162, 166, 219, 271
Neanderthaler 257, 297, 299
neurotransmitter 253, 295, 299
Nobelprijs 232, 266
noten 51-52, 67, 69-71, 73, 87, 89, 91-95, 98-99, 108, 110, 112-113, 119-120, 152, 157-158, 163-167, 182, 189, 208, 212, 219, 238, 269-273, 284-286
nutriënten 38, 151-153, 157, 163-165, 167, 181, 199, 201, 211
nutrigerontologie 217-218

oerdieet 69-70
oertijd 16, 18-19, 29, 36, 65, 69-70, 92, 106-108, 153, 163, 179-180, 193, 198, 240, 246, 257
oestrogeen 35
olifant 11, 14, 21, 25, 45, 63, 78, 193-194, 201, 211
olijfolie 94, 102, 120-121, 213-214, 217, 219, 269-271, 273-284
omega-3-vetzuren 65, 72, 101-102, 108-114, 119-120, 151-152, 155, 159, 211
omega-6-vetzuren 65, 102, 114, 119, 121
ontsteking 29-30, 56, 65, 80, 103, 114-116, 119, 121, 169, 178, 189, 269, 297
onverzadigde vetten 102, 299-300
osteoporose 160-161, 166, 214, 240, 248, 252
oude Grieken 46
ouderen 37, 45, 56-57, 71, 112, 114, 133, 156-157, 159-160, 213, 240, 249, 251, 253, 261-264
overbevolking 7, 256-259

overgewicht 7, 62, 73, 85, 94, 104,
    151, 183-188, 192-197, 199, 201-
    202, 210-212, 238, 268

Pacifische zalm 31, 35
paddenstoelen 39, 67, 73, 75, 87, 91,
    93, 96, 99-100, 159, 166-167, 202,
    212, 214-215, 219, 270-271, 275-
    277, 281
paleo, paleodieet 65-66, 69-70, 184
papegaai 22
parasiet 24, 32, 134, 145
Parkinson, ziekte van 54-55, 60, 115,
    134, 141, 168, 174-175, 223, 230,
    252
pasta 70, 73, 85-97, 99-100, 118,
    152, 180, 194-195, 197, 201, 211-
    212, 215, 219, 269, 275, 292
pensioen 37, 355, 260-265, 268
Peto's paradox 21
peulvruchten 51-52, 67, 71, 73, 87,
    93, 96, 99-100, 157, 164-165, 167,
    202, 212, 214-215, 219, 275
Pima-indianen 136
poliep, zoetwaterpoliep 37-38, 42-
    43, 55, 144, 246
portie 63-64, 71, 96-97, 100, 109,
    178, 196, 241
progeria 140-142, 147
prostaatkanker 146, 176-177, 210

quorn 73, 99, 215, 219, 271

radioactiviteit 170-171, 182
reflexen = zenuwreflexen 56, 58, 60,
    138
reuma 109, 248-249
reuzen 79, 81
rijst 70, 73, 85-96, 99-100, 115-116,
    152, 194-195, 197, 201, 211-212,
    215, 219, 269, 275, 292
rimpels 8, 39, 82, 84, 98, 161, 226-
    227, 229
Robert Clive 19

Robert Wadlow 80
roggezuurdesembrood 88
rood vlees 63-66, 70-73, 93, 96, 136,
    152, 186, 202, 215, 269
roodbaarzen 19

Sam Berns 140
Sapelo Island 25
schelpdieren 20, 91
schildpad, Aldabra-schildpad 17, 19-
    20, 43, 45, 136, 246
seks 11, 31-33, 35-37, 46, 253
selenium 153-154, 157-158, 165-
    166, 172, 219
Shinya Yamanaka 232
Singapore 256
slagaderverkalking 27, 44, 104, 248,
    299
slijtage 7, 13-15, 22, 42, 183, 236
smoothie 98, 271-272
snoep 84-85, 87, 99, 193-194, 198,
    201, 211-212, 219
spiercel 9, 51, 53, 76, 83, 126-127,
    132-133, 138, 146, 148, 195, 232-
    233, 235, 295-296
staar 82, 98, 141, 227, 229
stamcel 147-149, 231-233, 237, 252,
    299
statine 111, 116
stekelvarken 20, 45
straling 168-170, 171, 176, 298, 300
sucrose 73, 75, 84-85, 99, 291-292,
    298
suiker 47-48, 59, 61, 63, 67-68, 72-
    77, 81-86, 88-90, 93, 96-97, 106,
    118, 121, 125, 135, 141, 147, 151-
    152, 156-157, 161, 165, 168-169,
    177-178, 180-181, 183, 187, 189-
    190, 193-203, 205-206, 208, 211-
    212, 214, 218-219, 226-227, 248,
    269-270, 285, 291-292, 294-300
suikerspiegel 68, 72, 74-75, 86-87,
    90, 194-195, 213, 227, 270
supereeuweling 48, 57-58

taille 103
Tasmaanse duivel 41
telomerase 144, 146-147
telomeren 47, 142-148, 232, 252, 300
testosteron 32, 34-35, 38, 69, 176, 183, 218, 297
thee 93, 167, 176-178, 182, 184, 207, 213-215, 219, 270
thermodynamica 42-43
tiener 35
tofoe 51-52, 67, 71, 73, 99, 212, 215, 219, 271-272, 275-276, 287
toxines 112, 168, 179-181
transthyretine 57-58, 223
transvetten 102-103, 119-121, 152, 190, 208, 211, 300
Tu'i Malila 19
tumor 40-41, 63-64, 79, 176-177, 209
Turritopsis dohrnii 38, 45

urineblaas 83, 99

vaccin 220-223, 225, 237, 239, 246, 252, 256
vasculaire dementie 53, 56, 295
vasten 214, 219
vegetariër 63, 67, 71
verkalking 27, 44, 104, 160-162, 248, 293, 299
veroudering: interne oorzaken/externe oorzaken 17-18, 44, 69, 259
verslavend 198-199, 201, 211
verstandskiezen 240
vertering 59, 74, 101, 190-191, 197, 213, 236
verzadigde vetten 101-102, 116-120, 203, 217
verzadiging 190, 198
vetarm dieet 88, 104, 184, 199-200, 208
vetrijke vis 72
vetten 48, 50, 59, 61, 65, 68, 88-90, 94, 96, 100-106, 108-110, 112-114, 116-122, 125-135, 141, 150-152, 164-165, 171, 181, 183, 188-190, 194-197, 199-201, 203, 208, 211-214, 217, 219, 223, 269-270, 298, 300
vetzuren 65, 72, 75, 93, 97, 100-102, 108-114, 119-121, 151-152, 155, 159, 211, 300
vezels 74-75, 86, 89, 93, 96-99, 112, 133, 178, 213-215, 219, 240
Vincent van Gogh 24
vis 51-52, 61, 66, 69-73, 91, 93-94, 102, 105, 108-113, 119-120, 158, 167, 215, 219, 270, 275
vitamine B 153, 155-157, 165, 219
vitamine B12 50, 155-157
vitamine D 155, 158-160, 166, 215, 219
vitamine E 112, 154, 171-172, 229
vitamine K 75, 153, 160-162, 165-166, 217
vleermuis 13, 14, 17, 22, 26
vlees 43, 51-52, 61, 63-73, 82, 93-94, 96, 101-102, 116, 119, 136, 152, 184, 186, 190, 202, 208, 211-212, 215, 219, 238, 269-270, 275
vliegende eekhoorn 22, 45
voedingsexpert 116, 188, 193, 204-206, 209-210, 215
voedingsindustrie 71, 86, 90, 114, 193, 197, 202-210
voedingssupplementen 47, 110, 112, 138, 153-158, 162-165, 172-173, 215, 219, 264
voedselzandloper 215-219
volhardings-jagen 107
volkorengranen 86
voortplantingscel 38-40, 42-43, 144, 146-147
vrije radicalen 47, 131-132, 136, 139, 153, 158, 166, 171-173, 175, 183, 229-230, 293, 300
vrijeradicaaltheorie 47

vruchtbaarheid   19, 29, 31, 44, 103
vruchtensappen   98

walnoten   100, 102, 108-110, 112, 188-189, 190-193, 271-274, 277-279, 281, 285
walvissen   21, 45, 105
wanorde   42-43
warfarine   161-162
warmbloedigheid   135-136
Wereldgezondheidsorganisatie   84, 185, 203, 206
wilde broccoli   179
wit vlees   64-66, 70, 72-73, 94, 208, 215, 270
witte bloedcellen   50, 129, 144-145, 149, 220-222, 225, 131-132, 298, 300
worm, wormen   15, 24, 61-62, 95, 144, 146-147, 172-173, 184

yoghurt   85, 95, 118, 215, 271, 284-285

zaadcel   37-39, 146
zalm   70, 72, 108, 120, 152, 159, 165-166, 184, 215, 219, 271, 278-280
zeemeeuw   21-22
Zeven Landen Studie   117-118
ziekte van Gaucher   225-226
ziekte van Huntington   27-29, 60
ziel   127
zink   154
zonnebloemolie   102, 119, 121, 211, 219
zout   65, 152, 163-164, 167, 198, 269-274, 276-285
zuurstof   42-43, 51, 100, 121, 125, 127, 163, 288-291, 293-294, 296, 298
zweetklieren   107

Meer informatie en gezonde recepten kan je vinden op:

www.verouderingvertragen.com
www.voedselzandloper.com

Neem deel aan de Facebook-groep 'De voedselzandloper': al meer dan 60.000 fans worden er op de hoogte gehouden met nieuws, recepten en weetjes over veroudering en gezondheid.